普及类古籍整理图书

专项资助项目

中医必读典籍白话译注丛书

伤寒论译注

汉·张仲景　撰

边玉麟　注译

中医古籍出版社
Publishing House of Ancient Chinese Medical Books

图书在版编目（CIP）数据

伤寒论译注/（汉）张仲景撰；边玉麟注译.
北京：中医古籍出版社，2024. 12. ——（中医必读典籍白话译注丛书）. ——ISBN 978-7-5152-1549-5

Ⅰ. R222.22

中国国家版本馆 CIP 数据核字第 2024RY3116 号

中医必读典籍白话译注丛书

伤寒论译注

汉·张仲景 撰　边玉麟 注译

责任编辑　郑　蓉
文字编辑　王安琪
封面设计　杨　宇
出版发行　中医古籍出版社
社　　址　北京市东城区东直门内南小街 16 号（100700）
电　　话　010-64089446（总编室）　010-64002949（发行部）
网　　址　www.zhongyiguji.com.cn
印　　刷　北京市泰锐印刷有限责任公司
开　　本　710mm×1000mm　1/16
印　　张　22
字　　数　379 千字
版　　次　2024 年 12 月第 1 版　2024 年 12 月第 1 次印刷
书　　号　ISBN　978-7-5152-1549-5
定　　价　98.00 元

前　言

自古习医者，不能不学习《伤寒论》，且自始至终都要把《伤寒论》作为临床准则，正所谓“仲景诸方，实万世医门之规矩准绳也，后之欲为方圆平直者，必于是而取则焉”“医之良者，引例推类，可谓无穷之应用”（《局方发挥》)。众所周知，《伤寒论》是东汉末年张仲景所作，距今已逾1800年，由于时空和文字的隔阂，今天的习医者如能得到一本较为理想的现代译释本，必然是很有帮助的。《伤寒论》的注本、译本很多，各有成就。本书作者多年研读《伤寒论》，字里行间，仿佛能聆听到仲师谆谆教诲的话语。作者认为，仲师所著的《伤寒论》，语言简朴，要言不烦，如能正确解读《伤寒论》中所蕴含的义理，就不难分享这部一字千金的典籍的价值。因此作者认为，学习《伤寒论》，最重要的首先是正确理解它。本书的宗旨就是用白话直接道出仲景原意，使《伤寒论》的学术意蕴最大程度地凸显出来，尽可能使读者“咀嚼”到它的原汁原味。应进一步深入研究《伤寒论》之需，我们还选择了既有代表性又有见地的历代注家之注，供读者有更多的参考。

本书的相关事项，约言如下。

为便于读者阅读，书中使用简体横排，并加现代标点。古籍中的异体字、古字等，一般改为现行规范简化字，部分中医名词术语保留原貌。古籍原文中“右三味”等“右”字用法，现保持原貌。

书中首列原文，后为注释、语译、选注。

原文底本采用宋治平本明赵开美覆刻本《伤寒论》（以下简称赵本)。在《伤寒论》的现存版本中，学术界认为赵本最优。本书辑录了赵本自《辨太阳病脉证并治上》至《辨阴阳易差后劳复病脉证并治》共10篇。

注释部分简释了部分字词的音义。

语译部分释译了《伤寒论》的条文（共398条)，包括方剂的煎服法，都尽可能地采用了直译。译文中，方剂的药物组成、方剂编号等一般不译。部分原文语句含义晦涩未能明确，只得姑且译之。语译中用了一些圆括号，其中内容是作者添加，大都用来补充原文的言外之意，或用在具有明显逻辑关系的前后句之间。对于一些倒装句，作者或在文句顺序上理顺，或直接按倒装句翻译。类似这样的处理，都是为了既尽量符合现代白话文习惯，又尽可能地保持仲景原貌。

选注部分选取了不同医家对该条文的注解与看法，因历代各医家选用底本不同、各自对原文阐释不同等原因，选注中存在部分引用原文文字与本书所用赵本原文不一致、解释方式与本书断句方式不一致等现象，为保留各医家独特见解，现保持原貌。

虽已尽力，仍难免有不妥之处，诚请高贤指正。

宋刻《伤寒论》序

夫《伤寒论》，盖祖述大圣人之意，诸家莫其伦拟，故晋皇甫谧序《甲乙针经》云：伊尹以元圣之才，撰用《神农本草》，以为《汤液》；汉张仲景论广《汤液》，为十数卷，用之多验；近世太医令王叔和，撰次仲景遗论甚精，皆可施用。是仲景本伊尹之法，伊尹本神农之经，得不谓祖述大圣人之意乎？张仲景《汉书》无传，见《名医录》云：南阳人，名机，仲景乃其字也。举孝廉，官至长沙太守。始受术于同郡张伯祖，时人言，识用精微过其师。所著论，其言精而奥，其法简而详，非浅闻寡见者所能及。自仲景于今八百余年，惟王叔和能学之。其间如葛洪、陶景、胡洽、徐之才、孙思邈辈，非不才也，但各自名家，而不能修明之。开宝中，节度使高继冲，曾编录进上，其文理舛错，未尝考正。历代虽藏之书府，亦阙于雠校，是使治病之流，举天下无或知者。国家诏儒臣校正医书，臣奇续被其选。以为百病之急，无急于伤寒。今先校定张仲景《伤寒论》十卷，总二十二篇，证外合三百九十七法，除复重，定有一百一十二方，今请颁行。

太子右赞善大夫臣高保衡、尚书屯田员外郎臣孙奇、尚书司封郎中秘阁校理臣林亿等谨上。

张仲景原序

论曰：余每览越人入虢之诊，望齐侯之色，未尝不慨然叹其才秀也。怪当今居世之士，曾不留神医药，精究方术，上以疗君亲之疾，下以救贫贱之厄，中以保身长全，以养其生。但竞逐荣势，企踵权豪，孜孜汲汲，惟名利是务，崇饰其末，忽弃其本，华其外而悴其内，皮之不存，毛将安附焉？卒然遭邪风之气，婴非常之疾，患及祸至，而方震栗。降志屈节，钦望巫祝，告穷归天，束手受败，赍百年之寿命，持至贵之重器，委付凡医，恣其所措，咄嗟呜呼！厥身已毙，神明消灭，变为异物，幽潜重泉，徒为啼泣。痛夫！举世昏迷，莫能觉悟，不惜其命，若是轻生，彼何荣势之云哉。而进不能爱人知人，退不能爱身知己，遇灾值祸，身居厄地，蒙蒙昧昧，蠢若游魂。哀乎！趋世之士，驰竞浮华，不固根本，忘躯徇物，危若冰谷，至于是也。

余宗族素多，向余二百。建安纪年以来，犹未十稔，其死亡者，三分有二，伤寒十居其七。感往昔之沦丧，伤横夭之莫救，乃勤求古训，博采众方，撰用《素问》《九卷》《八十一难》《阴阳大论》《胎胪药录》，并平脉辨证，为《伤寒杂病论》，合十六卷。虽未能尽愈诸病，庶可以见病知源。若能寻余所集，思过半矣。

夫天布五行，以运万类，人禀五常，以有五脏。经络府俞，阴阳会通，玄冥幽微，变化难极。自非才高识妙，岂能探其理致哉！上古有神农、黄帝、岐伯、伯高、雷公、少俞、少师、仲文，中世有长桑、扁鹊，汉有公乘阳庆及仓公，下此以往，未之闻也。观今之医，不念思求经旨，以演其所知，各承家技，终始顺旧。省疾问病，务在口给；相对斯须，便处汤药。按寸不及尺，握手不及足；人迎、趺阳，三部不参；动数发息，不满五十。短期未知决诊，九候曾无仿佛；明堂阙庭，尽不见察。所谓窥管而已。夫欲视死别生，实为难矣！

孔子云：生而知之者上，学则亚之。多闻博识，知之次也。余宿尚方术，请事斯语。

目　录

辨太阳病脉证并治上

1. 太阳之为病，脉浮，头项强痛[1]而恶寒[2]。

【注释】

［1］头项强痛：头痛，颈项部拘急牵引不舒。强，在此读作僵（jiāng），意为强硬不柔和。

［2］恶寒：怕冷憎寒。恶，音悟（wù），讨厌、憎恶之意。

【语译】

太阳经发病的症状为脉浮，头项僵硬而疼痛，并且恶寒。

【选注】

成无己 经曰：尺寸俱浮者，太阳受病。太阳主表，为诸阳主气。脉浮，头项强痛而恶寒者，太阳表病也。

张隐庵 太阳为诸阳主气，有通体、分部之不同。通体太阳如天，主周身皮肤毫毛肌表，一似天之环绕于地外；分部太阳如日，主头项脊背尾闾血室，一似日之旋转于躔度。此首明太阳主通体之毫毛，而复有循经之分部也。太阳之为病，脉浮，言太阳运行于周身之肤表，病通体之表阳，故其脉应之而浮也。头项者，太阳经脉所循之分部也，病在表而涉于分部，故强痛也。恶寒者，恶本气之寒也。盖太阳之上，寒气主之，以寒为本，以热为标故也。

程应旄 凡云太阳病便知为皮肤受邪，病在腠理荣卫之间，而未涉乎腑脏也。太阳之见证，莫确于头痛恶寒，故首揭之，使后人一遇卒病，不问何气之交，而但兼此脉此证，便可作太阳病处治。亦必兼此脉此证，方可作太阳病处治。虽病已多日，不问其过经已未，而尚见此脉此证，仍可作太阳病处治。

2. 太阳病，发热汗出，恶风[1]脉缓[2]者，名为中风[3]。

【注释】

［1］恶风：怕风。与恶寒有所区别。有风则恶，无风则安。

［2］脉缓：缓，松弛之意。此时皮肤腠理因汗出而开张弛缓，脉搏亦缓。

［3］中风：是《伤寒论》所论外感风邪的表证。徐大椿："此太阳中风之脉证，非杂病经络脏腑伤残之中风耳。"

【语译】

太阳经病，发热、自汗出、恶风、脉象缓的，其名为（太阳）中风。

【选注】

方有执 太阳病，上条所揭云云者是也，后皆仿此。发热，风邪干于肌肤而郁蒸也。汗出，腠理疏，玄府开而不固也。此以风邪郁卫，故卫逆而主于恶风。缓，即下文阳浮而阴弱之谓；中，当也；凡首称太阳中风者，则又皆指此而言也。

喻嘉言 "中"字，与"伤"字无别，即谓伤风亦可。

汪琥 脉缓，当作浮缓看。浮是太阳病脉，缓是中风脉。

钱潢 缓者，紧之对称，非迟脉之谓也。风为阳邪，非劲急之性，故其脉缓也。

成无己 风，阳也。寒，阴也。风则伤卫，发热、汗出、恶风者，卫中风也。荣病，发热、无汗、不恶风而恶寒；卫病，则发热、汗出、不恶寒而恶风。以卫为阳，卫外者也，病则不能卫固其外，而皮腠疏，故汗出而恶风也。伤寒脉紧，伤风脉缓者，寒性劲急而风性解缓故也。

3. 太阳病，或已发热，或未发热，必恶寒，体痛，呕逆，脉阴阳俱紧[1]者，名为伤寒[2]。

【注释】

［1］脉阴阳俱紧：阴阳，指脉的部位。即寸、关、尺三部脉俱现紧象。

［2］伤寒：是《伤寒论》所论外感寒邪的表证。

【语译】

太阳经病，无论是已发热还是尚未发热，只要出现恶寒、身体疼痛、呕逆、脉象阴阳俱紧，其名为（太阳）伤寒。

【选注】

成无己 经曰：凡伤于寒，则为病热。为寒气客于经中，阳经怫结而成热也。中风即发热者，风为阳也。及伤寒云或已发热，或未发热，以寒为阴邪，不能即热，郁而方变热也。风则伤卫，寒则伤荣，卫虚者恶风，荣虚者恶寒。荣伤寒者，必恶寒也。气病者则麻，血病者则痛。风令气缓，寒令气逆。体痛呕逆者，荣中寒也。经曰：脉盛身寒，得之伤寒。脉阴阳俱紧者，知其伤寒也。

方有执 或，未定之词。寒为阴，阴不热，以其著人而客于人之阳经，郁而与阳争，争则蒸而为热。已发热者，时之所至，郁争而蒸也；未发热者，始初之时，郁而未争也。必，定然之词，言发热早晚不一，而恶寒则必定即见也。

《医宗金鉴》 胃中之气，被寒外束，不能发越，故呕逆也。寒性劲急，故脉阴阳俱紧也。此承上篇首条，言太阳病，又兼此脉此证者，名曰伤寒，以为伤寒病之提纲。后凡称伤寒者，皆指此脉证而言也。

柯韵伯 阴阳，指浮沉而言，不专指尺寸也。

张隐庵 太阳病者，病太阳通体之表气也。或已发热者，感太阳之标阳而为热也；或未发热者，寒邪始袭于皮毛，未得太阳之热化也。太阳以寒为本，故无分已未发热，而必恶寒也。通体之气为阴邪所伤，故体痛；凝敛于周身之毛窍，则里气不舒，故呕逆也。夫阴阳邪正相持，其脉则紧；今寒伤通体之表阳，故脉阴阳俱紧，而名为伤寒也。

曹颖甫 寒为阴邪，而其中人即病者，或由于暴受惊恐，心阳不振之时；或由向有痰湿之体；或由天时暴热，皮毛开泄之后，当风而卧，夜中露宿；或卫阳衰弱，寒夜卧起不定，寒因袭之。所以致病者不同，而病情则一。盖寒邪中人，皮毛先闭，汗液之未泄者，一时悉化寒水，肌里之营血并力抗拒，血热战胜，遂生表热。初病时，血热不达，或无表热，而要以恶寒为不易之标准。……中医言肺主皮毛，西医谓肺中一呼吸，皮毛亦一呼吸，其理正相合也。故发表之麻黄汤，用麻黄、杏仁以开肺与皮毛之郁，桂枝以宣阳气，甘草以平呕逆，务使肺气张于内，皮毛张于外，阳气达于中，则皮里膜外之水气，因寒凝冱者，一时蒸迫成汗，而邪随汗解矣。

4. 伤寒一日，太阳受之，脉若静者，为不传；颇欲吐，若躁烦，脉数急者，为传也。

【语译】

伤寒，第一日，太阳经感受病邪，如果脉象安静，表示病邪不传变；如果很想呕吐，或烦躁，脉数急，表示病邪传变。

【选注】

成无己 太阳主表，一日则太阳受邪，至二日当传阳明。若脉气微而不传阳明，胃经受邪，则喜吐；寒邪传里者，则变热。如颇欲吐，若烦躁，脉急数者，为太阳寒邪变热，传于阳明也。

张隐庵 此太阳受邪，而即可传于少阴也。伤寒一日，太阳受之，言平人六气周流，环转不息，若以天之寒邪伤人毛腠，则太阳正气受之，而即以一日起太阳矣。要知伤寒者言邪，而太阳者言正。脉若静者，太阳正气自和，故为不传。颇欲吐者，即少阴之欲吐不吐也。若躁烦者，感少阴阴寒之气则躁，感少阴君火之气则烦。脉数急者，诸数为热，诸急为寒，寒热相持而脉不静，此太阳受邪而感少阴之气化者，为传也。高子曰：本论中凡云传者，言邪传于某经则见某经之证，若纪日而云一日太阳、二日阳明等者，止论正气，非关邪也。

方有执 一日、二日、三四五六日者，犹言第一、第二、第三四五六之次序也。大要譬如计程，如此立个前程的期式约摸耳，非计日以限病之谓。

张锡驹 数急，对静而言。

柯韵伯 “欲”字，“若”字，是审其将然。脉之数急，是诊其已然。此因脉定证之法也。

5. 伤寒二三日，阳明少阳证不见者，为不传也。

【语译】

伤寒二三日，不出现阳明证、少阳证的，说明（病邪）没有传变。

【选注】

成无己 伤寒二三日，无阳明少阳证，知邪不传，止在太阳经中也。

陈修园 此二节，一论阴阳表里相传，一论六经之气相传。

曹颖甫 《内经》一日二日，为一候二候……二候在七日以后，三候在十四日以后，盖伤寒以七日为一候也。惟传经初无定期，发于春夏之交，地中阳气大泄，人身之皮毛肌理易开，常有一二日即传阳明者。亦有冬令严寒，二十余日不传阳明者，仲师言其常，不言其变也。以传经常例言，八日后当传阳明，十五日后当传少阳。为冬令天地闭塞，人身阳气未易外泄为汗，故为期较缓。若八日后，不见潮热渴饮、不恶寒但恶热、谵语、小便多、大便硬、阙上痛等证，即为不传阳明。十五日后，不见口苦咽干、目眩耳聋、吐黄色苦水，即为不传少阳。可见伤寒之轻者，虽未经疗治，亦有七日自愈、十四日自愈之证也。若始病恶寒体痛，即投以大剂麻黄汤，则一汗而病良已，宁复有传经之变证乎？

6. 太阳病，发热而渴，不恶寒者，为温病[1]。若发汗已，身灼热者，名风温[2]。风温为病，脉阴阳俱浮，自汗出，身重，多眠睡，鼻息必鼾，语言难出。若被下者，小便不利，直视失溲；若被火者，微发黄色，剧则如惊痫，时瘛疭；若火熏之，一逆尚引日，再逆促命期。

【注释】

［1］温病：此处指广义伤寒之一的病证。

［2］风温：此处指温病被误治后的坏证，非后世温病学的风温。

【语译】

病在太阳，（表现为）发热、口渴而不恶寒的，是温病。（上述温病）被发汗之后，出现身体灼热的，名为风温。风温的病症表现是脉象阴阳俱浮，自汗出，身体重，多睡眠且必伴打鼾，语言不利索。如果（上述温病）被攻下治疗，则会出现小便不利，眼睛直视，或小便失禁；如果（上述温病）被火攻治疗，则会出现轻微黄疸，严重者如惊痫发作，时常发生抽搐；如果（上述温病）被火熏方法治疗，逆治一次尚可延日，逆治两次则生命难保。

【选注】

成无已 发热而渴，不恶寒者，阳明也。此太阳受邪，知为温病，非伤寒也。积温成热，所以发热而渴，不恶寒也。伤寒发汗已，则身凉；若发汗已，身灼热者，非伤寒，为风温也。风伤于上，而阳受风气，风与温相合，则伤卫。脉阴阳俱浮，自汗出者，卫受邪也。卫者气也，风则伤卫，温则伤气，身重，多眠睡者，卫受风温而气昏也。鼻息必鼾，语言难出者，风温外甚，而气拥不利也。若被下者，则伤脏气。太阳，膀胱经也。《内经》曰：膀胱不利为癃，不约为遗溺。癃者，小便不利也。太阳之脉起目内眦，《内经》曰：瞳子高者，太阳不足；戴眼者，太阳已绝。小便不利、直视、失溲，为下后竭津液，损脏气，风温外胜。经曰：欲绝也为难治。若被火者，则火助风温成热，微者热瘀而发黄；剧者热甚生风，如惊痫而时瘛疭也。先曾被火为一逆，若更以火熏之，是再逆也。一逆尚犹延引时日而不愈，其再逆者，必致危殆，故云促命期。

程应旄 冬时伤肾，则寒水被亏，是温病源头；误治温病而辛温发散，是风温源头。风温，即温病之坏病，非温病外又有风温也。一逆者，若汗若下若火也；再逆者，汗而或下，下而或火也。温乃阳盛阴虚之病，一逆已令阴竭，况再逆乎？甚矣，温热病不同于风寒治也。

钱潢 阴阳脉俱浮，则以寸口为阳，尺中为阴，即关前为阳，关后为阴之法也。阳脉浮，则风邪伤卫，毛孔不闭，故汗自出；阴脉浮，则热伤阴分，温邪熏灼，郁冒神昏，故身重多眠，而昏睡中之鼻息，必齁鼾也。其语言难出者，非舌强失音喑哑之病，乃神昏不语也。温病得火，内外充斥，浸淫于脏腑肌肉筋骨之间，所以时时瘛疭也。瘛疭者，筋骨瞤动，十指抽掣，臂胻坚劲，转侧而不自知也。

张隐庵 冬伤于寒即病者，名为伤寒；不即病者，至春随阳气而发，变为温病。温病者，热病也。邪病太阳之标阳，故但发热而渴，不恶寒。所谓冬伤于寒，春变为温者是也。此言寒邪伏匿而变为温病也。夫寒邪伏匿，寒出必解，若发汗已而身反灼热者，此非寒邪伏匿，乃风邪伏匿而名为风温也。风邪从内以出表，故脉阴阳俱浮；腠理开，故自汗出。身重者，风伤通体之肌肉也；多眠者，风邪壅滞而神机不出也。邪薄于阴，致颃颡不通，故睡息必鼾；邪薄于阴，致生气不达，故语言难出，此风温危险之证。若被下则水津内竭，始则小便不利，继则津液不濡于上，而目直视矣，水道不约于下而小便失溲矣。若被火攻，风火交炽，微则身必发黄，剧则火热伤神，故如惊痫病之手足时瘛疭也。此被火为一逆，火熏为再逆，一逆尚引日，再逆促命期，由是而知风热之证，当滋养其血液，不宜汗下火攻也。

陈修园 且夫太阳病之即发者，有中风伤寒之异。至于不即发者，《内经》谓冬伤于寒，春必病温，为伏邪蕴酿成热，邪自内出，其证脉浮，头项强痛，故亦谓之太阳病。但初起即发热而渴，不恶寒者，须于中风伤寒之外区别，为温病，治宜寒凉以解散，顺其性以导之，如麻杏甘石汤之类。若无头项强痛之太阳病，但见发热而渴不恶寒之证，是太阳底面少阴为病，《内经》谓冬不藏精，春必病温，是也。如心中烦不得卧者，黄连阿胶汤主之，稍轻者阳盛阴虚之人，周身之经络浑是热气布护，治法只宜求之太阳署之里，阳明署之表。

《医宗金鉴》 发热不渴恶寒者，太阳证也。发热而渴不恶寒者，阳明证也。今太阳病始得之，不俟寒邪变热，转属阳明，而即热渴不恶寒者，知非太阳伤寒，乃太阳温病也。由于膏粱之人，冬不藏精，辛苦之人，冬伤于寒，内阴已亏，外阳被郁，周身经络早成温化，所以至春，一遇外邪，即从内应，感寒邪者，则无汗，名曰温病。

汪琥 “小便不利”四字，当在“若被下者”四字之上，否则既云不利，又曰失溲，悖矣。

孙思邈 温风之病，脉阴阳俱浮，汗出体重，其息必喘，其形状不仁，嘿嘿但欲眠。下之者则小便难，发其汗者必谵言，加烧针者则耳聋难言，但吐下之则遗失便利，如此疾者，宜服萎蕤汤。

丹波元简 按诸家以温病、风温为二证，特程注以风温为温病之坏证，今考宋版及《玉函》，温病、风温，连接为一条，且据“若发汗已”之“若”字，则程注为得矣。庞安时《总病论》云：病人素伤于风，又复伤于热，风热相搏，则发风温。四肢不收，头痛身热，常自汗出不解，治在少阴厥阴，不可发汗。汗出则谵语内烦，扰不得卧，善惊，目光无精，治之复发其汗，如此者医杀之耳。风温之为病，脉阴阳俱浮，汗出体重，其息必喘，默默但欲眠。下之则小便难，发汗则谵语，加温针则耳聋难言，但吐下之则遗尿，宜萎蕤汤。按诸家以风温为别证，昉出于斯。

7. 病有发热恶寒者，发于阳也；无热恶寒者，发于阴也。发于阳，七日愈；发于阴，六日愈。以阳数七阴数六故也。

【语译】

病证表现为发热恶寒的，其病发于阳经；表现为不发热而恶寒的，其病发于阴经。病发于阳的，七日痊愈；病发于阴的，六日痊愈。因为阳数为七，阴数为六。

【选注】

成无己 阳法火，阴法水。火成数七，水成数六。阳病七日愈者，火数足也；阴病六日愈者，水数足也。

张隐庵 此言太阳、少阴之标阳、标阴为病也。以寒邪而病太阳之标阳，故发热恶寒，而发于太阳也；以寒邪而病少阴之标阴，故无热恶寒，而发于少阴也。

山田正珍 此条三阴三阳大纲领，寒热虚实之原本，不可不明也。但其“发于阳，七日愈”以下，王叔和所补。

8. 太阳病，头痛至七日以上自愈者，以行其经尽故也。若欲作再经者，针足阳明，使经不传则愈。

【语译】

太阳病，有头痛至七日以上自行痊愈的，这是因为病邪传经完毕。如有再次传经之势，则针刺足阳明经，使其不再传经则愈。

【选注】

张隐庵 此论太阳为诸阳之首，六气运行，七日来复，环转之无端也。太阳病头痛者，所谓阳因而上，病气随太阳之在高也；七日以上自愈者，以六气已周而行其经尽，太阳之气来复于高表故也。若太阳为邪所薄，不能上出于高表，而欲作再经者，针足阳明。盖阳明主经脉，经脉流通而使表邪不传则愈。高子曰：以行其经尽，言六气之环绕于外内也，使经不传，言使经无病邪之传也，故传经者言邪，而纪日者论正，于此可见矣。

陈修园 太阳病头痛等证，至七日以上应奇数而自愈者，以太阳之病，自行其本经已尽，七日之数故也。若未愈，欲作再经者，阳明受之，宜针足阳明足三里穴，以泄其邪，使经不传则愈。推之发于阴者六日愈之故，亦可以此例而得其旨矣。此节承上文而言病愈之期，又提出“行其经”三字，谓自行其本经与传经不同，曲尽伤寒之变幻，六经皆有行有传，举太阳以为例。

丹波元简 按成氏、喻氏、程氏、钱氏及《金鉴》，并以六日传六经之说为注解，皆不可从。

9. 太阳病，欲解时，从巳至未上。

【语译】

太阳病，如果邪气欲解，其时间是从上午九点到下午三点。

【选注】

成无己 巳为正阳，则阳气得以复也，始于太阳，终于厥阴。六经各以三时为解，而太阳从巳至未，阳明从申至戌，少阳从寅至辰，至于太阴从亥至丑，少阴从子至寅，厥阴从丑至卯者，以阳行也速，阴行也缓，阳生于昼，阴生于夜。阳三经解时，从寅至戌，以阳道常饶也；阴三经解时，从亥至卯，以阴道常乏也。《内经》曰：阳中之太阳，通于夏气，则巳午未太阳乘王也。

张隐庵 午乃太阳中天之时，巳未前后之气交也。夫天有六气，人有六气，人得天时之助则正气盛而邪病鲜矣。

陈修园 以巳午二时，日中而阳气降，太阳之所主也，邪欲退，正欲复，得天气之助，值旺时而解矣。此一节承上文而言病愈之时，以见天之六淫能伤人之正气，而天之十二时，又能助人之正气也。

10. 风家[1]，表解而不了了者，十二日愈。

【注释】

[1] 风家：指患有太阳中风证者。

【语译】

患太阳中风证的人，表证解而未能彻底痊愈的，十二日则可彻底痊愈。

【选注】

成无己 中风家，发汗解后，未全快畅者，十二日大邪皆去，六经悉和则愈。

张隐庵 风乃阳邪，六为阴数。表解而不了了者，里邪未尽也，故遇重阴则愈。辨脉篇曰：以阳得阴则解也。

柯韵伯 七日表解后，复过一候，而五脏元气始充，故十二日，精神慧爽而愈。此虽举风家，伤寒概之矣。

陈修园 若误治又不在此例，此一节承上文言，既愈之后而定，以全愈之期也。

山田正珍引刘栋 右三条后人之所记也。

11. 病人身大热，反欲得衣者，热在皮肤，寒在骨髓也；身大寒，反不欲近衣者，寒在皮肤，热在骨髓也。

【语译】

病人体温很高，反而想多穿衣服，（这是因为）热在皮肤，寒在骨髓；体温很低，反而不愿穿衣，则说明寒在皮肤，热在骨髓。

【选注】

成无己 皮肤言浅，骨髓言深；皮肤言外，骨髓言内。身热欲得衣者，表热里寒也；身寒不欲衣者，表寒里热也。

张隐庵 此言太阳之根于少阴也。皮肤者，太阳表气之所主也；骨髓者，少阴里气之所主也。身大热而反欲近衣，太阳标阳外呈而少阴之阴寒方盛于内，故反欲近衣也；大寒而反不欲近衣，太阳本寒外呈而少阴之火热方盛于里，故反不欲近衣也。此申明太阳主皮肤，少阴主骨髓与发热、无热，而太阳、少阴并呈乎外者之不同也。

陈修园 医家辨证，开口一言太阳，瞩目即在少阴。须知太阳标热而本寒，少阴标寒而本热，太阳之标即少阴之本，少阴之本即太阳之标。上章以发热无热言，犹未畅明其义，兹请再申之为辨，太阳之证者，辨到太阳之根。……身之寒热不足凭，必以骨髓之寒热为主。阳根于阴，司命者，不可不深明此理也。此一章承前章阴阳寒热标本之旨，深一层立论。上章言其所恶，此章言其所欲，皆探其病情。程郊倩云：阴阳顺逆之理，在天地征之于气者，在人身即协之于情，情则无假。合之前三章，彼为从外以审内法，此则从内以审外法。

12. 太阳中风，阳浮而阴弱。阳浮者，热自发，阴弱者，汗自出。啬啬恶寒[1]，淅淅恶风[2]，翕翕发热[3]，鼻鸣干呕者，桂枝汤主之。方一。

桂枝三两，去皮　芍药三两　甘草二两，炙　生姜三两，切　大枣十二枚，擘

右五味，㕮咀三味，以水七升，微火煮取三升，去滓，适寒

温，服一升，服已须臾，啜热稀粥一升余，以助药力，温覆令一时许，遍身漐漐微似有汗者益佳，不可令如水流离，病必不除。若一服汗出病差，停后服，不必尽剂；若不汗，更服，依前法；又不汗，后服小促其间，半日许令三服尽；若病重者，一日一夜服，周时观之。服一剂尽，病证犹在者，更作服；若汗不出，乃服至二三剂。禁生冷、黏滑、肉、面、五辛、酒、酪、臭恶等物。

【注释】

［1］啬啬恶寒：啬，音色（sè）。啬啬恶寒，形容畏怯收缩之状貌，说明此条恶寒较甚，且内中阳气不足。

［2］淅淅恶风：淅，音析（xī）。淅沥为雨声，淅淅恶风，形容畏风之状，犹如畏冷雨袭人。

［3］翕翕发热：翕，音吸（xī）。翕翕，羽毛合聚之状，此处形容发热不高如同轻羽覆其身上。

【语译】

太阳中风证，脉寸浮而尺弱。寸脉浮，说明在发热，尺脉弱，主自汗出。(再加上有）啬啬恶寒，淅淅恶风，翕翕发热，鼻息有声，干呕欲吐，这种情况主用桂枝汤。

煎服法：上五味药，将桂枝、芍药、甘草制成碎块，加水七升，小火煮到药液余三升，去药渣，待到不冷不热时服一升，服后片刻，小口喝热稀粥一升多，用来助药力，盖上衣被温暖两个小时左右，全身微微似有汗出则更好，但不能使得大汗如水流淌，那样，病肯定不能解除。如果服药一次就汗出病愈，停止再服，不一定要把一剂药液全服完；如果不出汗，像头次那样再服一次；仍不出汗，后续服药缩短间隔的时间，在半日之内使三次药液都服尽；如果病情重，一日一夜二十四小时都要观察服药。一剂都已服尽，病症仍然存在的，可以再如法制作一剂服用；如果汗出不来，可以服二至三剂。禁忌：生冷、黏腻、糍滑、肉、面、五辛、酒、酪、臭恶等食物。

【选注】

成无己　阳以候卫，阴以候荣。阳脉浮者，卫中风也；阴脉弱者，荣气弱也。风并于卫，则卫实而荣虚，故发热汗自出也。经曰：太阳病发热汗出者，此为荣弱卫强者是也。啬啬者，不足也，恶寒之貌也。淅淅者，洒淅也，恶风之貌也。卫虚则恶风，荣虚则恶寒，荣弱卫强，恶寒复恶风者，以自汗出，则皮肤缓，腠理疏，是亦恶风也。翕翕者，熇熇然而热也，若合羽所复，言热在表也。鼻鸣干呕者，风拥而气逆也。与桂枝汤和荣卫而散风邪也。……《内经》曰：辛甘发散为阳。桂枝汤辛甘之剂也，所以发散风邪。《内经》曰：风淫所胜，平以辛，佐以苦甘，以甘缓之，以酸收之。是以桂枝为主，芍药、甘草为佐也。《内经》曰：风淫于内，以甘缓之，以辛散之。是以生姜、大枣为使也。

张隐庵 此论风邪薄于太阳通体之肌表，而为桂枝汤证也，盖风寒之邪必先毫毛而入于肌腠。太阳中风阳浮而阴弱者，太阳主表，故阳气外浮而热发；风伤肌腠，故阴气内弱而汗出，此风伤太阳之肌腠而然也。若风邪始薄于毫毛而未入于肌腠之际，则有啬啬、淅淅、翕翕之象。啬啬者，皮毛栗栗之状，邪在皮毛，故啬啬恶寒；淅淅者，洒淅不宁之貌，肌腠未开，故淅淅恶风；翕翕者，动起合聚之意，太阳邪正之气相持，故翕翕发热。夫风邪从表入肌，在皮毛则肺气不利而鼻鸣，入于肌腠则三焦不和而干呕，桂枝汤主之。本论云：桂枝本为解肌，盖三焦木火之气通会于肌腠，桂为百木长，气温色赤，秉木火之性，主助肌中之气，以解肌表之邪；芍药气味苦平，花开赤白，放于二气之中，得少阴君火之气，主益神气以助肌中之血，肌腠之血气调和而邪自不能容矣；甘草、生姜宣达中胃之气，而辛甘发散；大枣色黄，味甘，脾之果也，主助脾气之转输而为胃行其津液。汗乃水谷之津，故啜热稀粥以助药力，中焦之津液外布，即有留舍之邪与汗共并而出矣。津液外泄，则中气暴虚，故忌食生冷、肉面、酒酪、臭恶等物，使勿伤脾胃之气。

13. 太阳病，头痛发热，汗出恶风，桂枝汤主之。方二。用前第一方。

【语译】

太阳病，有头痛发热、汗出恶风症状的，就可主用桂枝汤。

【选注】

陈修园 桂枝汤调阴阳、和营卫，为太阳中风之主方。而其功用不止此也，凡中风伤寒杂病审系太阳之为病，医者必于头痛发热等公同证中认出。汗出一证为大主脑，汗出则毛窍空虚，亦因而恶风者，桂枝汤主之。不必问其为中风伤寒杂病也。第审其汗出，斯用之，无有不当矣。此一节承上节而推广桂枝汤之用。

14. 太阳病，项背强几几，反汗出恶风者，桂枝加葛根汤主之。方三。

葛根四两　麻黄三两，去节　芍药二两　生姜三两，切　甘草二两，炙　大枣十二枚，擘　桂枝二两，去皮

右七味，以水一斗，先煮麻黄、葛根，减二升，去上沫，内诸药，煮取三升，去滓，温服一升。覆取微似汗，不须啜粥，余如桂枝法将息及禁忌。臣亿等谨按：仲景本论，太阳中风自汗用桂枝，伤寒无汗用麻黄。今证云汗出恶风，而方中有麻黄，恐非本意也。第三卷有葛根汤证，云无汗恶风，正与此方同，是合用麻黄也。此云桂枝加葛根汤恐是桂枝中但加葛根耳。

【语译】

太阳经病，项背僵硬强直，反而汗出恶风的，用桂枝加葛根汤。

煎服法：上七味药，用水一斗，先煮麻黄、葛根，水减耗二升时，撇去浮沫，加入其他药，煮到三升，去药渣，温服，每服一升。覆盖衣被，使其人微微似有汗出，不须喝粥，其他将养方法和禁忌与服用桂枝汤时一致。

【选注】

陈修园　夫邪之中人始于皮毛，次及肌络，次及经输。今者，邪入经输，则经输实而皮毛虚，故反汗出而恶风。视桂枝证同而不同者，非得葛根入土最深，其藤延蔓似络，领桂枝直入肌络之内，而还出于肌肤之外者，不能捷效，必以桂枝加葛根汤主之。此一节言太阳经输之证，亦承上节，推广桂枝汤之用，而不泥其方。

15. 太阳病，下之后，其气上冲者，可与桂枝汤，方用前法；若不上冲者，不得与之。四。

【语译】

太阳病经过攻下治疗后，其气机上逆的，仍可用桂枝汤，方法如前；如果没有气机上逆现象则不可用桂枝汤。

【选注】

成无己 太阳病属表，而反下之，则虚其里，邪欲乘虚传里。若气上冲者，里不受邪，而气逆上，与邪争也，则邪仍在表，故当复与桂枝汤解外；其气不上冲者，里虚不能与邪争，邪气已传里也，故不可更与桂枝汤攻表。

张锡驹 经云：太阳根于至阴。是太阳之气，由至阴而上于胸膈，由胸膈而出于肌腠，由肌腠而达于皮毛。外行于三阳，内行于三阴，气从此而出入，邪亦从此而出入。师所谓其气者，指此而言也。读者知正气之出入如此，则邪气之出入亦如此，则于此道知过半矣。所以伤寒言邪，即言正，而言正，即可以识邪。

16. 太阳病三日，已发汗，若吐，若下，若温针[1]，仍不解者，此为坏病[2]，桂枝不中与之也，观其脉证，知犯何逆，随证治之。桂枝本为解肌[3]，若其人脉浮紧，发热汗不出者，不可与之也。常须识此，勿令误也。五。

【注释】

［1］温针：针灸之一法，目的在温，如针刺入穴位之后，以艾裹针而燃艾使之温热，可用于发汗等。

［2］坏病：因误治而致病情恶化，其症情不一而足。

［3］解肌：解除肌腠之邪。虽可得汗，但与麻黄类开表发汗迥然不同，如桂枝汤的作用即是典型的解肌。

【语译】

太阳病发病三日，已经过发汗，或用吐法、或用下法、或用温针治疗，仍然不能解除病症，说明这是坏病，不适合用桂枝汤，（应）观察病人的脉象与证候，弄清逆在何处，根据辨证予以救治。桂枝汤本为解除肌肉邪气而设，如果病人脉浮紧、发热而不出汗，则不可用桂枝汤。一定要认识此二者的区别，不能失误。

【选注】

成无己 太阳病，三日中曾经发汗、吐、下、温针，虚其正气，病仍不解者，谓之坏病，言为医所坏病也。不可复与桂枝汤。审观脉证，知犯何逆，而治之逆者，随所逆而救之。

张隐庵 太阳病至三日，而已发汗，则肌表之邪已去。假使里证未除，若吐之而治其中膈，若下之而清其肠胃，若温针而理其经脉，里证仍不解者，此为坏病。夫自败曰坏，言里气自虚而自败也。但胸膈、肠胃、经脉，非肌腠之病，桂枝本为解肌，故不中与也。观其脉证，知犯何逆，或逆在膈，或逆在胃，或逆在经脉，随其证之所在而治之可也。

方有执 坏，言历遍诸治，而犹不愈，则反复杂误之余，血气已惫坏，难以正名也。不中，犹言不当也。末三句，言所以治之之法也，盖既不可名以正名，则亦难以出其正治，故但示人以随机应变之微旨。斯道之一贯，斯言尽之矣。

陈修园 太阳病三日已，三阳为尽，发汗，则肌表之寒自解；若吐，则中膈之邪当解；若下，则肠胃之邪当解；若温针，则经脉之邪当解。当解而仍不解者，此为医者误治坏病。坏病不关肌腠，故桂枝汤不中与也。观其脉证，知犯何逆，或随其发汗之逆，或随其吐、下、温针之逆，分各证而救治之可也。此一节承上节言病不关于肌腠者，桂枝汤用之而不当。

王肯堂 逆者，谓不当汗而汗，不当下而下，或汗下过甚，皆不顺于理，故云逆也。

程应旄 如汗后亡阳动经、渴躁谵语，下后虚烦结胸痞气，吐后内烦腹胀满，温针后吐衄惊狂之类，纷纭错出者，俱是既为前治所坏。

山田正珍 温针发汗之法，不可得而考。《本草纲目》所载火针术，盖后世俗法也已。按少阳篇云：若已吐下发汗温针，谵语，柴胡证罢，此为坏病，知犯何逆，以法治之。由此考之，所谓不解者，指病不解而言，非言太阳表证之不解也。盖桂枝证已变，而不复六经正证者也。坏者，自败之义，言历误治，而正证自坏也。纵为医所误，其证不坏者，仍当行桂枝也。成无已、程应旄、钱潢诸人，皆读坏为怪，以为被医坏之义，非也。果尔，则太阳病因误治而变少阳阳明者，亦不谓坏病不可也。又按桂枝、柴胡等方，非仲景氏所制，盖周汉古方而世之所遍知，故单称桂枝、柴胡，而不必及“汤”字也。……解肌者，解散肌表邪气之谓，与发表不同。陶弘景《名医别录》注麻黄曰解肌，及葛洪《肘后方》治天行二方，一曰麻黄解肌汤，一曰葛根解肌汤，皆视与攻表同，俱失之，抑何不知仲景氏之甚也。又引濑穆曰：常，疑“当”字误，此说是也。按阳明篇蜜煎条曰，当须自欲大便。厥阴篇瓜蒂散条曰，当须吐之。可以征矣。

17. 若酒客[1]病，不可与桂枝汤，得之则呕，以酒客不喜甘故也。

【注释】

［1］酒客：经常饮酒之人。

【语译】

如果常饮酒的人生病，不可用桂枝汤，服之则呕吐，因为常饮酒者不喜甜味。

【选注】

成无己 酒客内热，喜辛而恶甘，桂枝汤甘，酒客得之，则中满而呕。

张隐庵 经云：饮酒者，随卫气先行皮毛，先充络脉。若酒客病者，盖假酒客以喻病在皮毛络脉也。在皮毛则涉肌腠之外，在络脉则涉肌腠之内，故不可与桂枝汤。盖桂枝本为解肌，又主辛甘发散之剂，得之则皮毛之邪从肌腠而入于中胃，故呕，夫辛走气而甘缓中，得之则呕者，以酒客不喜甘味，以缓中故也。

《医宗金鉴》 酒客，谓好饮之人也。酒客病，谓过饮而病也。其病之状，头痛、发热、汗出、呕吐，乃湿热熏蒸使然，非风邪也。若误与桂枝汤服之，则呕，以酒客不喜甘故也。

柯韵伯 仲景用方慎重如此，言外当知有葛根连芩以解肌之法矣。

陈修园 桂枝本为解肌，以汗自出为据，然亦有不可固执者。若酒客病，湿热蕴于内，其无病时，热气熏蒸，固多汗出；及其病也，脉缓汗出可知矣。然其病却不在肌腠之内，故不可与桂枝汤。若误与之，得此汤以助湿热，且甘能壅满，则为呕。盖以酒客喜苦，而不喜甘故也。推之不必酒客，凡素患湿热之病者，皆可作酒客观也。此一节承上节桂枝本为解肌句，言湿热之自汗，不为肌腠之病，又当分别。

18. 喘家[1]作桂枝汤，加厚朴杏子佳。六。

【注释】

［1］喘家：素有喘病之人。

【语译】

素有喘病的人出现桂枝汤证，加厚朴、杏仁更好。

【选注】

张隐庵 此承上文言皮毛之邪，不从肌腠而入于中胃，则闭拒皮毛而为喘。夫喘家肺气之不利，由于脾气之不输，故作桂枝汤，必加厚朴以舒脾气，杏子以利肺气乃佳，不宜但用桂枝以解肌也。

陈修园 桂枝本为解肌，若喘，则为邪拒于表，表气不通而作，宜麻黄而不宜桂枝矣。然亦有桂枝证悉具，惟喘之一证不同，当知是平日素有喘之人，名曰喘家。喘虽愈而得病又作，审系桂枝证，亦不可专用桂枝汤，宜加厚朴从脾而输其气，杏子从肺以利其气佳。此一节承上节桂枝本为解肌句，言喘不尽由于肌腠之病，不可专用桂枝汤。

19. 凡服桂枝汤吐者，其后必吐脓血也。

【语译】

一般服桂枝汤呕吐的，以后必定还会吐脓血。

【选注】

成无己 内热者，服桂枝汤则吐，如酒客之类也。既亡津液，又为热所搏，其后必吐脓血。吐脓血，谓之肺痿。《金匮要略》曰：热在上焦为肺痿。谓或从汗，或从呕吐，重亡津液，故得之。

《医宗金鉴》 凡酒客得桂枝汤而呕者，以辛甘之品，能动热助涌故也。若其人内热素盛，服桂枝汤又不即时呕出，则益助其热，所以其后必吐脓血也。然亦有不吐脓血者，则是所伤者轻，而热不甚也。

张隐庵 此承上文得之则呕而言，凡服桂枝汤吐者，不但甘味以缓中，而辛味更走气，则络脉愈伤，故其后必吐脓血也。

陈修园 凡不当服桂枝汤而服之，不但呕而且吐者，以其人内有湿热，又以桂枝汤之辛热，以助其热，两热相冲，反能涌越，热势所逼，致伤阳络，其后必吐脓血也。此一节，申明前二节得汤则呕之义，序例谓桂枝下咽，阳盛则毙者此也。

山田正珍 若夫平素好饮之客，虽有中风之证，不可执桂枝之成法与之，宜减去甘、枣二物以投之；否则亦吐而不受，以酒客本恶甘味也。若夫平素有喘之人，亦不可执桂枝之成法投之，宜加厚、杏二物，兼制其喘气矣。按程应旄指吐脓血，以为治伤寒以中风之方之所致，非也。《金鉴》云：酒客病，谓过饮而病也。亦非也，不可从矣。又按喘家之家，与疮家、汗家、虚家，皆就其人之平素为言。魏荔彤谓素有喘证，谓之喘家，是也。

20. 太阳病，发汗，遂漏不止，其人恶风，小便难，四肢微急难以屈伸者，桂枝加附子汤主之。方七。

桂枝三两，去皮　芍药三两　甘草三两，炙　生姜三两，切　大枣十二枚，擘　附子一枚，炮，去皮，破八片

右六味，以水七升，煮取三升，去滓，温服一升。本云桂枝汤，今加附子，将息如前法。

【语译】

太阳病，发汗后便漏汗不止，病人恶风，小便难解，四肢略有痉挛、屈伸不利的，主用桂枝加附子汤。

煎服法：上六味药，用水七升，煮到三升，去药渣，温服一升。本是桂枝汤，现在加附子，调养方法如同前述桂枝汤法。

【选注】

成无己　太阳病，因发汗，遂汗漏不止而恶风者，为阳气不足，因发汗，阳气益虚而皮腠不固也。《内经》曰：膀胱者，州都之官，津液藏焉，气化则出。小便难者，汗出亡津液，阳气虚弱，不能施化。四肢者，诸阳之本也。四肢微急，难以屈伸者，亡阳而脱液也。《针经》曰：液脱者，骨属屈伸不利。与桂枝加附子汤，以温经复阳。

《医宗金鉴》　太阳中风，本当解肌，若大发其汗，如水流漓，因而遂漏不止，其人必腠理大开，表阳不固，故恶风也。液伤于内，膀胱津少，故小便难也。液伤于外，复加风袭，故四肢微急，难以屈伸也。宜桂枝加附子汤主之，服依桂枝汤法者，是于固阳敛液中，和营卫、解风邪也。

张隐庵　按此节至证象阳旦节，一气相承，论太阳之气从肤表而肌腠，从肌腠而外行于三阳，内行于三阴，有出有入有升有降，故末二节论太阳之气入于太阴坤土之地中，而见三阴之证也。

陈修园 太阳病固当汗之，若不取微似有汗，为发汗太过，遂漏不止。前云如水流漓，病必不除，故其人恶风。犹然不去，汗涣于表，津竭于里，故小便难。四肢为诸阳之本，不得阳气以养之，故微急且至难以屈伸者。此因大汗以亡阳，因亡阳以脱液，必以桂枝加附子汤主之。方中取附子以固少阴之阳，固阳即所以止汗，止汗即所以救液，其理微矣。此章凡九节，承上数章，言太阳证之变动不居，桂枝汤之泛应不穷也。张令韶云：自此以下八节论太阳之气，可出可入，可内可外，外行于阳，内行于阴，出而皮肤，入而肌腠经络，无非太阳之所操纵也。

方有执 恶风者，太阳中风，本自汗出，腠理疏而恶风，既漏不止，则腠理愈疏而恶愈甚也。

柯韵伯 太阳固当汗，若不取微似有汗，而发之太过，阳气无所止息，而汗出不止矣。

21. 太阳病，下之后，脉促胸满者，桂枝去芍药汤主之。方八。促，一作纵。

桂枝三两，去皮　甘草二两，炙　生姜三两，切　大枣十二枚，擘

右四味，以水七升，煮取三升，去滓，温服一升。本云桂枝汤，今去芍药，将息如前法。

【语译】

太阳病，攻下之后，出现脉象短促胸部胀满的，主用桂枝去芍药汤。

煎服法：上四味药，用水七升，煮到三升，去药渣，温服一升。本是桂枝汤，现在去芍药，调养方法如前。

22. 若微寒者，桂枝去芍药加附子汤主之。方九。

桂枝三两，去皮　甘草二两，炙　生姜三两，切　大枣十二枚，擘　附子一枚，炮，去皮，破八片

右五味，以水七升，煮取三升，去滓，温服一升。本云桂枝汤，今去芍药，加附子，将息如前法。

【语译】

如果（太阳病被攻下之后）出现微寒，主用桂枝去芍药加附子汤。

煎服法：上五味药，用水七升，煮到三升，去药渣，温服一升。本是桂枝汤，现在去芍药，加附子，调养方法如前。

【选注】

陈修园 上节言误汗而阳亡于外，此节误下而阳衰于内，其方只一二味出入，主治判然。按阳亡于外，宜引其阳以内入，芍药在所必用；阳衰于内，宜振其阳以自立，芍药则大非所宜也。

张隐庵 太阳病下之后则内亡其阴矣，脉促胸满者，太阳之气不得阴气相接而仍在于外也。故宜桂枝汤调和太阳之气于肌腠间，芍药苦泄，恐更亡其阴，故去之。若微寒者，阳气益虚，故加熟附以固补其生阳。……愚按：上节论太阳之气运行于肤表，此论出入于外内；上节论阳在外为阴之固，此论阴在内为阳之守。

山田正珍 谨考仲景氏全论，有胸胁苦满、胸满胁痛（并小柴胡汤条）及支满(《金匮》苓桂术甘汤条)、逆满（六十七条，又《金匮》附子粳米汤条)、咳满(《金匮》苓甘五味姜辛汤条)、烦满(《金匮》苇茎汤，厥阴篇三百四十七条)、喘满（阳明篇二百二十八条）诸语，先辈诸家并未之有辩也，盖与胀满、腹满同看。夫满者，虚之反也。（老子曰：消息满虚。潘岳《笙赋》曰：抑扬以虚满。）必有实行之可诊，然后敢言之。所谓按之心下满痛者，此为实也，宜大柴胡汤。(《金匮》）心下痞，按之濡者，大黄黄连泻心汤主之。（百六十三条）结胸热实，脉沉而紧，心下痛，按之实硬者，大陷胸汤主之。（百四十三条）皆可见也。虽然，胸胁之为地，心肺内守，肋骨外护，岂有满不满之可诊哉？况至于烦满、喘满诸语，遂不可读乎？又况其于胸胁言满，但称苦满、支满、烦满，而一无称硬满、胀满、坚满、大满者乎？造语之有异，既已如此，因考《汉书·石显传》曰：显与妻子徙归故郡，忧满不食，道病死。师古注曰：满，读曰懑，音闷。又……《韵会小补》“闷”字注曰：《增韵》：烦懑，心郁也。或作“懑”，亦作“满”。《正字通》“满”字注曰：又《正韵》：音闷，与闷通。合而考之，满即懑，懑即闷，同音通用，可见也。

23. 太阳病，得之八九日，如疟状[1]，发热恶寒，热多寒少，其人不呕，清便欲自可，一日二三度发，脉微缓者，为欲愈也；脉微而恶寒者，此阴阳俱虚，不可更发汗更下更吐也；面色反有热色[2]者，未欲解也，以其不能得小汗出，身必痒，宜桂枝麻黄各半汤。方十。

桂枝一两十六铢，去皮　芍药　生姜切　甘草炙　麻黄各一两，去节　大枣四枚，擘　杏仁二十四枚，汤浸，去皮尖及两仁者

右七味，以水五升，先煮麻黄一二沸，去上沫，内诸药，煮取一升八合，去滓，温服六合。本云，桂枝汤三合，麻黄汤三合，并为六合，顿服，将息如上法。臣亿等谨按：桂枝汤方，桂枝、芍药、生姜各三两，甘草二两，大枣十二枚。麻黄汤方，麻黄三两，桂枝二两，甘草一两，杏仁七十个。今以算法约之，二汤各取三分之一，即得桂枝一两十六铢，芍药、生姜、甘草各一两，大枣四枚，杏仁二十三个零三分枚之一，收之得二十四个，合方。详此方，乃三分之一，非各半也，宜云合半汤。

【注释】

［1］如疟状：如同患疟疾一般寒热间作。

［2］热色：发热的面色。

【语译】

太阳病，患病八九日，（可能出现三种情况:）类似疟疾症状，发热恶寒，而且是发热多恶寒少，病人不呕，大便也已正常，（恶寒发热）一日发作二、三次，脉微缓的，是即将痊愈；脉微而恶寒的，是阴阳俱虚，不能再发汗、再下、再吐了；面色反而呈现有热之色，说明病邪暂不能解除，因为病人不能出身小汗，身体必痒，用桂枝麻黄各半汤较为适宜。

煎服法：上七味药，用水五升，先煮麻黄，水沸一二滚后，撇去浮沫，加入其他药，煮至一升八合，去药渣，温服六合。本是桂枝汤三合，麻黄汤三合，合并为六合，顿服，调养方法如前。

【选注】

成无己　伤寒八九日，则邪传再经，又遍三阳，欲传三阴之时也。传经次第，前三日传遍三阳，至四日阳去入阴，不入阴者为欲解，其传阴经，第六日传遍三阴，为传经尽而当解。其不解传为再经者，至九日又遍三阳，阳不传阴则解。如疟，发作有时也。寒多者为病进，热多者为病退。经曰：厥少热多，其病为愈；寒多热少，阳气退故为进也。今虽发热恶寒，而热多寒少，为阳气进，而邪气少也。里不和者，呕而利，今不呕，清便自调者里和也。寒热间日发者，邪气深也；日一发者，邪气复常也；日再发者，邪气浅

也；日二三发者，邪气微也。《内经》曰：大则邪至，小则平。言邪甚则脉大，邪少则脉微，今日数多而脉微缓者，是邪气微缓也，故云欲愈。脉微而恶寒者，表里俱虚也。

24. 太阳病，初服桂枝汤，反烦不解者，先刺风池[1]、风府[2]，却与桂枝汤则愈。十一。用前第一方。

【注释】

［1］风池：足少阳胆经穴名，位于脑后发际，枕骨斜下方凹陷中。

［2］风府：督脉经穴名，位于项后发际正中上一寸。

【语译】

病在太阳，一开始服用桂枝汤，反而心烦而病邪不得解除的，先针刺风池、风府，然后再给服桂枝汤就会痊愈。

【选注】

成无己 烦者，热也。服桂枝汤后，当汗出而身凉和，若反烦不解者，风甚而未能散也。先刺风池、风府，以通太阳之经而泄风气，却与桂枝汤解散则愈。

陈修园 牡，阳也。牡桂者，即今之桂枝、桂皮也。菌，根也。菌桂，即今之肉桂、厚桂也。然生发之机在枝干，故仲景方中所用俱是桂枝，即牡桂也。时医以桂枝发表，禁不敢用，而所用肉桂，又必刻意求备，皆是为施治不愈，卸罪巧法。

柯韵伯 此条治中风之变。桂枝汤煮取三升，初服者，先服一升也。却与者，尽其二升也。热郁于心胸者，谓之烦；发于皮肉者，谓之热。麻黄证发热无汗，热全在表；桂枝证发热汗出，便见内烦。服汤反烦，而外热不解，非桂枝汤不当用也。以外感之风邪重，内之阳气亦重耳。风邪本自项入，必刺风池、风府，疏通来路，以出其邪，仍与桂枝汤，以和营卫。《内经》曰：表里刺之，服之饮汤。此法是矣。

25. 服桂枝汤，大汗出，脉洪大者，与桂枝汤，如前法；若形似疟，一日再发者，汗出必解，宜桂枝二麻黄一汤。方十二。

桂枝一两十七铢，去皮　芍药一两六铢　麻黄十六铢，去节　生姜一

两六铢，切　杏仁十六个，去皮尖　甘草一两二铢，炙　大枣五枚，擘

右七味，以水五升，先煮麻黄一二沸，去上沫，内诸药，煮取二升，去滓，温服一升，日再服。本云，桂枝汤二分，麻黄汤一分，合为二升，分再服，今合为一方，将息如前法。臣亿等谨按：桂枝汤方，桂枝、芍药、生姜各三两，甘草二两，大枣十二枚。麻黄汤方，麻黄三两，桂枝二两，甘草一两，杏仁七十个。今以算法约之，桂枝汤取十二分之五，即得桂枝、芍药、生姜各一两六铢，甘草二十铢，大枣五枚。麻黄汤取九分之二，即得麻黄十六铢，桂枝十铢三分铢之二，收之得十一铢，甘草五铢三分铢之一，收之得六铢，杏仁十五个九分枚之四，收之得十六个。二汤所取相合，即共得桂枝一两十七铢，麻黄十六铢，生姜、芍药各一两六铢，甘草一两二铢，大枣五枚，杏仁十六个，合方。

【语译】

服桂枝汤后，出现大汗出、脉洪大的，（继续）给服桂枝汤，服法如前；如果出现如疟疾症状般（恶寒发热），一日发作两次的，得汗出必能解邪，用桂枝二麻黄一汤较为适宜。

煎服法：上七味药，用水五升，先煮麻黄，水沸一二滚后，撇去浮沫，加入其他药，煮到二升，去药渣，温服一升，一日服两次。本是桂枝汤二份，麻黄汤一份，合为二升，分两次服，现在合为一方，调养方法如前。

【选注】

成无己　经曰：如服一剂，病证犹在者，故当复作本汤服之。服桂枝汤汗出后，脉洪大者，病犹在也；若形如疟，日再发者，邪气客于荣卫之间也。与桂枝二麻黄一汤，解散荣卫之邪。

张隐庵　此言太阳通体之气从肌腠而外合于肤表也。服桂枝汤者，承上文而言太阳之邪入于肌腠，故宜服桂枝汤也；大汗出、脉洪大者，肌腠之气而外合于肤表，标阳气盛，故脉洪大而汗出也，与桂枝汤如前啜粥之法，以助药力。若服汤不解而形似疟，日再发者，日中而阳隆，太阳之气从肌出表，日西而阳衰，太阳之气从表入肌，外邪未尽而寒热随之，故似疟而再发也。此肌表相持，汗出必解，故宜桂枝二麻黄一汤合解肌表之邪。

山田正珍　此条“服桂枝汤”以下十八字，盖后条之文，错乱而入者，衍文可删矣。“若形”以下，宜接前条“则愈”句下，以为一条也。论中洪

大之脉，无与桂枝汤之例也。

26. 服桂枝汤，大汗出后，大烦渴不解，脉洪大者，白虎加人参汤主之。方十三。

知母六两　石膏一斤，碎，绵裹　甘草炙，二两　粳米六合　人参三两

右五味，以水一斗，煮米熟汤成，去滓，温服一升，日三服。

【语译】

服桂枝汤，大汗出后，大烦大渴，病不得解，脉象洪大的，主用白虎加人参汤。

煎服法：上五味药，用水一斗，煮到米熟即为汤成，去药渣，温服一升，一日服三次。

【选注】

成无己　大汗出，脉洪大而不渴，邪气犹在表也，可更与桂枝汤。若大汗出，脉洪大，而烦渴不解者，表里有热，不可更与桂枝汤。可与白虎加人参汤，生津止渴，和表散热。

《医宗金鉴》　大烦渴，脉洪大者，是邪已入阳明，津液为大汗所伤，胃中干燥故也。

张隐庵　此言太阳之气，入于肌腠之中而与阳明相合也。服桂枝汤大汗出者，承上文之意而言，阳气盛于肌表，汗出必解。若大汗出后，复大烦渴不解而脉仍洪大者，此病气交于阳明，非关肌表，故宜白虎加人参汤主之。愚按：此节以上论太阳之气从表入肌而外行于三阳，下节以下论太阳之气从肌入里而内行于三阴。

陈修园　大汗出后，阳明之津液俱亡，胃络上通于心，故大烦。阳明之上，燥气主之，故大渴不解，阳气亢盛，诊其脉洪大无伦者，白虎加人参汤主之。此一节言太阳之气，由肌腠而通于阳明也。白虎为西方金神，秋金得令，而炎气自除。加人参者，以大汗之后必救其液，以滋其燥也。

丹波元简　《活人辨疑》化斑汤，治赤斑口燥，烦渴中暍，即本方。《保命集》人参石膏汤，治膈消，上焦烦渴，不欲多食，于本方去粳米。东垣加黄芩、杏仁。徐同知方，人参白虎汤治伏暑发渴，呕吐身热，脉虚自汗，

即本方。如伏暑作寒热未解，宜和五苓散同煎服。《痧科纂要》人参白虎汤，治麻痧，化斑发痧止渴如神。于本方去粳米，加桔梗、竹叶。《医史》云：吕沧州治赵氏子，病伤寒余十日，身热而人静，两手脉尽伏，俚医以为死也，弗与药。翁诊之，三部举按皆无，其舌苔滑，而两颧赤如火，语言不乱。因告之曰：此子必大发赤斑，周如锦文。夫脉血之波澜也，今血为邪热所搏，淖而为斑，外见于皮肤。呼吸之气，无形可依，犹沟隧之无水，虽有风不能成波澜，斑消则脉出矣。及揭其衾，而赤斑烂然，即用白虎加人参汤化其斑，脉乃复常。继投承气下之愈。发斑无脉，长沙所未论，翁盖以意消息耳。

27. 太阳病，发热恶寒，热多寒少，脉微弱者，此无阳也，不可发汗，宜桂枝二越婢一汤。方十四。

桂枝去皮　芍药　麻黄　甘草各十八铢，炙　大枣四枚，擘　生姜一两二铢，切　石膏二十四铢，碎，绵裹

右七味，以水五升，煮麻黄一二沸，去上沫，内诸药，煮取二升，去滓，温服一升。本云当裁为越婢汤、桂枝汤，合之，饮一升，今合为一方，桂枝汤二分，越婢汤一分。臣亿等谨按：桂枝汤方，桂枝、芍药、生姜各三两，甘草二两，大枣十二枚。越婢汤方，麻黄二两，生姜三两，甘草二两，石膏半斤，大枣十五枚。今以算法约之，桂枝汤取四分之一，即得桂枝、芍药、生姜各十八铢，甘草十二铢，大枣三枚。越婢汤取八分之一，即得麻黄十八铢，生姜九铢，甘草六铢，石膏二十四铢，大枣一枚八分之七，弃之。二汤所取相合，即共得桂枝、芍药、甘草、麻黄各十八铢，生姜一两三铢，石膏二十四铢，大枣四枚，合方。旧云桂枝三，今取四分之一，即当云桂枝二也。越婢汤方，见仲景杂方中。《外台秘要》一云起脾汤。

【语译】

病在太阳，发热恶寒，热多寒少，脉象微弱，这是缺乏阳气，不可以发汗，宜用桂枝二越婢一汤。

煎服法：上七味药，用水五升，先煮麻黄，水沸一二滚后，撇去浮沫，加入其他药，煮到二升，去药渣，温服一升。本来应当调配成越婢汤、桂枝汤，混合起来，服一升。现在合成一方，桂枝汤二份，越婢汤一份。

【选注】

成无己　胃为十二经之主，脾治水谷，为卑脏，若婢。《内经》曰：脾

主为胃行其津液。是汤所以谓之越婢者，以发越脾气，通行津液。《外台》方，一名越脾汤，即此义也。

《医宗金鉴》 太阳病发热恶寒，热多寒少，此为荣卫兼病，风邪多而寒邪少也。若脉浮紧，或脉浮数，是表有阳邪郁蒸，则为无汗热多之实邪，以大青龙汤汗之可也。今脉阳微阴弱，乃为虚邪之诊，即有无汗热多之实邪，亦不可用大青龙汤更汗也。盖以脉微弱，是无太阳表脉也，故不可更大汗也。然既有无汗、热多、寒少之表证，麻黄桂枝石膏之药，终不可无，故只宜桂枝二越婢一汤之轻剂，令微微似汗，以解肌表而和荣卫也。

汪琥 "不可更汗"四字，当是不可更大发汗意，因其人脉微弱无阳也。此方比上小发汗之方更轻。

柯韵伯 考越婢方，比大青龙无桂枝、杏仁，与麻黄杏仁石膏汤同为凉解表里之剂。此不用杏仁之苦，而用姜、枣之辛甘，可以治太阳阳明合病，热多寒少而无汗者，犹白虎汤证背微恶寒之类，而不可以治脉弱无阳之证也。

张隐庵 此言太阳阳热多，本寒少，表邪从肌腠而内陷者，治宜发越其病气也。太阳病发热恶寒者，言病太阳标本之气，当发热恶寒；今热多寒少，乃寒已化热，阳热多而本寒少；脉微弱则表阳乘虚内陷，故曰此无阳也。谓内陷则无在表之阳；不可发汗者，不可发太阳之表汗也。此表阳从肌入里，故宜桂枝二以解肌，越脾一以发越表阳之内陷。盖石膏质重入里，纹理疏而象肌，味辛甘而发散，直从里而外越者也，脾为阴中之至阴，植麻黄之地冬不积雪，能通泄阳气于至阴之下，藉石膏之导引直从里阴而透发于肌表也。此言太阳之气从表入肌而外合于三阳，从肌入里而内合于三阴，外内出入，环转无端，太阳之正气如此出入，无病则无发热恶寒，若受风寒之邪，则病随正气内陷，故用越脾诸方，盖发越其病气也。

28. 服桂枝汤，或下之，仍头项强痛，翕翕发热，无汗，心下满微痛，小便不利者，桂枝去桂加茯苓白术汤主之。方十五。

芍药三两　甘草二两，炙　生姜切　白术　茯苓各三两　大枣十二枚，擘

右六味，以水八升，煮取三升，去滓，温服一升，小便利则愈。本云桂枝汤，今去桂枝，加茯苓、白术。

【语译】

服用桂枝汤，或用下法，仍然头项强直疼痛，翕翕发热，无汗，胃脘满闷微痛，小便不利的，主用桂枝去桂加茯苓白术汤。

煎服法：上六味药，用八升水，煮到三升，去药渣，温服一升，小便通利即为痊愈。本是桂枝汤，现在去桂枝，加茯苓、白术。

【选注】

成无己 头项强痛，翕翕发热，虽经汗下，为邪气仍在表也。心下满，微痛，小便利者，则欲成结胸。今外证未罢，无汗，小便不利，则心下满，微痛，为停饮也。与桂枝汤以解外，加茯苓白术利小便行留饮。

钱潢 头项强痛，中风伤寒，均有之证也。翕翕发热，是热在皮毛，中风证也；无汗，则又伤寒之本证矣。就此诸证，为风寒兼有无疑矣，而但服桂枝汤，是治风而未治寒也。故仍头项强痛，翕翕发热，无汗而不解也。又或误下之，所以有心下满微痛之证，乃下后邪气陷入，而欲结也。小便不利，太阳之热邪，内犯膀胱，气化不行也。治之以桂枝汤去桂加茯苓白术汤，未详其义，恐是后人传写之误，未可知也。即或用之，恐亦未能必效也。……仲景立法，岂方不对证，而能为后世训乎？余窃疑之。大约是历年久远，后人舛误所致，非仲景本来所系原方。近代名家悉遵成氏之训，俱强解以合其说，谓用之而诸证悉愈，吾不信也。

喻嘉言 服桂枝汤，病不解而证变，又或下之，则邪势乘虚入里，是益误矣。在表之邪未除，而在里之饮上逆，故仿五苓两解表里之法也。

《医宗金鉴》 去桂，当是去芍药。此方去桂，将何以治仍头项强痛、发热、无汗之表乎？细玩服此汤曰余依桂枝汤法煎服，其意自见。服桂枝汤已，温覆令一时许，通身漐漐微似有汗，此服桂枝汤法也。若去桂则是芍药、甘草、茯苓、白术，并无辛甘走营卫之品，而曰余依桂枝汤法，无所谓也。且论中有脉促胸满，汗出恶寒之证，用桂枝去芍药加附子汤主之，去芍药者为胸满也。此条证虽稍异，而其满则同，为去芍药可知矣。

张隐庵 此言肌腠之邪而入于里阴也。服桂枝汤者，言病气之在肌也；或下之者，借下之以喻太阳之气去肌而入于里阴也；服汤不解，故仍头项强痛，翕翕发热；入于里阴，故无汗；邪从胸膈而入于中土，故心下满，微痛；脾不能转输其津液，故小便不利；桂枝去桂者，言邪不在肌也；入于中土而津液不输，故加茯苓、白术助脾气之充达于肌腠，俾内入之邪仍从胸膈而外出焉。曰小便利则愈者，亦言脾气之转输也。

陈修园 然无汗则表邪无外出之路，小便不利则里邪无下出之路，总由邪陷于脾，失其转输之用，以致膀胱不得气化而外出，三焦不行决渎而下出。《内经》云三焦膀胱者，腠理毫毛其应，是言通体之太阳也。此时须知利水法中，大有转旋之妙用，而发汗亦在其中。以桂枝去桂加茯苓白术汤主之，所以去桂者，不犯无汗之禁也；所以加茯苓、白术者，助脾之转输，令小便一利，则诸病霍然矣。此一节言陷脾不转输之治法也。

29. 伤寒脉浮，自汗出，小便数，心烦，微恶寒，脚挛急，反与桂枝欲攻其表，此误也，得之便厥[1]，咽中干，烦躁吐逆者，作甘草干姜汤与之，以复其阳；若厥愈足温者，更作芍药甘草汤与之，其脚即伸；若胃气不和谵语者，少与调胃承气汤；若重发汗，复加烧针者，四逆汤主之。方十六。

甘草干姜汤方

甘草四两，炙　干姜二两

右二味，以水三升，煮取一升五合，去滓，分温再服。

芍药甘草汤方

白芍药　甘草各四两，炙

右二味，以水三升，煮取一升五合，去滓，分温再服。

调胃承气汤方

大黄四两，去皮，清酒洗　甘草二两，炙　芒硝半升

右三味，以水三升，煮取一升，去滓，内芒硝，更上火微煮令沸，少少温服之。

四逆汤方

甘草二两，炙　干姜一两半　附子一枚，生用，去皮，破八片

右三味，以水三升，煮取一升二合，去滓，分温再服，强人可大附子一枚，干姜三两。

【注释】

[1] 厥：四肢逆冷。

【语译】

伤寒病，如脉浮，自汗出，小便频数，心烦，微恶寒，脚挛急，反而给予桂枝汤欲攻其表邪，这是误治，如此误治便会四肢逆冷。咽中干燥，烦躁呕吐上逆的，制作甘草干姜汤给服，使其阳气恢复；如果厥逆已愈而足部转温，再制作芍药甘草汤给服，其脚即伸而不挛急；如果肠胃之气不和而谵语，少许给服调胃承气汤；如果（前述情况）是因过度发汗并又加以烧针误治的，则要主用四逆汤了。

煎服法：

甘草干姜汤：上两味药，用三升水，煮到一升五合，去药渣，分两次温服。

芍药甘草汤：上两味药，用三升水，煮到一升五合，去药渣，分两次温服。

调胃承气汤：上三味药，用三升水，煮到一升，去药渣，加入芒硝，再置于火上微煮使之沸腾，少量试着服用，温服。

四逆汤：上三味药，用三升水，煮到一升二合，去药渣，分两次温服。强壮的人可用大的附子一枚，干姜三两。

【选注】

成无己 脉浮，自汗出，小便数而恶寒者，阳气不足也。心烦、脚挛急者，阴气不足也。阴阳血气俱虚，则不可发汗，若与桂枝汤攻表，则又损阳气，故为误也，得之便厥。咽中干，烦躁吐逆者，先作甘草干姜汤，复其阳气，得厥愈足温，乃与芍药甘草汤，益其阴血，则脚胫得伸。阴阳虽复，其有胃燥、谵语，少与调胃承气汤微溏，以和其胃。重发汗为亡阳，加烧针则损阴。《内经》曰：荣气微者，加烧针则血不流行。重发汗，复烧针，是阴阳之气大虚，四逆汤以复阴阳之气。

张隐庵 此论太阳之气去肌而入于三阴，在太阴所主之地中，而病三阴之气化也。伤寒脉浮者，浮为在表；自汗出者，邪入于肌而肌腠外虚也；小便数者，病太阴脾土之气不能转输其津液，故小便频数而短也；心烦者，病少阴君火之气也；微恶寒者，病少阴标阴之气也；脚挛急者，病厥阴风木之气而筋脉拘挛也。此太阳之气入于里阴，反与桂枝，欲攻其表，则表里阴阳之气不相顺接，便为厥矣。咽中干者，病厥阴、少阳之气也；烦躁者，病少阴、太阳之气也；吐逆者，病太阴、阳明之气也。此病三阴而兼及于三阳，阴阳外内之相通也。夫太阳之气内入，在太阴所主之地中，作甘草干姜汤温太阴之土气，以复其阴中之太阳。若厥愈者，太阳之阳气复也；足温者，太阴之土气和也，更作芍药甘草汤与之，以和厥阴之气，故其脚即伸。若胃气不和谵语者，胃络上通于心，少阴君火亢极而胃气不和；神气烦乱而因发谵语，故少与调胃承气汤以和少阴君火之气，以安少阴心主之神。若重发汗复加烧针者，则神气外亡而阳气益虚，故宜四逆汤主之。

陈修园 伤寒脉浮自汗出，小便数，心烦，微恶寒，脚挛急，此与桂枝证相似，但脚挛急不似。考少阴之脉，斜走足心，上股内后廉。凡辨证，当于所同处，得其所独。今据此挛急之一证，便知太阳之标热，合少阴之本热，为阴阳热化之病，热盛灼筋，故脚挛急，并可悟脉浮自汗，小便数，皆系热证。即有微恶寒一证，亦可知表之恶寒渐微，则里之郁热渐盛，其与桂枝证貌虽相似而实悬殊，医者反与桂枝汤以攻其表，此误也。病人阳盛于内，得此辛热之药，《周易》谓“亢龙有悔”，阳亦外脱而亡。便见厥证，水涸而咽中干，水火离而烦躁。火逆而吐逆者，此时投以苦寒之剂不受，惟以干姜炮黑，变辛为苦，同气以招之，倍用甘草以缓之，二味合用，作甘草干姜汤与之，以从治之法复其阳。若厥愈足温者，更作芍药甘草汤与之，滋阴以退热，热退其脚即伸。若胃气不和谵语者，是前此辛热之毒，留于阳明而不去。少与调胃承气汤，荡涤其遗热，取硝、黄以待乎姜、桂也。他若太阳之本寒，合少阴之标寒为病，阴阳俱虚，重发其汗，则汗不止而亡阳。复加烧针者，更逼其汗而亡阳，必用四逆汤主之。均系亡阳而彼此悬隔。此一节言太阳标热合少阴本热之为病，误治而变证不一也。

30. 问曰：证象阳旦，按法治之而增剧，厥逆，咽中干，两胫拘急而谵语，师曰言夜半手足当温，两脚当伸，后如师言，何以知此？答曰：寸口脉浮而大，浮为风，大为虚，风则生微热，虚则两胫挛，病形象桂枝，因加附子参其间，增桂令汗出，附子温经，亡阳故也。厥逆、咽中干、烦躁，阳明内结，谵语烦乱，更饮甘草干姜汤；夜半阳气还，两足当热，胫尚微拘急，重与芍药甘草汤，尔乃胫伸；以承气汤微溏，则止其谵语。故知病可愈。

【语译】

问：（为什么有些）证类似桂枝汤证，按桂枝汤法治疗反而增剧，出现厥逆，咽中干燥，两小腿拘挛而谵语，老师说夜半手足当温，两脚当伸，后来果然如老师所说。如何预知会这样呢？仲师答：（因为见其）寸口脉浮而大，浮脉主风，大脉主虚，有风邪则会发微热，虚则会两胫挛急，症状类似桂枝汤证，（前条之所以用四逆汤）是为了在方中加用附子，并增加桂枝分量使病人出汗，用附子可以温经，因为病人已有亡阳之征。厥逆、咽中干、烦躁，属阳明内结，谵语烦乱，再使服甘草干姜汤；（待）夜半阳气来复，两足就会温热，胫部尚且微拘急的，再予芍药甘草汤，胫部就会伸直；因为调胃承气汤有微下作用，故可止住病者的谵语。所以可以知道上述病症可愈。

【选注】

成无己 阳旦，桂枝汤别名也。前证脉微自汗出，小便数，心烦，微恶寒，脚挛急，与桂枝汤证相似，是证象阳旦也。与桂枝汤而增剧，得寸口脉浮大，浮为风邪，大为血虚，即于桂枝汤加附子，温经以补虚，增桂令汗出以祛风。其有治之之逆而增厥者，与甘草干姜汤，阳复而足温，更与芍药甘草汤，阴和而胫伸。表邪已解，阴阳已复，而有阳明内结，谵语烦乱，少与调胃承气汤，微溏泄以和其胃，则阴阳之气皆和，内外之邪悉去，故知病可愈。

程应旄 此条即上条注脚。

张隐庵 此复申明上文之意，桂枝一名阳旦汤，谓秉阳春平旦之气也。厥逆、干、胫急、谵语，通承上文之意以为问，皆因桂枝发汗而阴阳之气不相交济之所致也。后如师言者，诊脉而得其真也；风为阳邪而内虚，故生微热；虚则阳气不足，故两胫挛；病形象桂枝者，似是而实非也；因加附子参其间者，言加附子参于甘草干姜汤之间，是为四逆。以阳旦汤增桂令汗出，盖汗出亡阳，附子温经而能追复其亡阳故也。所以明上文重发汗烧针，用四逆汤以治少阴之神气外亡者如此。不但此也，更有太阴合阳明之厥冷而吐逆，厥阴合少阳之咽中干，少阴合太阳之烦躁，少阴火热合阳明之内结，谵语，烦乱。在太阴，更饮甘草干姜汤，夜半阳气还而两足热，所以明上文作甘草干姜汤与之，以复其阳而厥愈足温者如此；在厥阴，胫尚微拘急，故重与芍药甘草汤，尔乃胫伸，所以明上文作芍药甘草汤与之，其脚即伸者如此而未已也。以调胃承气汤微溏，泄其心热，则止其谵语，所以明上文胃气不和，谵语少与调胃承气汤以和君火之气，以安心主之神者如此。如此故知病可愈。

陈修园 问曰，证象阳旦，按桂枝汤加附子增桂，名阳旦汤之法，治之而增剧，厥逆咽中干，两胫拘急而谵语。师曰（“曰”字衍文）言夜半阴阳交接，手足当温，两脚当伸，后如师言，何以知此？答曰，两手六部皆名寸口，其脉下指即见为浮，而脉形宽阔为大，浮则为风，风为阳邪也。大则为虚，阴虚于内，不能为阳之守也。风则以阳加阳，故生微热；虚则阴液不足，故两胫挛；病证象桂枝，因取桂枝汤原方加附子一枚参其间，增桂枝三两，名阳旦汤，与服以令汗出，以附子温经，亡阳故也。盖附子为温经之药，阴寒用事，得之则温经以回阳，如桂枝加附子汤之治遂漏是也。阳热内盛，得之则温经以亡阳，如此汤之令汗出是也。审其厥逆，咽中干，烦躁，阳明内结，谵语烦乱，知其因服辛热之药所致。遂更易其治法，饮甘草干姜汤，引外越之阳以返内。夜半，天之阳生，而人之阳气亦还，两足当温，阴阳顺接而厥回。但阴津尚未全复，故胫尚微拘急，重与芍药甘草汤，苦甘生其阴液，尔乃胫伸。其谵语未止者，误服阳旦汤之热，视桂枝汤为倍烈，以致阳明内结。烦乱是胃中有燥屎，徒用调胃承气汤少与之，恐不足以济事，必以大承气汤令大便微溏，燥屎亦下，则止其谵语，故病可愈。此一节设为问答，承上节而明误药之变证，更进一层立论。

曹颖甫 此节申明上节之义，示人治病之法，当辨缓急也。太阳中风，发热、汗出、恶风，为桂枝汤证，惟脚挛急不类。按寒湿在下，则足胫酸疼，当用附子以温肾。却不知此证之自汗出为表阳虚，心烦、脚挛急为里阴虚。更用桂枝发汗，则表阳更虚，而手足冷；汗出则里阴更虚，由是津液不足而咽干，血不养筋而拘急，胃中燥而谵语。但救逆当先其所急。手足厥冷，为胃中阳气亡于发汗，不能达于四肢。故先用干姜甘草汤以复中阳，而手足乃温。胫拘急为血随阳郁，不能下濡筋脉。故用疏营分瘀滞之芍药，合甘缓之甘草，使血得下行而濡筋脉，而两脚乃伸。至如胃中燥热而发谵语，则为秽浊上蒙于脑，一下而谵语即止，故治法最后。

山田正珍 凡论中设问答而言之者，皆叔和所附托，非仲景氏之言。何以知之？以其言繁衍丛脞，而与本论所说大相乖戾也尔。按《金匮》产后门有阳旦汤，即桂枝汤也。《千金》阳旦汤亦桂枝汤也。特《外台》引《古今录验》阳旦汤，桂枝汤中加黄芩二两者，非是。成无己曰阳旦即桂枝别名，亦可以证矣。

丹波元简 按柯氏注本阙此一条。详其文义，似后人所增，柯氏删之，实有所见也。

辨太阳病脉证并治中

31. 太阳病，项背强几几，无汗恶风，葛根汤主之。方一。

葛根四两　麻黄三两，去节　桂枝二两，去皮　生姜三两，切　甘草二两，炙　芍药二两　大枣十二枚，擘

右七味，以水一斗，先煮麻黄、葛根，减二升，去白沫，内诸药，煮取三升，去滓，温服一升，覆取微似汗。余如桂枝法将息及禁忌。诸汤皆仿此。

【语译】

太阳病，项背强直，无汗恶风，主用葛根汤。

煎服法：上七味药，用水一斗，先煮麻黄、葛根，待水减耗二升时，撇去白沫，加入其他药，煮到三升，去药渣，温服，每服一升，覆盖衣被，使其人微微似有汗出。其他都如同桂枝汤法调养及禁忌。各种汤方都仿效此法。

【选注】

成无己　太阳病，项背强几几，汗出恶风者，中风表虚也；项背强几几，无汗恶风者，中风表实也。表虚宜解肌，表实宜发汗，是以葛根汤发之也。

方有执　无汗者，以起自伤寒，故汗不出，乃上篇有汗之反对，风寒之辨别也；恶风，乃恶寒之互文，风寒皆通恶，而不偏有无也。

魏荔彤　其辨风寒，亦重有汗无汗，亦不以畏恶风寒多少为准。畏恶风寒不过兼言互言，以参酌之云耳。

张隐庵　自此以下凡四节，皆论太阳分部之表阳，邪薄之而循经下入也。夫邪薄于太阳之表而为太阳病，项背强几几，则循于太阳之分部矣。邪拒于表，故无汗；从表而入于肌，故恶风。葛根汤主之。葛根藤引蔓延，能通经脉，为阳明宣达之品，主治太阳经脉之邪；麻黄中空而象毛孔，主散表邪，配桂枝汤助津液血气充于肌腠皮肤，故取微似汗，而病可愈。

张锡驹　自此以下四节，俱论太阳之气循经而入，不在肌腠之中也。

陈修园 肌腠实，则肤表虚而自汗，入于经输，既有桂枝加葛根之法。而肤表实而无汗，入于经输者，治法何如？太阳病项背强几几，前已详其说矣。其无汗为邪拒于表，表气实也；其恶风者，现出太阳之本象也。葛根汤主之。此一节言邪从肤表而涉于经输，与邪在肌腠而涉于经输者之不同，另立葛根汤取微似汗法。

32. 太阳与阳明合病[1]者，必自下利，葛根汤主之。方二。用前第一方，一云用后第四方。

【注释】

［1］合病：两经都受邪，一起发病。

【语译】

太阳和阳明合病，必会出现下利症状，主用葛根汤。

【选注】

成无己 伤寒有合病，有并病。本太阳病不解，并于阳明者，谓之并病。二经俱受邪，相合病者，谓之合病。合病者，邪气甚也。太阳阳明合病者，与太阳少阳合病、阳明少阳合病，皆言必自下利者，以邪气并于阴，则阴实而阳虚；邪气并于阳，则阳实而阴虚。寒邪气甚，客于二阳，二阳方外实而不主里，则里气虚，故必下利，与葛根汤，以散经中甚邪。

《医宗金鉴》 太阳与阳明合病者，谓太阳之发热，恶寒无汗，与阳明之烦热不得眠等证，同时均病，表里之气升降失常，故不下利，则上呕也。治法只须先解太阳之表，表解而阳明之里自和矣。

方有执 必，定然之词，自谓自然而然也。……伤寒无他故，自然而然下利者，太阳阳明合病，经中之邪热甚，胃气弱不化谷不分清，杂并而走注，所以谓之必也。……但用葛根汤，散经中之寒邪，而以不治治利。

程应旄 合病之证，凡太阳之头痛、恶寒等证，与阳明之喘渴、胸满等证，同时均发，无有先后也，但见一证便是，不必悉具。并病亦如是看，仍须兼脉法断之。

陈修园 太阳之恶寒、发热、头项强痛等证，与阳明之热渴、目疼、鼻干等证，同时均发，无有先后，名曰合病。合病者，两经之热邪并盛，不待内陷而胃中之津液为其所逼而不守，必自下利。然虽下利，而邪犹在表，未可责之于里。既非误下，邪陷之里虚，断不可以协热下利之法治之，仍当以两经之表证为急，故以葛根汤主之。此一节言太阳合于阳明而为下利证也。

33. 太阳与阳明合病，不下利但呕者，葛根加半夏汤主之。方三。

葛根四两　麻黄三两，去节　甘草二两，炙　芍药二两　桂枝二两，去皮　生姜二两，切　半夏半升，洗　大枣十二枚，擘

右八味，以水一斗，先煮葛根、麻黄，减二升，去白沫，内诸药，煮取三升，去滓，温服一升，覆取微似汗。

【语译】

太阳和阳明合病，不下利只呕的，主用葛根加半夏汤。

煎服法：上八味药，用水一斗，先煮葛根、麻黄，煮至水减耗二升时，撇掉白沫，加入其他各种药，煮到三升，去药渣，温服一升，覆盖衣被，使其人微微似有汗出。

【选注】

成无己　邪气外甚，阳不主里，里气不和，气下而不上者，但下利而不呕；里气上逆而不下者，但呕而不下利。与葛根汤，以散其邪，加半夏以下逆气。

陈修园　盖太阳主开，阳明主合，今阳明为太阳所逼，本合而反开，开于下则下利，开于上则为呕，即以葛根加半夏汤主之。盖以半夏除结气，以遂其开之之势而利导之也。

张隐庵　不下利但呕者，太阳之气仍欲上腾，故加半夏宣通阳明燥气，以助太阳之开。

34. 太阳病，桂枝证，医反下之，利遂不止，脉促者，表未解也，喘而汗出者，葛根黄芩黄连汤主之。方四。促，一作纵。

葛根半斤　甘草二两，炙　黄芩三两　黄连三两

右四味，以水八升，先煮葛根，减二升，内诸药，煮取二升，去滓，分温再服。

【语译】

太阳病并且是桂枝汤证，医生反而用下法，因而造成下利不止，出现促脉的，说明表邪仍未解除，喘而汗出的，主用葛根黄芩黄连汤。

煎服法：上四味药，用水八升，先煮葛根，水减耗二升时，加入其他药，煮到二升，去药渣，分两次温服。

【选注】

成无己 经曰不宜下，而便攻之，内虚热入，协热遂利。桂枝证者，邪在表也，而反下之，虚其肠胃，为热所乘，遂利不止。邪在表则见阳脉，邪在里则见阴脉。下利脉微迟，邪在里也。促为阳盛，虽下利而脉促者，知表未解也。病有汗出而喘者，为自汗出而喘也，即邪气外甚所致。喘而汗出者，为因喘而汗出也，即里热气逆所致，与葛根黄芩黄连汤，散表邪，除里热。

柯韵伯 邪束于表，阳扰于内，故喘而汗出，利遂不止者，所谓暴注下迫，皆属于热。与脉弱而协热下利不同，此微热在表，而大热入里，固非桂枝、芍药所能和，厚朴、杏仁所宜加矣。

《医宗金鉴》 协热利二证，以脉之阴阳，分虚实主治，固当矣。然不可不辨其下利之黏秽鸭溏，小便或白或赤，脉之有力无力也。

张锡驹 按下后发喘汗出，乃天气不降，地气不升之危证，宜用人参四逆辈。仲景用葛根黄芩黄连者，专在表未解一句。

张隐庵 高子曰：上三节乃太阳经脉之从上而下者，复可从下而上；此言太阳肌腠之从外而内者，亦可从内而外也。太阳病桂枝证者，病太阳之气而涉于肌腠也；医反下之，则妄伤其中土，以致利遂不止；脉促者，太阳阳气外呈，不与里阴相接，故曰表未解也。喘而汗出者，乃肌腠之邪欲出于表，故宜葛根黄芩黄连汤主之。葛根、甘草从中土而宣达太阳之气于肌表，黄芩、黄连清里热而达肺气于皮毛。

陈修园 太阳证虽已陷，邪亦可以乘机而施升发，使内者外之，陷者举之之妙也。

汪琥 成注虚其肠胃，此非肠胃真虚证，乃胃有邪热，下通于肠，而作泄也。

35. 太阳病头痛发热，身疼腰痛，骨节疼痛，恶风，无汗而喘者，麻黄汤主之。方五。

麻黄三两，去节　桂枝二两，去皮　甘草一两，炙　杏仁七十个，去皮尖

右四味，以水九升，先煮麻黄，减二升，去上沫，内诸药，煮取二升半，去滓，温服八合，覆取微似汗，不须啜粥。余如桂枝法将息。

【语译】

太阳病，头痛，发热，身疼，腰痛，骨节疼痛，恶风，无汗而喘的，主用麻黄汤。

煎服法：上四味药，用水九升，先煮麻黄，水减耗二升时，撇去浮沫，加入其他药，煮到二升半，去药渣，温服八合，覆盖衣被，使其人微微似有汗出，不须喝粥。其他如同桂枝汤法调养。

【选注】

成无己　《内经》曰：寒淫于内，治以甘热，佐以苦辛。麻黄、甘草，开肌发汗，桂枝、杏仁散寒下气。

方有执　身疼腰痛，骨节疼痛，即上条之体痛，而详言之也。上条言必恶寒，而此言恶风者，乃更互言之。……麻黄有专功之能，故不须啜粥之助。

喻嘉言　盖恶风未有不恶寒者。

《医宗金鉴》　此为纯阳之剂，过于发汗，如单刀直入之将，用之若当，一战成功。不当，则不戢而召祸，故可一而不可再。如汗后不解，便当以桂枝代之。此方为仲景开表逐邪，发汗第一峻药也。……麻黄汤之峻与不峻，在温覆与不温覆也。

张隐庵　此论寒伤太阳通体之表气，而为麻黄汤证。太阳病头痛者，病太阳之气在上也；发热者，感太阳之标阳而为热也；太阳之气为寒邪所伤，故身疼腰痛。经云：节之交，三百六十五会，神气之所游行出入。寒伤神气，故骨节疼痛；肌表不和，故恶风寒；邪凝敛于皮毛，故无汗；表气不通，故喘。宜麻黄汤，通达阳气以散表邪。麻黄空细如毛，气味苦温，主通阳气达于肤表；又肺主皮毛，配杏仁以利肺气而通毛窍；甘草和中而发散，桂枝解肌以达表。覆取微似汗者，膀胱之津液随太阳之气运行肤表，由阳气之宣发而后熏肤、充身、泽毛，若雾露之溉，如大汗出，则津液漏泄矣。不须啜粥

者，此在表之津液化而为汗，非中焦水谷之精也。

陈修园 前以葛根治太阳与阳明合病，重在太阳之开一边也。然二阳合病，其阳明主合之势，过于太阳则为内而不外之证，不可不知。何则？太阳之气，从胸而出，而阳明亦主膺胸，若与阳明合病，二阳之气不能外达于皮毛，不能外达，势必内壅作喘。而又见有胸满之的证者，切不可下，以致内陷者，终不能外出。宜麻黄汤之发汗以主之。此一节言太阳与阳明合病之用麻黄法也。重在阳明主合一边，与上章用葛根法分别。

山田正珍 喘是表热延及所致之客证，非主证也。但以此证多兼之，故及此已。故虽无喘者，既已有主证，则可与之矣，不可泥喘之有无也。又按“无汗”二字，必置之“喘者”上，盖承前条“喘而汗出”句，以示其差别也。

36. 太阳与阳明合病，喘而胸满者，不可下，宜麻黄汤。六。用前第五方。

【语译】

太阳与阳明合病，喘而胸满的，不可以用下法，用麻黄汤较适宜。

【选注】

成无己 阳受气于胸中，喘而胸满者，阳气不宣发，壅而逆也。心下满、腹满，皆为实，当下之。此以为胸满，非里实，故不可下。虽有阳明，然与太阳合病，为属表，是与麻黄汤发汗。

山田正珍 太阳者，承前章麻黄汤证言之，与葛根汤合病条同矣。阳明者，指所交见阳明轻证一二而言也。喘而胸满，殊是兼证耳，不必拘其有无而可也。满与懑同，闷也，说已见上。此条惟言胸满，不言胸胁苦满，明其未至于柴胡证也。再按，喘而胸满，因喘而胸满也，与喘而汗出同，故重在喘，而不在胸满也。

37. 太阳病，十日以去，脉浮细而嗜卧者，外已解也，设胸满胁痛者，与小柴胡汤；脉但浮者，与麻黄汤。七。用前第五方。

小柴胡汤方

柴胡半斤　黄芩　人参　甘草炙　生姜各三两，切　大枣十二枚，擘　半夏半升，洗右七味，以水一斗二升，煮取六升，去滓，再煎取三升，温服一升，日三服。

【语译】

病在太阳已十日以上，脉浮细而且出现嗜卧的，表示外邪已解除，假设有胸满胁痛症状，给服小柴胡汤；脉只浮（不细）的，给服麻黄汤。

煎服法：上七味药，用水一斗二升，煮至六升，去药渣，再煎至三升，每次温服一升，一日三次。

【选注】

成无己 十日以去，向解之时也。脉浮细而嗜卧者，表邪已罢也。病虽已利解之，若脉但浮而不细者，则邪气但在表也，与麻黄汤发散之。

方有执 脉浮细而嗜卧者，大邪已退，血气乍虚，而肢体倦怠也。

程应旄 脉浮细而嗜卧者，较之少阴为病之嗜卧，脉浮则别之；较之阳明中风之嗜卧，脉细又别之。脉静神恬，解证无疑矣。但解则均解，必无外证之未罢。设于解后，尚见胸满胁痛一证，则浮细自是少阳本脉，嗜卧为胆热入而神昏，小柴胡汤岂堪委置乎？脉但浮者，与麻黄汤。彼已现麻黄汤脉，自应有麻黄汤证符合之。纵嗜卧依然，必不胸满胁痛可知。

张隐庵 此言太阳少阴之气合于肌表，并主神机出入之义。太阳病者，本太阳之为病也；十日以去，当少阴主气之期。脉浮细者，太阳之为病，脉浮及于少阴则脉细也；嗜卧者，阴阳荣卫之气交相舒应，故曰外已解也。设胸满胁痛者，太少未尽之邪从胸胁而外达，宜与小柴胡汤。脉但浮而不细者，太阳之气从外达表，宜与麻黄汤。愚按：小柴胡汤、麻黄汤，不过假此以明太少之由枢而外，从外而表，非真与之，故曰设也。

陈修园 盖少阴为阴枢，少阳为阳枢，惟小柴胡汤能转其枢。……此言太少阴阳之气，表里相通，而太阳又得少阴之枢，以为出入也。

张锡驹 此以上三节，皆用麻黄汤，而所主各有不同也。首节言太阳之气在表，宜麻黄汤，以散在表之邪；次节言太阳之气，合阳明而在胸，宜麻黄汤，以通在胸之气；此节言太阳之气自不能外出，不涉少阴之枢，亦宜麻黄汤导之外出也。

《医宗金鉴》 按论中脉浮细，太阳少阳脉也；脉弦细，少阳脉也；脉沉细，少阴脉也。脉浮细，身热嗜卧者，阳也；脉沉细，身无热嗜卧者，阴也；脉缓细，身和嗜卧者，已解也。是皆不可不察也。

38. 太阳中风，脉浮紧，发热恶寒，身疼痛，不汗出而烦躁者，大青龙汤主之；若脉微弱，汗出恶风者，不可服之，服之则厥逆，筋惕肉瞤[1]，此为逆也。大青龙汤方。八。

麻黄六两，去节　桂枝二两，去皮　甘草二两，炙　杏仁四十枚，去皮尖　生姜三两，切　大枣十枚，擘　石膏如鸡子大，碎

右七味，以水九升，先煮麻黄，减二升，去上沫，内诸药，煮取三升，去滓，温服一升，取微似汗。汗出多者，温粉粉之。一服汗者，停后服。若复服，汗多亡阳，遂一作逆虚，恶风烦躁，不得眠也。

【注释】

[1] 筋惕肉瞤：即筋肉跳动，令人不安。

【语译】

太阳中风证，病人脉浮紧，发热，恶寒，身疼痛，不出汗而烦躁，主用大青龙汤；如果脉微弱，汗出恶风，则不可给服，服用便会厥逆，筋动肉跳，这是治疗的错误。

煎服法：上七味药，用水九升，先煮麻黄，水减耗二升时，撇去浮沫，加入其他药，煮到三升，去药渣，温服一升，使其人微微似有汗出。汗出太多的，用温粉扑抹。服一次就出汗的，停止再服。如果再服，汗出过多则亡阳，阳虚便出现恶风烦躁、不能入眠的症状。

【选注】

成无己　此中风见寒脉也。浮则为风，风则伤卫；紧则为寒，寒则伤荣。荣卫俱病，故发热恶寒，身疼痛也。风并于卫者，为荣弱卫强；寒并于荣者，为荣强卫弱。今风寒两伤，则荣卫俱实，故不汗出而烦躁也。与大青龙汤发汗，以除荣卫风寒。若脉微弱，汗出恶风者，为荣卫俱虚，反服青龙汤，则必亡阳，或生厥逆，筋惕肉瞤，此治之逆也。

喻嘉言　天地郁蒸，得雨则和；人身烦躁，得汗则解。大青龙汤证，为太阳无汗而设，与麻黄汤证何异？因有烦躁一证兼见，则非此法不解。

程应旄 脉则浮紧，证则发热恶寒，身疼痛，不汗出而烦躁，明是阴寒在表，郁住阳热之气在经，而生烦热，热则并扰其阴而作躁，总是阳气怫郁不得越之故。此汤，寒得麻黄汤之辛热而外出，热得石膏之甘寒而内解，龙升雨降，郁热顿除矣。然此非为烦躁设，为不汗出之烦躁设。若脉微弱，汗出恶风者，虽有烦躁证，乃少阴亡阳之象，全非汗不出而郁蒸者比也。

柯韵伯 此即加味麻黄汤也。诸证全是麻黄，而有喘与烦躁之不同。喘者是寒郁其气，升降不得自如，故多杏仁之苦以降气；烦躁是热伤其气，无津不能作汗，故特加石膏之甘以生津。然其质沉，其性寒，恐其内热顿除，而外之表邪不解，变为寒中，而协热下利，是引贼破家矣。故必倍麻黄以发汗，又倍甘草以和中，更用姜、枣以调营卫，一汗而表里双解，风热两除。此大青龙清内攘外之功，所以佐麻、桂二方之不及也。

张隐庵 此言风伤太阳而内干少阴之气化也。太阳中风，脉浮紧者，浮则为风，风乃阳邪，入于里阴，阴阳邪正相持则脉紧也；发热恶寒，身疼痛者，太阳受病也；不汗出者，表邪内入也；烦躁者，太阳而得少阴之气化也。此风邪随太阳之气内入，与少阴之热气相接，故宜大青龙汤主之。用麻黄配石膏通泄阳气，直从里阴出表，甘草、姜、枣助中焦水谷之津而为汗，配桂枝以解肌，杏子以疏表。此病气随太阳内入，宜从里阴而宣发于外。若脉微弱，里气虚也；汗出恶风，表气虚也。表里皆虚，大青龙汤不可服；服之，则阴阳表里不相顺接而为厥逆矣。太阳主筋，阳气虚而筋惕；少阴心主之神合三焦出气以温肌肉，心液虚而肉瞤。筋惕、肉瞤，此为治之逆也。

陈修园 不得汗出，则邪热无从外出，而内扰不安为烦躁者，是烦躁由不汗出所致，与少阴烦躁不同，以大青龙汤之发表清里主之。若脉微弱，微为水象，微而兼弱，病在坎中之阳，少阴证也。少阴证，原但厥无汗，今汗出而恶风者，虽有烦躁证，乃少阴亡阳之象，全非汗不出而郁热内扰者，此断断其不可服。若误服之，则阳亡于外而厥逆。阳亡于内而筋惕肉瞤，此为逆也。按此句下以真武汤救之，方、喻各本皆然。意者，仲师当日不能必用法者尽如其法，故更立真武一汤救之，特为大青龙对峙见。一则救不汗出之烦躁，兴云致雨，为阳亢者设；一则救汗不收之烦躁，燠土制水，为阴盛者设。烦躁一证，阴阳互关，不可不辨及毫厘。此一节言大青龙汤为中风不汗出而烦躁者之主方也。

张锡驹 合下四节，论大小青龙功用之不同。

丹波元简 《伤寒类方》曰，此合麻黄桂枝越婢三方为一方，而无芍药，何以发汗如是之烈？盖麻黄汤，麻黄用二两，而此用六两，越婢汤石膏用半斤，此用鸡子大一块，一剂之药，除大枣，约共十六两，以今称计之，亦重三两有余，则发汗之重剂矣，虽少加石膏，终不足以相制也。又按：温粉未详，《总病论》载《肘后》川芎、苍术、白芷、藁本、零陵香，和米粉粉身，辟温粉方云，凡出汗大多欲止汗，宜此法。《活人书》去零陵香，直为温粉方，录大青龙汤后。尔后《本事方》《三因方》《明理论》等皆以辟温粉为温粉，不知川芎、白芷、藁本、苍术能止汗否？吴氏《医方考》有扑粉方，龙骨、牡蛎、糯米，各等分为末，服发汗药，出汗过多者，以此粉扑之。此方予常用有验。又《伤寒类方》曰，此外治之法，论中无温粉方，后人用牡蛎、麻黄根、铅粉、龙骨亦可。又《孝慈备览》扑身止汗法，麸皮、糯米粉二合，牡蛎、龙骨二两，右共为极细末，以疏绢包裹，周身扑之，其汗自止，免致亡阳而死，亦良法也。《产宝》粳米散，疗产后汗不止，牡蛎三两，附子一两，炮，白粳米粉三升，右为散，搅令匀，汗出傅之。按此亦扑粉之一方也。

39. 伤寒脉浮缓，身不疼，但重，乍有轻时[1]，无少阴证者，大青龙汤发之。九。用前第八方。

【注释】

[1] 乍有轻时：偶有突然轻松之时。

【语译】

伤寒，脉浮缓，身体不疼只是沉重，偶有轻松，没有少阴症状的，用大青龙汤发散。

【选注】

成无己 此伤寒见风脉也。伤寒者身疼，此以风胜，故身不疼；中风者身重，此以兼风，故乍有轻时；不久厥吐利，无少阴里证者，为风寒外甚也。与大青龙汤，以发散表中风寒。

柯韵伯 脉浮缓下，当有发热、恶寒、无汗、烦躁等证。盖脉浮缓身不疼，见表证同轻；且身重乍有轻时，见表证将罢；以无汗烦躁，故合用大青龙。无少阴证，仲景正为不汗出而烦躁之证。因少阴亦有发热、恶寒、无汗、烦躁之证，与大青龙同，法当温补。若反与麻黄之散，石膏之寒，真阳立亡矣。

《医宗金鉴》 身轻，邪在阳也；身重，邪在阴也。乍有轻时，谓身重而有时轻也。若但欲寐，身重无轻时，是少阴证也。今无但欲寐，身虽重乍有轻时，则非少阴证。

张隐庵 此言寒伤太阳而内干太阴之气化也。伤寒脉浮缓者，邪在太阳则浮，入于太阴则缓。太阴篇云：伤寒脉浮而缓，手足自温者，系在太阴。身不疼者，邪正之气并陷于内而不在于肌表也；身重者，一身乃太阴坤土之所主，邪薄之而气机不利也；乍有轻时者，太阴主开有时，合太阳之开而外出也。上节不汗出而烦躁，乃少阴之证，此身不疼，而但重，乃太阴之证，故曰无少阴证者，大青龙汤发之。入于坤土之内，故曰发，犹用越婢之发越其病气也。

丹波元简 按程氏曰，小青龙汤，坊本俱作大青龙。余幼读古本，实是小青龙。观条中脉证，总非大青龙病。宜世人有伤风兼寒之说。张氏《缵论》亦改作小青龙汤，然无明据，不可从也。……《伤寒论类方》曰：按此条必有误，脉浮缓，邪轻易散，身不疼，外邪已退，乍有轻时，病未入阴，又别无少阴等症，此病之最轻者，何以投以青龙险峻之剂，此必别有主方，而误以大青龙当之者也。

40. 伤寒表不解，心下有水气，干呕，发热而咳，或渴，或利，或噎[1]，或小便不利，少腹满，或喘者，小青龙汤主之。方十。

麻黄去节　芍药　细辛　干姜　甘草炙　桂枝各三两，去皮　五味子半升　半夏半升，洗

右八味，以水一斗，先煮麻黄，减二升，去上沫，内诸药，煮取三升，去滓，温服一升。若渴，去半夏，加瓜蒌根三两；若微利，去麻黄，加荛花如一鸡子，熬令赤色；若噎者，去麻黄，加附子一枚，炮；若小便不利，少腹满者，去麻黄，加茯苓四两；若喘，去麻黄加杏仁半升，去皮尖。且荛花不治利，麻黄主喘，今此语反之，疑非仲景意。臣亿等谨按：小青龙汤，大要治水。又按《本草》，荛花下十二水，若水去，利则止也。又按《千金》，形肿者，应内麻黄，乃内杏仁者，以麻黄发其阳故也。以此证之，岂非仲景意也？

【注释】

[1] 噎：食时气上逆阻塞。

【语译】

伤寒证不解，（是因为）胃部有水气，（所以）干呕、发热而咳，或表现为渴，下利，打呃，小便不利，少腹胀满，喘，（都）主用小青龙汤。

煎服法：上八味药，用水一斗，先煮麻黄，水减耗二升时，撇去浮沫，加入其他药，煮到三升，去药渣，温服一升。如果口渴，则去半夏，加瓜蒌根三两；如果微微下利，则去麻黄，加如同鸡蛋大的一团荛花，荛花要熬到呈现红色；如果噎膈，则去麻黄，加一枚炮制过的附子；如果小便不畅，少腹胀满，则去麻黄，加茯苓四两；如果气喘，则去麻黄，加杏仁半升，杏仁要去皮尖。荛花不治下利，麻黄主治气喘，现在上述之语正相反，怀疑这不是仲景原意。

【选注】

成无己 伤寒表不解，心下有水饮，则水寒相搏，肺寒气逆，故干呕发热而咳。《针经》曰：形寒饮冷则伤肺。以其两寒相感，中外皆伤，故气逆而上行，此之谓也。与小青龙汤发汗、散水。水气内渍，则所传不一，故有或为之证，随证增损，以解化之。……寒邪在表，非甘辛不能散之，麻黄、桂枝、甘草之辛甘，以发散表邪。水停心下而不行，则肾气燥。《内经》曰：肾苦燥，急食辛以润之。干姜、细辛、半夏之辛，以行水气而润肾。咳逆而喘，则肺气逆。《内经》曰：肺欲收，急食酸以收之。芍药、五味子之酸，以收逆气而安肺。

张隐庵 经云：在天为寒，在地为水，水气即寒水之气而无形者也。太阳秉膀胱寒水之气，运行于肤表，出入于胸膈。今寒伤太阳正气，不能运行出入，故表不解而致心下有水气；水气逆于心下，故干呕；表不解，故发热；水寒上逆，故咳气不化而水不行，故有或渴，或利，或噎，或小便不利，少腹满，或喘诸证，但见一证即是，不必悉具，小青龙汤主之。用麻黄、桂枝解肌表之寒邪，甘草、干姜、半夏助中焦之火土，芍药、细辛、味子启春生之木气，达太阳之水气，从胸膈而转达于肌表，表气行而水气散矣。若渴者，水逆于下，火郁于上，去半夏之燥，加蒌根以启阴液。利者，水寒下乘而火气不能下交，荛花秉性虽寒，能导心气以下降，花萼在上，如鸡子大，熬令赤色，咸助心火下交之义。水得寒气，冷必相抟，其人即噎，加附子以温水寒。小便不利，少腹满者，水气下逆，故加茯苓补中土以制伐其水邪。喘者，水气上乘而肺气厥逆，故加杏仁以利肺气。此皆水寒内逆，故并去其麻黄。

陈修园 此节言寒伤太阳之表，而动其里之水气也。本方散心下之水气，藉麻黄之大力，领诸药之气，布于上，运于下，达于四旁，内行于州都，外行于元府，诚有左宜右有之妙。

41. 伤寒心下有水气，咳而微喘，发热不渴，服汤已渴者，此寒去欲解也，小青龙汤主之。十一。用前第十方。

【语译】

伤寒证，胃中有水气，咳而微喘，发热但不口渴，服小青龙汤以后口渴的，这是寒邪祛除即将表解的征象，主用小青龙汤。

【选注】

成无己 咳而微喘者，水寒射肺也；发热不渴者，表证未罢也。与小青龙汤发表散水。服汤已渴者，里气温，水气散，为欲解也。

钱潢 发热不渴者，因心下有水气，故虽发热，亦不渴也。服汤，谓服小青龙汤也。服汤已而渴，则知心下之水气已消，胃中之寒湿已去。但以发热之后，温解之余，上焦之津液尚少，所以反渴也。前以有水气，故发热不渴；今服汤已而渴，故知寒水去而欲解也。小青龙汤主之句，当在发热不渴句下，今作末句者，是补出前所服之汤，非谓寒去欲解之后，更当以小青龙汤主之也。

张璐 虽渴而不必服药，但当静俟津回可也。

周扬俊 小青龙汤主之句，是缴结上文之词，况“服汤”二字，明明指定。他书曾易经文，今仍古本读。

陈修园 服汤已而渴者，此寒去欲解，而水犹未解也。仍以小青龙汤主之，再散其水气而愈。

曹颖甫 水气在胃之上口，胃不能受，则为干呕、为咳、为喘。水气下陷于十二指肠，则为利、为少腹满。水气阻隔，液不上承，则为渴。水合痰涎阻于上膈，则食入而噎。水和痰涎下走输尿管中，沾滞而不得畅行，故小便不利。间或水气上行，冲激肺脏而为微喘与咳。或营气为水邪所郁而生表热，水气上承喉舌，因而不渴。失时不治，即为痰饮。故小青龙汤为痰饮篇咳逆倚息之主方。但令太阳水气得温药之助，作汗从毛孔外泄，则心下水邪既尽，津液不能独存，故服汤已而渴者为欲解。但此条为不渴者言之耳。若阳气为水邪隔塞，不得上至咽喉而渴，得小青龙汤温化，必反不渴，以水气作汗外泄，胃中津液，以无所阻隔而上承也。（说见《金匮》苓甘五味姜辛汤条下）

丹波元简　《伤寒类方》曰：小青龙汤主之，此倒笔法，即指“服汤已”三字，非谓欲解之后，更服小青龙汤也。按汪氏引《补亡论》，“小青龙汤主之”六字，移在“发热不渴”字下。张璐、志聪、《金鉴》皆从其说。不知仲景章法，固有如此者，盖未考耳。

42. 太阳病，外证[1]未解，脉浮弱者，当以汗解，宜桂枝汤。方十二。

桂枝去皮　芍药　生姜各三两，切　甘草二两，炙　大枣十二枚，擘

右五味，以水七升，煮取三升，去滓，温服一升，须臾啜热稀粥一升，助药力，取微汗。

【注释】

［1］外证：即表证。

【语译】

太阳病，表证未解，脉象浮弱的，应当以汗法解除，宜用桂枝汤。

煎服法：上五味药，用水七升，煮到三升，去药渣，温服一升，片刻后喝热稀粥一升以助药力，以其人微微出汗为度。

【选注】

成无己　脉浮弱者，荣弱卫强也。

张隐庵　自此以下凡十五节，论桂枝、麻黄二汤，各有所主，为发汗之纲领。言邪有在表在肌之浅深，汗有津液血液之变化。夫皮毛为表，肌腠为外，太阳病外证未解，肌腠之邪未解也。浮为气虚，弱为血弱，脉浮弱者，充肤热肉之血气两虚，宜桂枝汤，以助肌腠之血气而为汗。

43. 太阳病，下之微喘者，表未解故也，桂枝加厚朴杏子汤主

之。方十三。

桂枝三两，去皮　甘草二两，炙　生姜三两，切　芍药三两　大枣十二枚，擘　厚朴二两，炙，去皮　杏仁五十枚，去皮尖

右七味，以水七升，微火煮取三升，去滓，温服一升，覆取微似汗。

【语译】

太阳病，用下法治疗后微喘，是表证未解之故，主用桂枝加厚朴杏子汤。

煎服法：上七味药，用水七升，微火煮到三升，去药渣，温服一升，覆盖衣被，使其人微微似有汗出。

【选注】

成无己　下后大喘，则为里气太虚，邪气传里，正气将脱也；下后微喘，则为里气上逆，邪不能传里，犹在表也。与桂枝汤以解外，加厚朴、杏仁，以下逆气。

张隐庵　此言肺气通于皮毛，虽下之，而不因下殒。微喘，表未解者，宜桂枝汤加厚朴、杏仁从肌而达表。

44. 太阳病，外证未解，不可下也，下之为逆，欲解外者，宜桂枝汤。十四。用前第十二方。

【语译】

太阳病，表证未解的，不可以用下法，用下法即是错误。要解除外邪，宜用桂枝汤。

【选注】

钱潢　太阳中风，其头痛项强，发热、恶寒、自汗等表证未除，理宜汗解，慎不可下。下之则于理为不顺，于法为逆，逆则变生，而邪气乘虚内陷，结胸痞硬、下利喘汗、脉促胸满等证作矣，故必先解外邪，欲解外者，宜以桂枝汤主之，无他法也。

《医宗金鉴》　凡表证未解，无论已汗未汗，虽有可下之证，而非在急下之例者，均不可下。

张璐　下之为逆，不独指变结胸等证而言，即三阴坏病，多由误下所

致也。

柯韵伯 外证初起，有麻黄、桂枝之分，如当解未解时，惟桂枝汤可用。故桂枝汤，为伤寒中风杂病解外之总方。凡脉浮弱汗自出，而表不解者，咸得而主之也。即阳明病脉迟汗出多者宜之，太阴病脉浮者亦宜之。则知诸经外证之虚者，咸得同太阳未解之治法，又可见桂枝汤不专为太阳用矣。

山田正珍 此亦已经发汗，而表犹未解者也。桂枝汤方后曰服一剂尽，病证犹在者，更作服，若汗不出者，乃服至二三剂，是所以更行桂枝也。

45. 太阳病，先发汗不解，而复下之，脉浮者不愈。浮为在外，而反下之，故令不愈。今脉浮，故在外，当须解外则愈，宜桂枝汤。十五。用前第十二方。

【语译】

病在太阳，先用发汗法未解，接着又用下法，脉浮的是没有痊愈。浮脉（表示邪气）在外，而反用下法，所以不能愈病。现在脉象为浮，说明邪气在外，应当解除表证而愈，宜用桂枝汤。

【选注】

成无己 经曰：柴胡汤证具，而以他药下之，柴胡汤证仍在者，复与柴胡汤。此虽已下之不为逆，则其类矣。

46. 太阳病，脉浮紧，无汗发热，身疼痛，八九日不解，表证仍在，此当发其汗，服药已微除，其人发烦目瞑[1]，剧者必衄[2]，衄乃解，所以然者，阳气重故也，麻黄汤主之。十六。用前第五方。

【注释】

［1］目瞑：眼睛闭合而不欲睁开。

［2］衄：这里应指鼻衄，即血自鼻出。

【语译】

病在太阳，脉象浮紧，无汗发热，身疼痛，八九日不好转，表证仍在，这应当用发汗法。服（发汗）药后病微解除，此病人出现烦而眼闭不欲睁开，严重的会鼻衄，鼻衄则病情亦得解除，之所以如此，是因为（此病人）为阳气重的体质。前面所说“此当发其汗”是指用麻黄汤发汗。

【选注】

成无己 脉浮紧，无汗，发热身疼痛，太阳伤寒也，虽至八九日而表证仍在，亦当发其汗，既服温暖发散汤药，虽未作大汗亦微除也。烦者身热也，邪气不为汗解，郁而变热，蒸于经络，发于肌表，故生热烦。肝受血而能视，始者寒气伤荣，寒既变热，则血为热搏，肝气不治，故目瞑也。剧者，热甚于经，迫血妄行而为衄，得衄则热随血散而解。阳气重者，热气重也。与麻黄汤以解前太阳伤寒之邪也。

张隐庵 八九日不解，表证仍在，乃太阳合阳明、少阳之气而在表，故当发其汗。服药已，微除者，服麻黄汤而表证微除；其人发烦者，阳热盛而病及于络脉也；阳热盛则卫气不得从太阳之睛明而出，故目瞑。剧者必迫血上行而为衄，衄乃解，所以然者，太阳合阳明、少阳之气在表而阳气重故也。“麻黄汤主之”，宜在“当发其汗”之下。愚按：太阳病，得之八九日，如疟状，乃阳明、少阳之气合并于太阳，故用桂枝麻黄各半汤从太阳而解。此太阳病八九日不解，乃太阳之气合并于阳明、少阳，故发烦、目瞑，必衄，从阳明、少阳而解，观“阳气重”一语而义可知矣。

47. 太阳病，脉浮紧，发热，身无汗，自衄者，愈。

【语译】

太阳病，脉浮紧、发热、身无汗，自行鼻衄的可愈。

【选注】

张隐庵 此申明上文之义，言脉浮紧、发热无汗，有用麻黄汤因致衄而解者，有不因发汗而自衄以愈者。

48. 二阳并病，太阳初得病时，发其汗，汗先出不彻，因转属阳明，续自微汗出，不恶寒。若太阳病证不罢者，不可下，下之为逆，如此可小发汗。设面色缘缘[1]正赤者，阳气怫郁[2]在表，当解之熏之，若发汗不彻，不足言，阳气怫郁不得越，当汗不汗，其人躁烦，不知痛处，乍在腹中，乍在四肢，按之不可得，其人短气但坐，以汗出不彻故也，更发汗则愈。何以知汗出不彻，以脉涩故知也。

【注释】

［1］缘缘：阵阵不断。

［2］怫郁：遏郁不舒达。

【语译】

太阳病未愈，又并发阳明病，开始病在太阳时，给病人发汗治疗，汗出不透彻，于是病转阳明，接着便自汗出，不恶寒。（上述情况）如果太阳病症状未完全清除，不可以用下法，用下法便是逆治，上述情况可以稍稍发汗。假设病人面色不断地阵阵发红，这是阳气郁遏在表，应当用散解或外熏的治法，（虽然用了汗法，但）如果发汗不透，便也谈不上散解，阳气仍然郁遏不能发越，应当汗出而未能透彻汗出，病人则会烦躁不安，不知痛在哪里，（疼痛感）一会儿在腹中，一会儿在四肢，抚摸寻按而无法确定，病人气短，只能端坐，这都是因为以上汗出不透彻的缘故，再发汗则愈。如何知道上述症状是汗出不透彻引起的呢？因为病人脉涩，所以可以确定。

【选注】

成无己　太阳病未解，传并入阳明，而太阳证未罢者，名曰并病，续自微汗出不恶寒者，为太阳证罢，阳明证具也，法当下之；若太阳证未罢者，为表未解，则不可下，当小发其汗，先解表也。阳明之经循面，色缘缘正赤者，阳气怫郁在表也，当解之熏之，以取其汗。若发汗不彻者，不足言阳气怫郁，止是当汗不汗，阳气不得越散，邪无从出，拥甚于经，故躁烦也。邪循经行，则痛无常处，或在腹中，或在四肢，按之不可得而短气，但责以汗出不彻，更发汗则愈。《内经》曰诸过者切之，涩者，阳气有余，为身热无汗。是以脉涩知阳气拥郁而汗出不彻。

张隐庵　此言太阳汗出不彻，转属阳明而为并病者，更当小发其汗也。二阳并病，因太阳之表汗不彻而转属阳明；续自微汗出者，阳明水谷之精也；不恶寒者，阳明之热化也。若太阳病证不罢者，不可下，下之为逆，非其治矣。如此可小发汗者，或用桂枝麻黄各半汤可也。设面色缘缘正赤者，此阳明之气怫郁在表，当用汤药熏蒸其面以解之。若因太阳之发汗不彻，不足言阳明之气怫郁不得越矣，盖当小发其汗而不汗，以致其人躁烦，不知痛处者，太阳合少阴之气化也。乍在腹中，乍在四肢者，阳明合太阴之气化也；按之不可得者，经脉为病也；其人短气者，一呼一吸，脉行六寸，血脉涩阻，则呼吸不利而短气也。然此无有定处之证，但坐，以汗出不彻故也，更发其汗，使经脉之血气行散于肌腠之外内则愈。何以知汗出不彻，以脉涩故知皮腠之不通，由于经脉之阻塞也。姚氏曰：更发其汗，宜桂枝汤，“脉涩”二字更贯通节。

汪琥 此条，虽系二阳并病，其实太阳证居多，始则太阳经，汗先出不彻，因转属阳明，成并病，此作首一段看。虽续得微汗，不恶寒，然太阳证不因微汗而罢，故仍可小发汗，此又作一段看。设其人面色缘缘正赤，此兼阳明邪热，郁甚于表，当解之熏之，此又作一段看。若此者，终是初得病时，发汗不彻之误，以至因循而当汗不汗，其人阳气怫郁而面赤，犹不足言也，当见躁烦短气，浑身上下痛无定着，此虽与阳明并病，而太阳之邪不少衰也，故云更发汗则愈，此又作一段看。不彻者，不透也，不足言者，犹言势所必至，不须说也。

魏荔彤 缘缘者，自浅而深，自一处而满面之谓。古人善于用字，故取象至妙。

周扬俊 “躁烦”以下，种种证候，不过形容“躁烦”二字，非真有痛。故曰按之不可得也。

49. 脉浮数者，法当汗出而愈，若下之，身重心悸者，不可发汗，当自汗出乃解，所以然者，尺中脉微，此里虚，须表里实，津液自和，便自汗出愈。

【语译】

脉象浮数的病例，按照治疗原理应当用汗法而治愈，如果误用了下法，出现身重心悸症状，不（再）可以用发汗法，应当候其自动汗出而使表邪解除。之所以这样处理，是因为观察到病人被下后出现尺脉微，这表示病人里虚，必须候其表里充实，津液调和，便自然会汗出而愈。

【选注】

成无己 经曰：诸脉浮数，当发热而洒淅恶寒，言邪气在表也，是当汗出愈。若下之，身重心悸者，损其津液，虚其胃气。若身重心悸而尺脉实者，则下后里虚，邪气乘虚传里也。今尺脉微，身重心悸者，知下后里虚，津液不足，邪气不传里，但在表也。然以津液不足，则不可发汗，须里气实、津液足，便自汗出而愈。

程应旄 今脉虽浮数，而尺中则微，是为表实里虚，麻黄汤之伐营，为表里俱实者设，岂可更用之以虚其里乎？须用和表实里之法治之，使表里两实，则津液自和，而邪无所容，不须发汗，而自汗出愈矣。

陈修园 尺中脉微，尺为阴而主里，此里阴之虚，慎勿乱药，唯糜粥自养，渐复胃阴。又依《内经》之说，月郭满，则气血实，肌肉内坚，预告病人，勿幸速效，须俟谷气充，天时旺，则表里之气实，而津液自和，便自汗出而愈，此法外之法也。此一节言汗乃血液，血液少者，不可汗也。

山田正珍 此条云“法当”，云“所以然”，皆叔和家言，且脉分三部，亦仲景氏之所不取。

50. 脉浮紧者，法当身疼痛，宜以汗解之，假令尺中迟者，不可发汗，何以知然，以荣气不足，血少故也。

【语译】

脉象浮紧的病例，其病理表现应当出现身体疼痛，适合用汗法解除病邪，假设其尺脉迟，（虽然身体疼痛，但）不可用发汗法。为什么知道不能发汗呢？因为（其尺脉迟表示）荣气不足，营血虚少。

【选注】

柯韵伯 假令，是设词，是深一层看法，此与脉浮数而尺中微者同义。

魏荔彤 治之之法，建中而外，少阴温经散寒诸方，犹不可不加意也。

51. 脉浮者，病在表，可发汗，宜麻黄汤。十七。用前第五方，法用桂枝汤。

【语译】

脉象浮，表示病在表，可以发汗，适宜用麻黄汤。

【选注】

成无己 浮为轻手得之，以候皮肤之气。《内经》曰：其在皮者汗而发之。

张隐庵 此反结上文两节之意，言里气不虚，不必胗尺，但见脉浮与脉浮数而病在表者，皆可麻黄汤发其汗也。

程应旄 麻黄汤，为寒伤营之主剂，而所禁多端。乃尔，将令后人安所措手乎？曰，亦于脉与证之间，互参酌之，不必泥定“紧”之一字，始为合法也。脉浮无紧，似不在发汗之列，然视其证，一一寒伤营之表病，则不妨略脉而详证，无汗可发汗，宜麻黄汤。若脉浮数者，虽与浮紧稍异，然邪势拥遏在表可知，则不必寒伤营之表病具备，自不妨略证而详脉。无汗可发汗，亦宜麻黄汤。

52. 脉浮而数者，可发汗，宜麻黄汤。十八。用前第五方。

【语译】

脉象浮而数，可以发汗，适宜用麻黄汤。

【选注】

成无己 浮则伤卫，数则伤荣，荣卫受邪，为病在表，故当汗散。

张隐庵 上文曰脉浮数，曰脉浮紧，此但言浮而不言紧，故下文第三节复言伤寒脉浮紧，以申明衄血之不同于荣血也。

程应旄 脉浮数者，虽与浮紧稍异，然邪势壅遏在表可知。则不必寒伤荣之表病具备，自不妨略证而详脉。无汗可发汗，亦宜麻黄汤。

53. 病常自汗出者，此为荣气和，荣气和者，外不谐[1]，以卫气不共荣气谐和故尔。以荣行脉中，卫行脉外，复发其汗，荣卫和则愈，宜桂枝汤。十九。用前第十二方。

【注释】

[1] 谐：原意是和谐，此处用以强调荣卫之气必须调和、协同，方为正常的生理状态，否则荣卫不和的病态则为“不谐”。

【语译】

病症表现为经常自汗的，这表明荣气在内和缓，单是荣气在内和缓而与外不调和，这是卫气不能与荣气共同和调的缘故。因为荣气行于脉内，卫气行于脉外，可以再用发汗法，使荣卫调和则病愈，用桂枝汤为宜。

【选注】

成无己 风则伤卫，寒则伤荣。卫受风邪而荣不病者，为荣气和也。卫既客邪，则不能与荣气和谐，亦不能卫护皮腠，是以常自汗出。与桂枝汤解散风邪、调和荣卫则愈。

张隐庵 此言桂枝汤能宣发荣卫之气血而为汗，又能调和荣卫之气血而止汗也。病常自汗出者，此为荣气和，言荣气自和于内也。故申言荣气和者，外不谐，所谓外不谐者，以卫气不共荣气和谐故尔，所谓不共和谐者，以荣自行于脉中，致卫自行于脉外。此虽自汗，当以桂枝汤复发之，荣卫和而病自愈，桂枝汤所以能发汗，而复能止汗者如此。

程应旄 此不必其为太阳中风，而桂枝汤亦宜者，如今人滋阴敛汗等类。

柯韵伯 下条发热汗出，便可用桂枝汤。见不必头痛恶风俱备，此只自汗一证，即不发热者，亦用之，更见桂枝方，于自汗为亲切耳。

丹波元简 《伤寒类方》云：营气和者，言营气不病，非调和之和，自汗与发汗迥别，自汗乃营卫相离，发汗使营卫相合，自汗伤正，发汗驱邪。复发者，因其自汗，而更发之，则营卫和，而自汗反止矣。按《灵枢·营卫生会篇》云：营在脉中，卫在脉外。又《卫气篇》云：其浮气之不循经者，为卫；其精气之行于经者，为营气。正此段之所根柢也。

54. 病人脏无他病，时发热自汗出而不愈者，此卫气不和也，先其时发汗则愈，宜桂枝汤。二十。用前第十二方。

【语译】

病人内脏无病，（但却）不时发热、自汗出，总不痊愈的，这是卫气不调和，在发热自汗出之前用汗法即可治愈，适宜桂枝汤。

【选注】

成无己 脏无他病，里和也。卫气不和，表病也。《外台》云：里和表病，汗之则愈。所谓先其时者，先其发热汗出之时，发汗则愈。

张隐庵 上节自汗出，言荣气自和于内，致卫气不与相谐而其病在荣；此节自汗出，言卫气不和于外，致荣气不与相将，故时发热自汗出而其病在卫。时发热者，发热有时也；先其时发汗者，先其未热之时，而以桂枝汤发其汗也。合上二节皆言桂枝汤调和荣卫之义。

汪琥 脏无他病者，谓里和能食，二便如常也。

程应旄 如病人脏无他病，属之里分者，只发热自汗出，时作时止，缠绵日久而不休，此较之太阳中风证之发无止时，不同矣。既无风邪，则卫不必强，营不必弱，只是卫气不和，致闭固之令有乖，病既在卫，自当治卫，虽药同于中风，服法不同，先其时发汗，使功专于固卫，则汗自敛，热自退，而病愈。此不必为太阳中风，而桂枝汤可主者一也。凡脏病，亦有发热汗自出，连绵不愈者，骨蒸劳热类是也。

55. 伤寒，脉浮紧，不发汗，因致衄者，麻黄汤主之。二十一。用前第五方。

【语译】

伤寒，脉象浮紧，因为没有发汗治疗而导致鼻衄的，主用麻黄汤。

【选注】

《医宗金鉴》 伤寒脉浮紧，法当发汗，若不发汗，是失汗也。失汗则热郁于营，因而致衄者，宜麻黄汤主之；若能于未衄之先，早用麻黄汤汗之，汗出则解，必不致衄，其或如上条之自衄而解，亦无须乎药也。

朱肱 衄家不可发汗，汗出额上陷，脉紧急直视不能瞬，不得眠。然而无汗而衄，脉尚浮紧者，须再与麻黄汤；有汗而衄，脉尚浮缓者，须再与桂枝汤。脉已微者，黄芩芍药汤、犀角地黄汤。

程应旄 大抵伤寒见衄者，由其人营分素热，一被寒闭，营不堪遏，从而上升矣。

王肯堂 夺血者无汗，既致衄，不可轻用麻黄汤，须审之又审，点滴不成流者，可也。

陈修园 前言邪从衄解，一在八九日，三阳热盛，服麻黄汤之后而解也。一在太阳本经热盛，亦有不服麻黄汤可以自衄而解也。然二者皆于衄后而解，亦有衄后而不解者，不可不知。伤寒，脉浮紧，不发汗，因致衄者，其衄点滴不成流，虽衄而表邪未解，仍以麻黄汤主之。俾元府通，衄乃止。不得以衄家不可发汗为辞，谓汗后有额上陷，脉紧，目直视，不能眴，不得眠之变也。然彼为虚脱，此为盛盈，彼此判然。且衄家是素衄之家，为内因致衄，此是有因而致为外因。此一节又补言衄后邪不解之证也。然邪解而脉微，邪不解而脉浮，以此为辨。

柯韵伯 伤寒脉浮紧者，麻黄汤主之，不发汗，因致衄。

56. 伤寒不大便六七日，头痛有热者，与承气汤；其小便清者一云大便青，知不在里，仍在表也，当须发汗。若头痛者必衄。宜桂枝汤。二十二。用前第十二方。

【语译】

伤寒，不解大便六七日，有头痛、发热症状的，给服承气汤；如果小便清，便知（邪）不在里，而仍在表，必须发汗治疗，桂枝汤为宜。如果头痛一般都会鼻衄。

【选注】

成无己 不大便六七日，头痛有热者，故宜当下。若小便清者，知里无热，则不可下。经曰：小便数者，大便必硬，不更衣十日无所苦也。况此不大便六七日，小便清者，不可责邪在里，是仍在表也，与桂枝汤以解外。若头疼不已，为表不罢，郁甚于经，迫血妄行，上为衄也。

方有执 承气汤有四方，此不明言，要当随证辨用耳。

张隐庵 此论承气之上承热气，以明头痛有在上、在表、在经之不同。伤寒不大便六七日，热邪内乘也；头痛者，病太阳之在上也；有热者，里有热也。夫承气者，乃承在上之热气而使之下泄，头痛有热，故可与承气汤。其头痛而小便清者，知热不在里，仍在表也，当须发汗。若发汗不已而复头痛者，太阳高表之邪入于经脉，故必衄，宜桂枝汤。言头痛有在上、在表、在经之不同者如此。张氏曰：当须发汗，宜麻黄汤。鲁氏曰：本论中凡言不大便几日，止论大便之日期，非关六气之日期也。

陈修园 以上两言得衄而解，又言得衄而仍不解，大旨以汗之与血，异名同类。不从汗解，必从衄解，既衄而不成衄者，又当从汗而解之，言之详矣。然衄证，又当以头痛为提纲，以头为诸阳之会，督脉与太阳同起于目内眦，邪热盛，则越于督脉而为衄也。然头痛，病在上也，而察其病机，则在于下，一曰大便，一曰小便。若伤寒不大便六日，六经之气已周。七日，又值太阳主气之期。头痛有热者，热盛于里，而上乘于头，与承气汤，上承热气于下，以泄其里热。其头痛有热，而小便清者，知热不在里，仍在表也，当须发汗，以麻黄汤泄其表热。此一表一里之证，俱见头痛。若头痛不已者，势必逼血上行而为衄，此可于未衄之前，以头痛而预定之也。然犹有言之未尽者，病在表者，固宜麻黄汤。至于病在肌腠，其邪热从肌腠而入经络，头痛亦必作衄，宜以桂枝汤于未衄之前而解之。此一节以“头痛者必衄”五字为主，而言在里、在表、在经之不同，欲学者一隅而三反也。

57. 伤寒发汗已解，半日许复烦，脉浮数者，可更发汗，宜桂枝汤。二十三。用前第十二方。

【语译】

伤寒，发汗治疗，表邪已解，过了半日左右又发烦热，脉浮数的，可以再发汗治疗，宜用桂枝汤。

【选注】

成无己 烦者，热也。发汗身凉为已解，至半日许，身复热，脉浮数者，邪不尽也，可更发汗，与桂枝汤。

张隐庵 伤寒发汗而表邪已解，半日许复烦者，未尽之余邪传舍于肌腠之间，故复烦而脉浮数也。宜桂枝汤更发其汗，以解肌腠之余邪，此言桂枝汤主解肌腠未尽之余邪而为汗者也。愚按：半日许复烦者，犹之日西而太阳之气从表入肌之意也。

《医宗金鉴》 伤寒服麻黄汤发汗，汗出已热退，身凉解半日许，复烦热而脉浮数者，是表邪未尽，退而复集也。可更发汗，其不用麻黄汤者，以其津液，前已为发汗所伤，不堪再任麻黄，故宜桂枝更汗可也。

山田正珍 成无己以烦训热，未尽其义也，盖烦犹言闷也。闷之轻为烦，烦之重为闷，故言烦闷，而不言闷烦，犹言疼痛，而不言痛疼矣。更犹再，对上文发汗言之。方有执读为平声，训为改前法之义，非也。不知上篇各半汤条，所谓更发汗、更下、更吐者，亦谓之改用他药，以行发汗吐下而可乎？真堪一笑也。……惟成无己以为邪未尽，《金鉴》从之，是也。凡论中言复利复恶寒之类，皆非云再感也。

58. 凡病若发汗，若吐，若下，若亡血，亡津液，阴阳自和者，必自愈。

【语译】

一般的病证，如果经过发汗法或者吐法、下法治疗，或者有亡血、亡津液情况，只要（机体）阴阳自行调和，则仍然可以自愈。

【选注】

成无己 重亡津液，则不能作汗，必待阴阳自和，乃自愈矣。

《医宗金鉴》 凡病，谓不论中风、伤寒一切病也。其邪正皆衰，可不必施治，惟当静以俟之。

张隐庵 愚按：自此以下十三节，首二节言津液虽亡而阴阳自和者愈，三四五节言汗下而脉微细、脉沉微、脉沉迟，是为虚寒亡血之证，六七八九十节言发汗不解致伤五脏之气而阴阳不和，十一二节言太阳、少阴之神气虚微，至末第十三节乃言胃实之证以结之，此言发汗、吐下后虽亡血、亡津液，若阴阳和者必自愈，凡风寒暑湿燥火之病皆然，不独伤寒已也。

丹波元简 按程氏，柯氏，汪氏，并谓用生津益血之剂，则阴阳自和，而病自愈，此不必矣。今审察原文语意，“自和”“自愈”，两“自”字，分明不假药力，可以见耳。

59. 大下之后，复发汗，小便不利者，亡津液故也，勿治之，得小便利，必自愈。

【语译】

峻下之后又发汗，（如果）小便不利，是耗伤津液之故，不要治疗，等得小便利，便会自愈。

【选注】

成无己 因亡津液而小便不利者，不可以药利之，俟津液足，小便利必自愈也。

张隐庵 此言大下后，复发汗，津液亡而小便不利，得小便利而自愈者，亦上文阴阳自和之意也。

山田正珍 其“得小便利”四字，疑是古注文，或叔和语已，宜删。若有此四字，则“必自愈”三字，果是何等病证乎？

60. 下之后，复发汗，必振寒[1]，脉微细，所以然者，以内外俱虚故也。

【语译】

攻下之后又发汗，必然会导致寒战，脉微细，之所以如此，是因为内外俱虚。

【注释】

[1] 振寒：战栗恶寒，寒从内发之情状。

【选注】

成无己 发汗则表虚而亡阳，下之则里虚而亡血。振寒者，阳气微也；脉微细者，阴血弱也。

柯韵伯 内阳虚，故脉微细，外阳虚，故振栗恶寒，即干姜附子汤证。

张隐庵 钱氏曰：合下三节皆论内亡血液，故言证而及于脉也。下后复汗，必振寒者，太阳阳气虚于外也；脉微细者，少阴阴血虚于内也。所以然者，以阴阳血气内外俱虚故也。

汪琥 按此条论，必病人表里证悉具。以故汗下相反，但小便不利，无他变也。设使无里证而先下，无表证而复汗，则病人变证蜂起，岂但小便之不利哉。

喻嘉言 言下后复发汗，有俟津液自回之法。若强责其小便，则膀胱之气化不行，有增硬满喘胀者矣，故宜以不治治之。

丹波元简 素无热人，可与芍药附子汤；有热人，可与黄芪建中汤。魏氏云：四逆汤之属。学者宜从其轻重，而择用耳。

61. 下之后，复发汗，昼日烦躁不得眠，夜而安静，不呕不渴，无表证，脉沉微，身无大热者，干姜附子汤主之。方二十四。

干姜一两　附子一枚，生用，去皮，切八片

右二味，以水三升，煮取一升，去滓，顿服。

【语译】

攻下之后又发汗，病人白天烦热躁扰不能入眠，夜间安静，不呕，不渴，没有表证，脉沉微，体温并不太高，主用干姜附子汤。

煎服法：上两味药，用水三升，煮到一升，去药渣，一次服尽。

【选注】

成无己 下之虚其里，汗之虚其表，既下又汗，则表里俱虚。阳主于昼，阳欲复，虚不胜邪，正邪交争，故昼日烦躁不得眠；夜阴为主，阳虚不能与之争，是夜则安静。不呕不渴者，里无热也；身无大热者，表无热也。又无表证而脉沉微，知阳气大虚，阴寒气胜，与干姜附子汤，退阴复阳。

程应旄 昼日烦躁不得眠，虚阳扰乱，外见假热也。夜而安静，不呕不渴，无表证，脉沉微，身无大热，阴气独治，内系真寒也。宜干姜附子汤，直从阴中回阳，不当于昼日烦躁一假证狐疑也。

张隐庵 莫氏曰：上节言阴阳血气皆虚，此节言阳气虚，下节言阴血虚。昼日烦躁不得眠者，昼为阳，阳虚外越故上烦下躁而不得眠也；夜而安静者，夜为阴，阴气内存故安静而不呕渴也；无表证者，无太阳表热之证也；脉沉微，则生阳之气不升；身无大热，则表阳之气外微。故主干姜附子汤。生附启下焦之生阳，干姜温外微之阳热。

柯韵伯 茯苓四逆，固阴以收阳，干姜附子，固阳以配阴，二方皆从四逆加减，而有救阳救阴之异。茯苓四逆，比四逆为缓，固里宜缓也。姜、附者，阳中之阳也，用生附而去甘草，则势力更猛，比四逆为峻，回阳当急也。一去甘草，一加茯苓，而缓急自别，加减之妙，见用方之神乎？

陈修园 下之后复发汗，亡其阳气。昼日为阳，阳虚欲援同气之救助，而不可得，故烦躁不得眠。夜为阴，阴盛则相安于阴分而安静。其于不呕不渴，知其非传里之热邪。其于无表证，知非表不解之烦躁也。脉沉微，气虚于里也；身无大热者，阳虚于表也。此际不急复其阳，则阳气先绝，而不可救，以干姜附子汤主之。此一节言汗下之后，亡其阳气也。

62. 发汗后，身疼痛，脉沉迟者，桂枝加芍药生姜各一两人参三两新加汤主之。方二十五。

桂枝三两，去皮　芍药四两　甘草二两，炙　人参三两　大枣十二枚，擘　生姜四两

右六味，以水一斗二升，煮取三升，去滓，温服一升。本云桂

枝汤，今加芍药、生姜、人参。

【语译】

发汗过后，身体疼痛、脉沉迟的病人，主用桂枝新加汤，即桂枝汤增加芍药、生姜各一两，新加人参三两。

煎服法：上六味药，用水一斗二升，煮到三升，去药渣，温服一升。本是桂枝汤，现在加重芍药、生姜的分量，并加人参。

【选注】

成无己 汗后，身疼痛，邪气未尽也。脉沉迟，荣血不足也。经曰：其脉沉者，荣气微也。又曰：迟者，荣气不足，血少故也。与桂枝汤以解未尽之邪，加芍药、生姜、人参，以益不足之血。

张兼善 仲景凡言发汗后，以外无表证，里无热证，止余身疼一事而已。若脉稍浮盛，则为表邪未尽解，今言脉沉迟，此血虚而致然也，故加人参、生姜、芍药以益血。

张隐庵 发汗后，身疼痛者，血液内亡也。脉沉迟者，血液亡而经脉虚微也。故用桂枝汤助三焦之血液，加人参，增姜、芍，以资心主之神气，神气充而血液生矣。曰新加汤者，谓集用上古诸方治疗表里之证，述而不作，如此汤方，则其新加者也，亦仲祖自谦之意。

钱潢 此本中风，而以麻黄汤，误发其汗，遂使阳气虚损，阴液耗竭，不能充灌滋养，故身疼痛，而脉沉迟，非伤寒脉浮紧，而身疼痛之可比也。

陈修园 此一节，言汗后亡其阴血也。

山田正珍 发汗后，诸证皆去，但身痛未除者，是余邪未尽之候。其脉沉迟者，过汗亡津液也。故与桂枝以解未尽之邪，增芍药、生姜，加人参以补其津液。其不用附子者，以未至筋惕肉瞤，汗出恶风之剧也。……又按，方有执、钱潢、岛寿诸人，皆以身疼痛为汗后邪气骤去，血气暴虚之所致，非也。本篇伤寒医下之，续得下利清谷不止，身疼痛条，及厥阴篇下利腹胀满，身体疼痛条，可参考。再按，桂枝去芍药证者，太阳中风，医下之，颇剧，表邪被劫而其证伏者也。故除胸满之外，虽别无表里证，脉仍不复平而促也。新加证者，太阳伤寒，医发之太峻，血液因而顿损者也。故虽脉见沉迟，身痛仍未去也。

63. 发汗后，不可更行桂枝汤，汗出而喘，无大热者，可与麻黄杏仁甘草石膏汤。方二十六。

麻黄四两，去节　杏仁五十个，去皮尖　甘草二两，炙　石膏半斤，碎，绵裹

右四味，以水七升，煮麻黄，减二升，去上沫，内诸药，煮取二升，去滓，温服一升。本云黄耳杯。

【语译】

已经发汗治疗，不可再用桂枝汤，如果还有汗出而喘、发热不高的症状，可以给予麻黄杏仁甘草石膏汤治疗。

煎服法：上四味药，用水七升，煮麻黄，水减耗二升时，撇去浮沫，加入其他药，煮到二升，去药渣，温服一升。原本是用黄耳杯量服。

【选注】

张隐庵　此言在表之邪不解，内乘于肺而为喘也，以桂枝汤发汗后，不可更行桂枝汤。盖太阳之气主皮毛，而肺气亦主皮毛，若汗出而喘，乃肌腠虚而表邪未解，致内薄于肺而为喘。无大热者，太阳标阳内乘也。标阳内乘，肺气怫郁，治宜直达太阴之肺气于皮毛，发越太阳之标阳而外出，故可与麻黄杏仁甘草石膏汤主之。

陈修园　且汗吐下不如法，而误施之，既已增病，亦恐伤及五脏之气，先以热邪乘肺言之。盖太阳之气，与肺金相合而主皮毛，若麻黄证，标阳盛者，竟用桂枝汤，啜粥以促其汗，发汗后，切不可更行桂枝汤，何也？桂枝之热，虽能令其汗出，而不能除麻黄本证之喘。究竟汗为热汗，而麻黄本证之汗未尝出也。无大热者，热盛于内，上乘于肺，而外热反轻也，可与麻黄杏仁甘草石膏汤主之。取石膏止桂枝热逼之汗，仍用麻黄出本证未出之汗也。此一节言发汗不解，邪乘于肺而为肺热证也。

李时珍　麻黄乃肺经专药，虽为太阳发汗之重剂，实发散肺经火郁之药也。杏仁利气，而能泄肺，石膏寒凉，能肃西方金气，乃泻肺肃肺之剂，非麻黄汤及大青龙之汗剂也。世俗不晓，惑于《活人书》及陶节庵之说，但见一味麻黄，即以为汗剂，畏而避之，不知麻黄汤之制，欲用麻黄以泄营分之汗，必先以桂枝开解卫分之邪，则汗出而邪去矣。所以麻黄不与桂枝同用，止能泄肺邪，而不至大汗泄也。观后贤之麻黄定喘汤，皆因之以立法也。

山田正珍 此条与葛根黄芩黄连汤，皆表邪已解，而上焦余热未解，内迫肺中而喘者，张兼善所解是也。但彼下后，此汗后，彼喘而汗出，此汗出而喘，彼以喘为主，此以汗为主，所以治法有异也。若无汗而喘，且有大热者，乃麻黄汤证也。无大热者，谓表无翕翕之热也。成无已注于干姜附子汤下，以为表无热，今又注于此条，以为表邪甚，遂失前后之照应矣。且谓此证邪气拥甚，桂枝汤不能发散也。殊不知麻黄之所以能发汗者，唯在其辅佐之任，而不在麻黄一品之力矣。历代诸医皆云，麻黄发汗之药也，此未必然也。有人于此，发热恶寒，身疼无汗，太阳证具焉。试取麻黄一品，浓煎与之，终不能有汗焉，必也温覆而后汗，可得而言已，决不能如彼巴豆、甘遂之下咽乃泄也。惟以麻黄能行阳气通腠理，若佐以桂枝之辛，与温覆之势，则令夫难发之邪，能与汗偕出，麻黄之所以为麻黄，全在于此也。故无汗者用以发之，有汗者用以收之，要顾其辅佐如何而已，岂在一品之力乎？《金匮》越婢汤、越婢加术汤，《千金》西州续命汤，《外台》所引《删繁》治肉极方，皆有麻黄，以治自汗。且其肉极方中有言，麻黄止汗通肉，可见麻黄之性，不独发汗，亦能收汗矣。尝考本草，有麻黄能发汗，而根节止汗说，是亦因其辅佐而然者，其实非根节有别性也。试看常山、蜀漆，芫花、芫根，功用不异。椒树，其实辛，则根皮亦辛。人参其根能益元气生津液，则叶亦有益气生津之功。唯力有强弱，功有迟速已。岂有如此霄壤之悬隔哉。若其参芦吐人，当归头尾破血诸说，皆妄诞不经之谈，固不足论已。又考《金匮》救卒死还魂汤方，用麻黄、杏仁、甘草三物，盖亦取诸通阳气。又尝考《和兰本草》，麻黄有达神经之言，而无有发汗之说，益可以征予言之不诬云。

64. 发汗过多，其人叉手自冒心[1]，心下悸[2]欲得按者，桂枝甘草汤主之。方二十七。

桂枝四两，去皮　甘草二两，炙

右二味，以水三升，煮取一升，去滓，顿服。

【注释】

[1] 叉手自冒心：两手交叠，自己按住心胸部位。

[2] 心下悸：感到心跳慌恐。

【语译】

发汗治疗，汗出过多，病人表现为双手交叉按住心胸，心中悸动得厉害，想要用手按住，这种情况主用桂枝甘草汤。

煎服法：上两味药，用水三升，煮到一升，去药渣，一次服尽。

【选注】

成无己 发汗过多亡阳也。阳受气于胸中，胸中阳气不足，故病叉手自冒心。心下悸欲得按者，与桂枝甘草汤，以调不足之气。

钱潢 阳本受气于胸中，故膻中为气之海，上通于肺而为呼吸，位处心胸之间，发汗过多，则阳气散亡，气海空虚，所以叉手自冒覆其心胸，而心下觉惕惕然悸动也。凡病之实者皆不可按，按之则或满或痛，而不欲也。此以误汗亡阳，心胸真气空虚而悸动，故欲得按也。

柯韵伯 叉手冒心，则外有所卫，得按则内有所依，如是不堪之状，望之而知其虚矣。

张隐庵 此因发汗而虚其心气也。发汗过多，则过伤其心液矣；其人叉手自冒心者，心主之气虚也；心下悸欲得按者，下焦之气乘虚上奔，故悸而欲按也。宜桂枝保固心神，甘草和中以防御其上逆。

65. 发汗后，其人脐下悸者，欲作奔豚[1]，茯苓桂枝甘草大枣汤主之。方二十八。

茯苓半斤　桂枝四两，去皮　甘草二两，炙　大枣十五枚，擘

右四味，以甘烂水一斗，先煮茯苓，减二升，内诸药，煮取三升，去滓，温服一升，日三服。

作甘烂水法，取水二斗，置大盆内，以勺扬之，水上有珠子五六千颗相逐，取用之。

【注释】

[1] 奔豚：此处形容悸气自小腹上冲心胸，犹如小猪上下奔跑之状。

【语译】

发汗之后，病人出现脐下部位悸动的，是将要发作奔豚病，主用茯苓桂枝甘草大枣汤。

煎服法：上四味药，用甘澜水一斗，先煮茯苓，水减耗二升时，加入其他药，煮到三升，去药渣，温服一升，一日服三次。

取甘澜水法：用二斗水，放置于大盆内，用勺子不停地扬起，等水面上出现水珠、泡沫五六千颗不断生灭时，即可取用。

【选注】

成无己 汗者，心之液。发汗后，脐下悸者，心气虚而肾气发动也。肾之积，名曰奔豚。发则从少腹上至心下，为肾气逆欲上凌心。今脐下悸为肾气发动，故云欲作奔豚。与茯苓桂枝甘草大枣汤，以降肾气。

魏荔彤 此条，乃申明发汗后阳虚之变证也。汗出过多，阳浮于上，阴阳二者，相维而不相离。阳既上浮，阴即下动，其脐下悸者，阴气欲上乘而作奔豚，容不急温中固阳以御之乎。阳盛于中，阴自安于下，斯奔豚欲作，而终不能作也乎。

柯韵伯 脐下悸时，水气尚在下焦，欲作奔豚之兆，而未发也。

汪琥 奔豚，《难经》云：肾之积名，此言奔豚，乃肾气发动，如欲作奔豚之状，非真脐下有积如豚也。

张隐庵 此因发汗，而更虚其肾气也。发汗后，其人脐下悸者，是虚其肾脏之精血矣。夫肾脏之精血虚，则虚气反欲上奔，故欲作奔豚。豚乃水畜，其性躁，善奔，故名奔豚。用桂枝、茯苓保心气以下伏其水邪，甘草、大枣助中土而防御其奔逆，用甘澜水者，取其水性无力，不助肾气上奔也。

66. 发汗后，腹胀满者，厚朴生姜半夏甘草人参汤主之。方二十九。

厚朴半斤，炙，去皮　生姜半斤，切　半夏半升，洗　甘草二两　人参一两

右五味，以水一斗，煮取三升，去滓，温服一升，日三服。

【语译】

发汗以后，腹部胀满的，主用厚朴生姜半夏甘草人参汤。

煎服法：上五味药，用水一斗，煮到三升，去药渣，温服一升，一日服三次。

【选注】

成无己 吐后腹胀与下后腹满皆为实，言邪气乘虚入里为实。发汗后外

已解也。腹胀满知非里实，由脾胃津液不足，气涩不通，壅而为满，与此汤和脾胃而降气。

程应旄 胃为津液之主，发汗亡阳，则胃气虚，而不能敷布诸气，故壅滞而为胀满，是当实其所虚，自能虚其所实矣。虚气留滞之胀满，较实者，自不坚痛。

张隐庵 此因发汗而致脾脏之穷约也。夫脾主腹，为胃行其津液者也，胃腑之津液消亡，则脾气虚而腹胀满矣。厚朴气味辛温，色性赤烈，凌冬不凋，盖得阴中之生阳，具木火之体，用炙香主助太阴脾土之气，甘草、人参资生津液，生姜、半夏宣发胃气而上输于脾。

67. 伤寒，若吐、若下后，心下逆满，气上冲胸，起则头眩[1]，脉沉紧，发汗则动经，身为振振摇者，茯苓桂枝白术甘草汤主之。方三十。

茯苓四两　桂枝三两，去皮　白术　甘草各二两，炙

右四味，以水六升，煮取三升，去滓，分温三服。

【注释】

［1］头眩：头目眩晕。

【语译】

伤寒，如果用吐法或下法治疗以后，病人出现胃部胀满上逆，上逆之气上冲胸部，起床或站起时则头部眩晕，脉象沉紧，（这时如果再）发汗则会扰动经脉，出现身体震颤摇动的症状，这种情况主用茯苓桂枝白术甘草汤。

煎服法：上四味药，用水六升，煮到三升，去药渣，分三次温服。

【选注】

成无己 吐下后，里虚气上逆者，心下逆满，气上冲胸。表虚阳不足，起则头眩。脉浮紧，为邪在表，当发汗；脉沉紧，为邪在里，则不可发汗。发汗则外动经络，损伤阳气，阳气外虚，则不能主持诸脉，身为振振摇也。与此汤以和经益阳。

张隐庵 此言吐、下、发汗而致肝气之虚逆也。伤寒若吐、若下后，则中胃虚微，以致肝气上逆，故心下逆满也。气上冲胸者，即厥阴之气上撞心也；起则头眩，风气胜也；在表之邪内搏于阴，故脉沉紧；若发汗，则动其

肝脏之血而经脉空虚，故身为振振摇。茯苓桂枝白术甘草汤主之，白术、茯苓、甘草补中土之虚，桂枝助肝木之气。

陈修园 起则头眩，即《内经》所谓诸风掉眩皆属于木是也。脉沉紧，肝之脉也，发汗则动经，身为振振摇者，经脉空虚，而风木动摇之象也，《金匮》知肝之病，当先实脾，却是不易之法，以茯苓桂枝白术甘草汤主之。此一节言吐下而伤其肝气也。

曹颖甫 苓桂术甘为痰饮主方。心下逆满，气上冲胸，起则头眩，为水气凌心，此与痰饮篇胸胁支满目眩，苓桂术甘汤主之者，其病正同。惟发汗动经，身瞤动、振振欲擗地者，即后文真武汤证。盖发汗阳气外泄，水气乘虚而上，则为头眩；阳气散亡，气血两虚，故气微力弱，不能自持，而振振动摇，若欲倾仆者然。然则本条“茯苓桂枝白术甘草汤主之”当在“头眩”之下；“发汗动经，身为振振摇者”下，当是脱去“真武汤主之”五字。盖汗出阳亡，正须附子以收之也。况脉之沉紧，正为肾气虚寒乎。此与后两条用附子同例。张隐庵乃谓振振摇为中胃虚微，振振欲擗地，为心肾两虚。不知何所依据而强分为二也?

68. 发汗病不解，反恶寒者，虚故也，芍药甘草附子汤主之。方三十一。

芍药　甘草各三两，炙　附子一两，炮，去皮，破八片

右三味，以水五升，煮取一升五合，去滓，分温三服。疑非仲景方。

【语译】

经过发汗治疗，病仍不解，反而出现恶寒症状，这是虚的缘故，主用芍药甘草附子汤。

煎服法：上三味药，用水五升，煮到一升五合，去药渣，分三次温服。怀疑不是仲景之方。

【选注】

张隐庵 夫发汗所以解病，今病不解，发汗所以散寒，今反恶寒者，里气本虚，而太阳之表阳复虚故也。芍药甘草附子汤主之，芍药、甘草资中焦之血气，熟附补内外之阳虚。

钱潢 或曰：既云发汗病不解，安知非表邪未尽乎？曰：若伤寒汗出不解，则当仍有头痛发热，脉浮紧之辨矣。而仲景非唯不言发热且毫不更用解表，而毅然断之曰虚故也，即以芍药甘草附子汤主之，则知所谓虚者，阳气也，与上文“虚”字无异，其脉必微弱，或虚大虚数，而见汗出但恶寒之证如附子泻心证。及用桂枝加附子汤，桂枝去芍药加附子汤之类，故曰虚故也。

周扬俊 汗多为阳虚，而阴则素弱，补阴当用芍药，回阳当用附子，势不得不芍、附兼资。然又惧一阴一阳两不相和也，于是以甘草和之，庶几阴阳谐，而能事毕矣。

柯韵伯 脚挛急，与芍药甘草汤，本治阴虚，此阴阳俱虚，故加附子，皆仲景治里不治表之义。……按少阴亡阳之证，未曾立方，本方恰与此证相合，芍药止汗，收肌表之余津，甘草和中，除咽痛而止吐利，附子固少阴而招失散之阳，温经络而缓脉中之紧，此又仲景隐而未发之旨欤。

汪琥 叔和认为，伤寒病发汗不解而恶寒，乃表邪未尽，仍宜发汗。因疑此方，为非仲景意，似不可用。故《内台方议》亦云：若非大汗出，又反恶寒，其脉沉微，及无热证者，不可服也。明乎此，而此方之用，可无疑矣。

丹波元简 按此方于芍药甘草汤中加附子，于四逆汤中去干姜，代芍药，阴阳双救之意，可自知也。

69. 发汗，若下之，病仍不解，烦躁者，茯苓四逆汤主之。方三十二。

茯苓四两　人参一两　附子一枚，生用，去皮，破八片　甘草二两，炙　干姜一两半

右五味，以水五升，煮取三升，去滓，温服七合，日二服。

【语译】

用发汗或攻下的方法治疗，病仍不解，出现烦躁症状的，主用茯苓四逆汤。

煎服法：上五味药，用水五升，煮到三升，去药渣，温服七合，一日服两次。

【选注】

张隐庵 上节言太阳阳气虚微，此节言少阴神气烦乱。盖心主之血气不足则烦，少阴之神机不转则躁，宜茯苓、人参资在上之心气，以解阳烦，四

逆汤启水中之生阳，以消阴躁。陆氏曰：启水中之生阳，故用生附。

陈修园 虚人发汗，且为虚，虚汗而又下，便入阴而为危证矣。太阳病，发汗病不解，若下之，而病仍不解，忽增出烦躁之证者，以太阳底面，即是少阴，汗伤心液，下伤肾液，少阴之阴阳水火离隔所致也，以茯苓四逆汤主之。此一节言虚人误施汗下，恐少阴水火之气，因之离隔而难治，烦者阳不得遇阴，躁者阴不得遇阳也。

《医宗金鉴》 大青龙证，不汗出之烦躁，乃未经汗下之烦躁，属实。此条病不解之烦躁，乃汗下后之烦躁，属虚。然脉之浮紧沉微，自当别之，恐其误也，故谆谆言之也。

70. 发汗后恶寒者，虚故也；不恶寒但热者，实也，当和胃气，与调胃承气汤。方三十三。《玉函》云，与小承气汤。

芒硝半升　甘草二两，炙　大黄四两，去皮，清酒洗

右三味，以水三升，煮取一升，去滓，内芒硝，更煮两沸，顿服。

【语译】

发汗治疗后出现恶寒的，是虚的缘故；出现不恶寒只发热的，是实证，（实则）应当调和胃气而给予调胃承气汤。

煎服法：上三味药，用水三升，煮到一升，去药渣，加入芒硝，再煮沸两开，一次服尽。

【选注】

成无己 经曰：汗出不恶寒者，此表解里未和。与调胃承气汤和胃气。

张隐庵 此承上文而申言汗后亦有胃实之证也。发汗后恶寒者，虚故也，此上文所已言者也。若不恶寒但热者，乃里气有余而阳热过盛，是为实也。夫实则泻之，热则凉之，故当与调胃承气以和其胃气焉。愚按：《灵》《素》中凡论五脏，必兼言胃，凡论虚寒必结实热一证，而本论亦然。

陈修园 要之病变虽多，不外虚实两证，凡发汗后恶寒者，虚故也。发汗后，不惟不恶寒，而且但见其热者，实也。盖因发汗，以致胃燥而为实热之证，当和胃气，与调胃承气汤。甚矣，温补凉泻之不可泥也。此一节总结上文数节之意，言虚证固多，而实证亦复不少，而又提出“胃气”二字，补

出调胃承气汤一方，其旨微矣。太阳病从微盛而转属，阳微则转属少阴，为虚证，以太阳与少阴相表里也。阳盛则转属阳明，为实证，以太阳与阳明递相传也。

柯韵伯 虚实俱指胃言，汗后正气夺则胃虚，故用附子、芍药。邪气盛则胃实，故用大黄、芒硝。此自用甘草，是和胃之意，此见调胃承气，是和剂而非下剂也。

丹波元简 按阳明篇，太阳病三日，发汗不解，蒸蒸发热者，属胃也，调胃承气汤主之。正与此条发矣。

71. 太阳病，发汗后，大汗出，胃中干，烦躁不得眠，欲得饮水者，少少与饮之，令胃气和则愈。若脉浮，小便不利，微热消渴[1]者，五苓散主之。方三十四。即猪苓散是。

猪苓十八铢，去皮　泽泻一两六铢　白术十八铢　茯苓十八铢　桂枝半两，去皮

右五味，捣为散，以白饮和，服方寸匕，日三服，多饮暖水，汗出愈。如法将息。

【注释】

[1] 消渴：此处指渴而饮水不止的症状，与饮多便少的消渴病有所区别。

【语译】

太阳病，发汗以后，大汗出，胃中干燥，烦热躁扰不能入眠，想要饮水的，少许给予饮水，使胃气调和则会痊愈。如果（发汗后）出现脉浮，小便不利，微发热，消渴，主用五苓散。

煎服法：上五味药，捣为散剂，用白开水调和饮服，一次服方寸匕的量，一日服三次，并多喝热水，使汗出则愈。按法将养休息。

【选注】

成无己 发汗已解，胃中干，烦躁不得眠，欲饮水者，少少与之，胃气得润则愈。若脉浮者，表未解也。饮水多，而小便少者，谓之消渴，里热甚实也；微热消渴者，热未成实，上焦燥也，与五苓散，生津液和表里。

汪琥 此条论当作两截看。“太阳病发汗后”云云，至“胃气和则愈”，

此系胃中干，烦躁作渴，止须饮水以和胃气，非五苓散证也。若脉浮，小便不利，微热消渴，此系水热结于膀胱而渴，乃为五苓散证。太阳病，乃合中风、伤寒而言之也。方、喻列入中风，何其执也。

魏荔彤 大汗出，所谓如水流漓也。于是胃中津液，受伤而干，因干而燥，因燥而烦，因烦躁而不得眠，此一串而至者，惟恐人误认为传里之燥烦，误下也。于是标出欲饮水者一证。

张隐庵 欲得饮水者，不可恣其所欲，须少少与饮之，盖阳明乃燥热之气，水乃阴寒之质，令阴阳合而胃气和则愈。……若脉浮者，浮则为虚，脾虚不能为胃行其津液，故小便不利也；身微热者，脾气虚而身热也；消渴者，津液不输而消渴也。五苓散主之，白术助脾土之上输，苓、泽运水道之升已而降，桂枝助三焦之气以温肌肉，用散者取其四散之意，多饮暖水汗出者，助水津之四布也。

陈修园 微热，乃在表之邪未解也。消渴者，饮入而消，热甚于里也。以脉浮在表，故微热。以脾不转输，故小便不利而消渴。与五苓散，能布散水气，可以主之。

张锡驹 合下四节，皆论发汗后烦渴证也。

72. 发汗已，脉浮数，烦渴者，五苓散主之。方三十五。用前第三十四方。

【语译】

发汗治疗过后，出现脉象浮数、烦热口渴症状的，主用五苓散。

【选注】

成无己 发汗已，脉浮数者，表邪未尽也。烦渴，亡津液，胃燥也。与五苓散和表润燥。

张隐庵 承上文而言，不但脾气虚微，小便不利者五苓散主之，即脉浮数而证烦渴者，亦五苓散主之。盖发汗而渴，津液竭于胃，必藉脾气之转输而后能四布也。

方有执 已者，言发汗毕，非谓表病罢也。烦渴者，膀胱水蓄，不化津液，故用四苓以利之。浮数者，外表未除，故凭一桂以和之。所以谓五苓能两解表里也。

《医宗金鉴》 发汗已，为太阳病已发过汗也。脉浮数，知邪仍在表也。若小便利而烦渴者，是初入阳明胃热，白虎汤证也。今小便不利而烦渴，是太阳腑病，膀胱水蓄，五苓证也。故用五苓散，如法服之，外疏内利，表里均得解矣。

丹波元简 按表邪未解，则阳气盛于外，而津液亦走于外，下焦蓄水，则升腾之气液失其常，是以胃中燥而烦渴，故主以五苓，外发表邪，内利蓄水也。成注为亡津液而胃燥之解，恐非是也。

73. 伤寒，汗出而渴者，五苓散主之，不渴者，茯苓甘草汤主之。方三十六。

茯苓二两　桂枝二两，去皮　甘草一两，炙　生姜三两，切

右四味，以水四升，煮取二升，去滓，分温三服。

【语译】

伤寒，汗出而渴则主用五苓散，不渴则主用茯苓甘草汤。

煎服法：上四味药，用四升水，煮到二升，去药渣，分三次温服。

【选注】

成无己 伤寒汗出而渴者，亡津液胃燥，邪气渐传里也，五苓散以和表里。若汗出不渴者，邪气不传里，但在表而表虚也，与茯苓甘草汤和表合卫。……茯苓、甘草之甘，益津液而和卫；桂枝、生姜之辛，助阳气而解表。

张隐庵 此释上文之义，而申明助脾调胃之不同也。夫汗出而渴者，乃津液之不能上输，用五苓散主之以助脾。不渴者，津液犹能上达，但调和中胃可也，茯苓甘草汤主之。方中四味主调和中胃而通利三焦。

陈修园 盖汗有血液之汗，有水津之汗，如伤寒汗出而渴者，水津之汗也，汗出而脾虚，津液不能上输而致渴，以五苓散主之。若汗出而不渴者，血液之汗也，心主血脉，以茯苓甘草汤主之。方中茯苓、桂枝以保心气，甘草、生姜调和经脉。此一节上二句申明上文两节之义，言水津之汗也，下二句补出血液之汗，另出方治。

《医宗金鉴》 今惟曰汗出者，省文也。渴而不烦，是饮盛于热，故亦以五苓散主之，利水以化津也。若不烦且不渴者，是里无热也。惟脉浮数汗出，小便不利，是营卫不和也。故主以茯苓甘草汤，和表以利水也。

山田正珍 此亦承上二条，以略其脉证，特举其所兼之异证，以示其治也。异证者何？所谓汗出是也。言脉浮，或浮数，小便不利，微热汗出而渴者，五苓散主之。若此证而无渴者，其病轻一等，宜用茯苓甘草汤，以其表证未全解，故仍用桂枝以发之也。冒首“伤寒”二字，泛指太阳病，不必拘麻黄、桂枝二汤之证也。先辈诸子，深泥“伤寒”二字，非也。成无己谓，渴者邪气渐传里也，亦非矣。凡病人小便不利而渴者，皆内有停水之所致，非邪热传里也。

74. 中风发热，六七日不解而烦，有表里证，渴欲饮水，水入则吐者，名曰水逆[1]，五苓散主之。三十七。用前第三十四方。

【注释】

［1］水逆：饮水即吐。因胃有停水，水气不化。

【语译】

中风证，发热，六七日未能解除而烦热，有表、里证，口渴想饮水，但一喝进水就吐，此病名叫水逆，主用五苓散。

【选注】

成无己 中风发热，至六七日，则当解。若不解，烦者，邪在表也。渴欲饮水，邪传里也。里热甚则能消水，水入则不吐；里热少则不能消水，停积不散，饮而吐水也。以其因水而吐，故名水逆。与五苓散和表里、散停饮。

张隐庵 此言不因发汗，若欲作再经而烦渴者，亦主五苓散，以别上三节发汗而渴之意。中风发热，至六七日不解，夫六日一周，七日来复而不解，将值阳明主气之期。烦渴者，胃络不上通于心则烦，风热交炽于内则渴。发热不解，表证也；渴欲饮水而烦，里证也；水入则吐者，胃气之不舒，名曰水逆。夫胃既不能游溢精气上输于脾，仍藉脾气之散精，通调输布，五苓散主之，是其义也。

陈修园 中风发热六日，是六经已尽，七日而又来复于太阳，而其发热不解而烦，谓之表证。而何以又谓之有表里证，以渴欲饮水为里证，合而言之，名为表里证也。盖风为阳邪，阳热甚则渴，不关于发汗亡津液所致也。《内经》云：饮入于胃，游溢精气，上输于脾，脾气散精，上归于肺，今脾不能散精归肺，以致水入则吐者，名曰水逆，谓水逆于中土而不散也，以五苓散主之，助脾气以转输。……近注以太阳为表、为标，膀胱为里、为本，此证名为犯本，又名为表里传，反多歧节，与本论之旨不合。

山田正珍 此上承上诸条，只略诸条脉证，以从简省，特举其异者，以示其治也。表，指脉浮、头痛、发热、恶寒等而言；里，指渴欲饮水、水入即吐，及小便不利等言也。言太阳病，发汗汗出，至六七日仍不解，反加小便不利，渴欲饮水，水入则吐之证者，此以汗后有微渴，饮水过度，水停不行之所致，故用五苓散，以发未尽之表，且利其停水则愈。谓之水逆者，示其病因之词，义与火逆同矣。注家皆谓因其吐水，故名水逆；果然，则火逆之证，为吐火乎？可谓不通矣！按表里证者，以表有太阳证，里有停水，或下利，或呕逆、干呕，或心下痞硬等证言之，如桂枝人参汤表里不解，十枣汤表解里未和类，可以证矣。方有执以经腑言之，王肯堂以太阳阳明言之，惟忠、刘栋以为少阳柴胡证，皆非也。又按，五苓散、猪苓汤，其证大同小异，其所异者，但由挟表证与否已。故于五苓散条，则冠以太阳病，或发汗已，或伤寒，或中风等之文，且称有表里证，于猪苓汤条，则未尝冠以此等文，其靡有一“表”字也。是以二方皆虽具小便不利，发热消渴脉浮之文，其辨在恶寒、恶风、头痛项强等上而判矣。不可不审也。

75. 未持脉时，病人手叉自冒心，师因教试令咳而不咳者，此必两耳聋无闻也，所以然者，以重发汗虚故如此，发汗后饮水多必喘，以水灌[1]之亦喘。

【注释】

[1] 灌：这里是以水洗浴之意。

【语译】

未诊脉时，病人双手交叉自己护盖着心胸部，医师为了测试而叫病人咳嗽一下，但病人不咳，这是病人耳聋听不见的缘故。之所以造成以上症状，是因为过度发汗，病人虚弱。发汗之后如饮水过多必定导致喘，如用水灌洗也会导致喘。

【选注】

张隐庵 此言水精四布，匪只脾气转输，更由肺气之通调也。是以发汗后则肺气已虚，若再饮冷、寒形，则肺脏伤而必喘。

陈修园 此一节言汗后伤肺，五苓散不可以混施。

76. 发汗后，水药不得入口为逆，若更发汗，必吐下不止，发汗吐下后，虚烦不得眠，若剧者，必反覆颠倒，心中懊侬[1]上乌浩，下奴冬切，下同，栀子豉汤主之。若少气者，栀子甘草豉汤主之。若呕者，栀子生姜豉汤主之。三十八。

栀子豉汤方

栀子十四个，擘　香豉四合，绵裹

右二味，以水四升，先煮栀子，得二升半，内豉，煮取一升半，去滓，分为二服，温进一服，得吐者止后服。

栀子甘草豉汤方

栀子十四个，擘　甘草二两，炙　香豉四合，绵裹

右三味，以水四升，先煮栀子、甘草，取二升半，内豉，煮取一升半，去滓，分二服，温进一服，得吐者止后服。

栀子生姜豉汤方

栀子十四个，擘　生姜五两　香豉四合，绵裹

右三味，以水四升，先煮栀子、生姜，取二升半，内豉，煮取一升半，去滓，分二服，温进一服，得吐者止后服。

【注释】

［1］懊侬：心中烦闷不安，因虚而致。

【语译】

发汗之后，病人出现水喝不进、药服不下的表现，（说明发汗治疗）是错误的，如果再次发汗，必然呕吐泻下不止。发汗吐下之后，因虚而烦热不能入眠，严重的还会反反复复，颠颠倒倒，心胸中闷乱焦虑，主用栀子豉汤。如果出现少气症状，主用栀子甘草豉汤。如果出现呕证，主用栀子生姜豉汤。

煎服法：

栀子豉汤：上两味药，用水四升，先煮栀子，待水耗到二升半时，加入豆豉，煮到一升半，去药渣，分为两份，温服一份，得以呕吐则不要再服。

栀子甘草豉汤：上三味药，用水四升，先煮栀子、甘草，煮到二升半，

加入豆豉，煮到一升半，去药渣，分二份，温服一份，得以呕吐则不要再服。

栀子生姜豉汤：上三味药，用水四升，先煮栀子、生姜，煮到二升半，加入豆豉，再煮到一升半，去药渣，分两份，温服一份，得以呕吐则不要再服。

【选注】

张隐庵 此言发汗后，匪只胃亡津液而为烦为渴，更有伤其胃腑之真气者，水药不得入口，则胃腑真脏之气将虚，是为逆矣。若更发汗，必上虚下竭而吐下不止。

陈修园 发大汗之后，水药不得入口，以汗本于阳明水谷之气而成，今以大汗伤之，则胃气大虚，不能司纳。如此，此为治之之逆，若不知而更发其汗，则胃虚阳败，中气不守，上下俱脱，必令吐下不止，此与五苓证之水逆何涉哉？此一节言发汗后，胃虚水药不入之证，与五苓散大不相涉。

77. 发汗若下之，而烦热胸中窒[1]者，栀子豉汤主之。三十九。用上初方。

【注释】

［1］胸中窒：胸中窒闷不通。

【语译】

若发汗或吐下治疗而出现烦热、胸中窒闷感，主用栀子豉汤。

【选注】

成无己 阳受气于胸中，发汗若下，使阳气不足，邪热客于胸中，结而不散，故烦热而胸中窒塞，与栀子豉汤，以吐胸中之邪。……烦热与发热，若同而异也。发热者怫怫然发于肌表，有时而已者是也；烦者为烦而热，无时而歇者是也。二者均是表热，而烦热为热所烦，非若发热而时发时止也。

张锡驹 窒，窒碍而不通也。热不为汗下而解，故烦热；热不解而留于胸中，故窒塞而不通也。亦宜栀子豉汤，升降上下，而胸中自通矣。

方有执 窒者，邪热壅滞而窒塞，未至于痛，而比痛较轻也。

程应旄 “烦”“热”二字互言，烦在内，热在外也。

张隐庵 此言香豉之能上，而栀子之能下降也。发汗，若下之则虚其中矣。烦热胸中窒者，余热乘虚而窒塞于心下也。宜栀子导君火之气以下行，香豉启阴中之液以上达，阴阳上下相和而留中之虚热自解矣。

陈修园 盖以胸中为太阳之里，阳明之表，其窒塞因烦热所致，必令烦热止而窒塞自通矣。此一节言栀子豉汤，不特交通上下，而且能调和中气也。按此证最多，须当切记。

曹颖甫 吐下后而烦热，与大下后身热不去同，皆因液虚之后，津液不能外出皮毛，标热留而不去也。盖在外之标阳，以汗液和之则散。然液亏之人，又不能用发散峻剂，故但用香豉而已足。津液内亡，是生里热，于是气壅上膈，则胸中窒，甚则心中热。但病后余热与实热不同，故但用生栀子十四枚而已足。在表者散而去之，在高者引而下之，而病后之余邪自解矣。

78. 伤寒五六日，大下之后，身热不去，心中结痛[1]者，未欲解也。栀子豉汤主之。四十。用上初方。

【注释】

[1] 结痛：由上条胸中窒闷不通进一步发展为结聚而痛。

【语译】

伤寒已五六日，峻剂攻下之后，身热不能解除，心胸中郁结疼痛，这不是病邪即将解除之象，主用栀子豉汤。

【选注】

柯韵伯 病发于阳，而反下之，外热未除，心中结痛，虽轻于结胸，而甚于懊侬矣。结胸是水结胸胁，用陷胸汤，水郁则折之也，此乃热结心中。用栀豉汤，火郁则发之也。

张隐庵 此言外邪未尽而心中结痛者，栀子豉汤能解表里之余邪也。伤寒五六日，病当来复于太阳，大下之则虚其中，而热留于内，是以心中结痛而身热不去，此未欲解也。宜栀子豉汤清表里之余热，从外内以分消。盖栀子苦能下泄以清在内之结痛，香豉甘能发散，启阴液为微汗，以散在外之身热。按葛翁《肘后方》，用淡豆豉治伤寒，主能发汗。

79. 伤寒下后，心烦腹满，卧起不安者，栀子厚朴汤主之。方四十一。

栀子十四个，擘　厚朴四两，炙，去皮　枳实四枚，水浸，炙令黄右三味，以水三升半，煮取一升半，去滓，分二服，温进一服。得吐者，止后服。

【语译】

伤寒，下法治疗后，心烦，腹部胀满，起卧不安宁，主用栀子厚朴汤。

煎服法：上三味药，用水三升半，煮到一升半，去药渣，分二份，温服一份。得以呕吐则不要再服。

【选注】

张隐庵 此言伤寒下后，余热留于胸腹胃者，栀子厚朴汤主之也。夫热留于胸则心烦，留于腹则腹满，留于胃则卧起不安。栀子之苦寒，能泄心下之热烦；厚朴之苦温，能消脾家之腹满；枳实之苦寒，能解胃中之热结。高子曰：枳实按《神农本经》主除寒热结气，长肌肉，利五脏，益气轻身。盖枳实臭香，色黄味辛，形圆，宣达中胃之品也。炙香而配补剂，则有长肌益气之功。生用而配泄剂，则有除邪破结之力。元人谓枳实泻痰，能冲墙倒壁，而后人即谓破泄之品，不可轻用。且实乃结实之通称，无分大小，宋《开宝》以小者为实，大者为壳，而后人即谓壳缓而实速，壳高而实下，此皆不明经旨，以讹传讹耳。

80. 伤寒，医以丸药大下之，身热不去，微烦者，栀子干姜汤主之。方四十二。

栀子十四个，擘　干姜二两

右二味，以水三升半，煮取一升半，去滓，分二服，温进一服。得吐者，止后服。

【语译】

伤寒，医生用丸剂峻下，（原有的）身热不能解除，还出现了微烦症状，主用栀子干姜汤。

煎服法：上两味药，用水三升半，煮到一升半，去药渣，分二份，温服一份。得以呕吐则不要再服。

【选注】

张隐庵 愚按：本论中凡曰丸药下之者，乃假丸药以言邪留于脾胃也，仲祖取意以脾胃属土，形如弹丸，类相感尔。伤寒，医以丸药大下之，则余邪下留于脾矣；身热不去者，太阴外主肌肉也；微烦者，脾是动病则上走于心，故微烦也。用干姜温脾而治身热，栀子泻心以除烦。陈氏曰：栀子、干姜，一导心热下行，一宣脾气上达，火土相生亦交姤坎离之义也。

陈修园 伤寒中有栀子证，医者不知用栀子汤，反以丸药大下之，则丸缓留于中，而陷于脾矣。身热不去，此太阴脾土本脏之热，发于形身也。微烦者，以脾为至阴，内居中土，上焦之阳，不得内归于中土也。此热在上而寒在中，以栀子干姜汤主之。

曹颖甫 以上二节，皆为病后有表里证言之也。若但有里证而不兼表证，香豉之发散，要在必去之例。但里证各有不同：假如伤寒下后，心烦腹满，卧起不安，则为湿热余邪留于肠胃。郁热上薄心脏，则心烦；湿与热壅阻于腹部，欲下行而不得，故卧起不安。方用栀子以降之，厚朴以燥之，枳实以通之，则大便通而上烦下满除。又如以丸药大下后，身热不去而微烦，则未下之先，原有表热；表热不为下后而减，加之以心烦，一似实热在里，当用凉解者（如白虎汤、葛根芩连汤、竹叶石膏汤之类皆是）。不知下为大下，脾阳必以下陷而虚寒，浮热之在表者，既不得脾津以相接，而为之和洽，故用干姜。盖所以温脾而生津，若蒸气四出者然，使得和表也。虚阳张于上，而心为之烦，故用生栀子以降之。盖所以定心气而抑虚烦也，此又肠胃无湿热之治法也。

81. 凡用栀子汤，病人旧微溏者，不可与服之。

【语译】

一般来说，使用栀子汤类方剂应注意，凡病人原有轻微便溏症状的，不能给服此类方剂。

【选注】

成无己 病人旧微溏者，里虚而寒在下也。虽烦则非蕴热，故不可与栀子汤。《内经》曰先泄而后生他病者治其本，必且调之，后乃治其他病。

张隐庵 此言栀子而不言豉者，申明栀子之苦能下泄，故病人旧微溏者，不可与服之。丘氏曰：至此，亦结胃气一条。

陈修园 此一节言栀子虽能止烦清热，然苦寒之性，却与虚寒之体不宜，故结此叮咛。男元犀按：栀子下禀寒水之精，上结君火之实，既能起水阴之气而滋于上，复能导火热之气而行于下，故以上诸证，仲师用之为君，然惟生用之，真性尚存，今人相沿炒黑，则反为死灰无用之物矣。

曹颖甫 栀子味苦而主泄，能使脾湿下陷，故病人旧微溏者，不可与服。今人动以栀豉汤为吐剂，夫探吐之剂，当从口出，岂有反能下泄者，其谬一。第一节言汗吐下后之余邪，岂有吐后虚烦而更吐之理，其谬二。况呕逆者，加生姜以止之，岂有吐剂而反能止呕者，其谬三。盖旧本方治后，有“得吐止后服”五字，此因瓜蒂散中有香豉而误。张隐庵本删之，具见特识，为标出之。

82. 太阳病发汗，汗出不解，其人仍发热，心下悸，头眩身瞤动，振振欲擗一作僻地[1]者，真武汤主之。方四十三。

茯苓　芍药　生姜各三两，切　白术二两　附子一枚，炮，去皮，破八片

右五味，以水八升，煮取三升，去滓，温服七合，日三服。

【注释】

[1] 振振欲擗地：震颤较甚，摇摆欲仆倒之状。

【语译】

病在太阳而发汗，出汗后病仍不解除，病人仍发热，并且心下悸动，头眩，肌肉跳动，身体震颤动摇要倒地，主用真武汤。

煎服法：上五味药，用水八升，煮到三升，去药渣，温服七合，一日服三次。

【选注】

成无己 发汗不解仍发热，邪气未解也；心下悸，头眩，身瞤动，振振欲擗地者，汗出亡阳也。里虚为悸，上虚为眩，经虚为身瞤振振摇，与真武汤主之，温经复阳。

张隐庵 自此以下凡八节，皆言汗后变证，以示不可轻汗之意。此言发汗夺其心液而致肾气虚微也。太阳发汗仍发热者，太阳之病不解也；心下悸者，夺其心液而心气内虚也；头眩者，肾精不升太阳阳气虚于上也；身瞤动，振振欲擗地者，生阳之气不充于身，筋无所养，故有经风不宁之象也。……

用熟附壮火之原，温下焦之寒水，白术补中焦之土气，生姜达上焦之阳气，茯苓归伏心气，芍药通调经脉，三焦和而元真通畅，心气宁而经脉调和矣。

《医宗金鉴》 此示人以救逆之法也。……振，耸动也。振振欲擗地者，耸动不已，不能兴起，欲堕于地，阳虚气力不能支也。

钱潢 汗出不解，仍发热者，非仍前表邪发热，乃汗后亡阳，虚阳浮散于外也。心下悸者，非心悸也，盖心之下，胃脘之上，鸠尾之间，气海之中，《灵枢》谓膻中为气之海也。误汗亡阳，则膻中之阳气不充，所以筑筑然跳动也，振振欲擗地。前注不解，而方氏引《毛诗注》云：擗，拊心也，喻氏谓无可置身，欲擗地而避处其内，并非也。愚谓振振欲擗地者，即所谓发汗则动经，身为振振摇之意，言头眩而身体瞤动，振振然身不能自持，而欲仆地。因卫分之真阳，丧亡于外，周身经脉，总无定主也。方用真武汤者，非行水导湿，乃补其虚，而复其阳也。

丹波元简 仍发热者，成氏、方氏、魏氏、锡驹、志聪、张璐，并以为表邪不解，非是也。又方喻二氏、张璐、魏氏，以此条证，为误服大青龙之逆变。钱氏、汪氏驳其执泥，为得矣。按“擗”字，与躄通，倒也，见唐慧琳《藏经音义》，可以确钱氏及《金鉴》之说也。

83. 咽喉干燥者，不可发汗。

【语译】

咽喉干燥者，不可以用发汗法。

【选注】

成无己 津液不足也。

张隐庵 高子曰：此足上文之意，故无下文。夫心脉从心系入肺，上挟咽，咽干而燥，心血虚也。肾脉入肺中，循喉咙，喉干而燥，肾精虚也。若咽喉干燥者，心肾之精血皆虚，故不可发汗，发汗则心下悸，而有上文之变证矣。上文言汗后之变证，此乃未发之先机，本论错宗之妙，读者以意会之。

《医宗金鉴》 咽喉干燥，津液不足也。更发其汗，则津液益枯，故戒人虽有可汗之证，亦不可发汗也。

程应旄 凡遇可汗之证，必当顾虑夫上焦之津液，有如此者。

方有执 末后无发汗之变，疑有漏落。

汪琥 《补亡论》常器之云：可与小柴胡汤，其言于义未合。张璐云宜小建中汤，其言犹近乎理。

84. 淋家[1]，不可发汗，汗出必便血。

【注释】

［1］淋家：素患小便淋沥之人。

【语译】

素有小便淋沥者，不可以用发汗法，如发汗而使其汗出，必导致尿血。

【选注】

成无己 膀胱里热则淋，反以汤药发汗，亡耗津液，增益客热，膀胱虚燥，必小便血。

张隐庵 太阳之表汗，膀胱之津液也。淋家者，病五淋之人，膀胱之津液已虚，故不可发汗。发汗，必动胞中之血而下便。夫膀胱者，胞之室也。

程应旄 淋家热蓄膀胱，肾水必乏。更发汗以竭其津，水府告匮，徒逼血从小便出耳。凡遇可汗之证，必当顾虑夫下焦之津液，有如此者。

汪琥 常云宜猪苓汤，然用于汗后小便血者，亦嫌其过于渗利也。石顽云未汗宜黄芪建中汤，盖此汤用于疮家身疼痛者甚妙，若淋家犹未尽善。

陈修园 素有淋病，名曰淋家。其津液久虚，不可发汗，更走其津液。若发汗，则津液竭于外，而血动于内，干及于胞中，必患便血，何以言之？《内经》云：膀胱者，津液藏焉。又曰：膀胱者，胞之室。是胞为血海，居于膀胱之外，而包膀胱，虽藏血藏津液有别，而气自相通，参看太阳热结膀胱，血自下证，则恍然悟矣。淋家病，为膀胱气化不能行于皮毛，津液但从下走而为淋，膀胱已枯，若再发其汗，必动胞中之血，非谓便血自膀胱出也。

85. 疮家[1]虽身疼痛，不可发汗，汗出则痓。

【注释】

［1］疮家：已受刀创或患疮疡之人，因出血或溃脓，津血有所亡失。

【语译】

受刀创或素患疮痈者，虽然（因表邪而）身体疼痛，亦不可用发汗法，如发汗而使其汗出，则会导致抽搐强直。

【选注】

成无己 表虚聚热，则生疮，疮家身疼如伤寒，不可发汗，发汗则表气愈虚，热势愈甚，生风，故变痓也。

张隐庵 诸痛痒疮，皆属心火。身疼痛者，太阳之为病也，太阳之气上合心主之神而外浮于肌表。疮家神气已虚，虽身疼痛，若再夺其汗，则筋脉不能荣养而为痉。金氏曰：血虚则痉，是以产后妇人及跌扑、刀斧伤者，多病痉，疮家则失其脓血多矣，故汗出则燥，强而为痉。

曹颖甫 惟疮家脓血太多，不能再行发汗，发汗则肌肉中营血，不足以资营养，筋脉刚燥而为痉。故虽身疼痛，止宜熏洗而不当发汗。盖熏洗从外治，自能得微汗而解。

86. 衄家，不可发汗，汗出必额上陷，脉急紧，直视不能眴[1]音唤，又胡绢切，下同。一作瞬，不得眠。

【注释】

［1］眴：音舜（shùn），目睛自行转动。此条“直视不能眴”，即言目睛直视，不能自由转动。

【语译】

素有鼻出血者，不可以用发汗法，如发汗而使其汗出，必会导致头额上部下陷，筋脉抽紧急促，以致眼珠不能自由转动，不能入眠。

【选注】

成无己 衄者，上焦亡血也。若发汗，则上焦津液枯竭，经络干涩，故额上陷，脉急紧。诸脉者，皆属于目。筋脉紧急则牵引其目，故直视不能眴。《针经》曰：阴气虚，则目不瞑，亡血为阴虚，是以不得眠也。

钱潢 衄，鼻出血也，额上非即额也。额骨坚硬，岂得即陷，盖额以上之囟门也。

尤在泾 血与汗，皆阴也，衄家复汗，则阴重伤矣。脉者血之府，额上陷者，额上两旁之动脉，因血脱于上，而陷下不起也。脉紧急者，寸口之脉，血不荣而失其柔，如木无液而枝乃劲也。直视不眴不眠者，阴气亡则阳独胜也。经曰夺血者无汗，此之谓矣。

陈修园 额上陷，谓额上肉脱而陷下也。

87. 亡血家[1]，不可发汗，发汗则寒栗而振。

【注释】

［1］亡血家：素有出血疾患的人。

【语译】

素有失血者，不可以用发汗法，发汗则会出现怯寒战栗震颤的症状。

【选注】

成无己 《针经》曰：夺血者无汗，夺汗者无血。亡血发汗，则阴阳俱虚，故寒栗而振摇。

张隐庵 此言吐血、便血及妇人崩淋、亡血者，不可发汗，若发汗更夺其血液则必寒栗而振。本论曰：涩则无血，厥而且寒。

《医宗金鉴》 凡失血之后，血气未复，为亡血虚家，皆不可发汗也。……若再发汗，则阳气衰微，力不能支，故身寒噤栗，振振耸动，所必然也。

汪琥 常云，可与芍药地黄汤。夫亡血家，亦有阴虚发热者，上汤固宜用也。石顽云，黄芪建中汤，误汗振栗，苓桂术甘汤，加当归。据成注云，亡血发汗，则阴阳俱虚。愚以上二汤，皆亡血家汗后之剂。

丹波元简 按汗后寒栗而振，非余药可议，宜芍药甘草附子汤、人参四逆汤之属。

山田正珍 亡血家者，如呕血下血，崩漏产后，金疮破伤类是也。亡者，失也，非减也。寒栗而振，乃干姜附子汤证。

88. 汗家[1]，重发汗，必恍惚心乱，小便已阴疼[2]，与禹余粮丸。四十四。方本阙。

【注释】

［1］汗家：素来出汗多的人。此处出汗包括盗汗、自汗。

［2］阴疼：尿道疼痛。

【语译】

素体易出汗者，（如果）又发其汗，必会出现精神恍惚，心乱难以自持，小便完毕后阴部疼痛，这种情况给予禹余粮丸治疗。

【选注】

成无己 汗者心之液，汗家重发汗，则心虚恍惚心乱。夺汗则无水，故小便已阴中疼。

曹颖甫 汗家非中风有汗之证。中风之证，当云风家。汗家云者，以阳明多汗言之也。阳明有余之证，复发汗以劫胃中之液，则胃中燥气上薄于脑，而心神为之不宁。按人之思索事理，必仰其首，或至出神而呼之不应，心神有所专注，凝定而不散也。若胃中燥热上薄，则心神所寄欲静而不得，于是恍惚心乱，遂发谵语。则论中“恍惚心乱”四字，直以谵语当之。所谓胃中水竭，必发谵语也。后文又云小便已阴疼，盖汗后重发汗，必大肠燥实；燥气熏灼于前阴，故小便短赤而阴疼。此为大承气的证，予亲验者屡矣！后文“宜禹余粮丸”五字，实为下利证脱文，与本篇利在下焦，用赤石脂禹余粮汤同例，不知者误移于此。（药为止涩之药，喻嘉言常用之以治下利。）历来注家，强作解人，不可从。

89. 病人有寒，复发汗，胃中冷，必吐蛔。一作逆。

【语译】

病人素体阳虚有寒，而又发汗，致使胃中寒凉，很可能会吐蛔虫。

【选注】

成无己 病人有寒，则当温散，反发汗损阳气，胃中冷必吐蛔也。

张隐庵 血气津液皆胃腑之所生，故本论凡论汗、吐、下后，必结胃气一条，治伤寒者，当以胃气为本也。

柯韵伯 有寒，是未病时原有寒也。内寒则不能化物，饮食停滞而成蛔。以内寒之人，复感外邪，当温中以逐寒，若复发其汗，汗生于谷，谷气外散，胃脘阳虚，无谷气以养其蛔，故蛔动而上从口出也。蛔多不止者死，吐蛔不能食者亦死。

汪琥 《补亡论》常器之云：可服乌梅丸。郭白云云：宜理中汤。愚以乌梅丸，乃治吐蛔之药，若于未发汗以前，还宜服理中汤也。

朱肱 先服理中圆，次用乌梅圆。

《医宗金鉴》 胃寒复汗，阳气愈微，胃中冷甚，蛔不能安，故必吐蛔也，宜理中汤送乌梅丸可也。

山田正珍 有寒，谓肠胃虚寒。太阴篇所谓自利不渴者，属太阴，以其脏有寒故也，当温之，宜服四逆辈是也。

90. 本发汗，而复下之，此为逆也，若先发汗，治不为逆；本先下之，而反汗之，为逆，若先下之，治不为逆。

【语译】

本应发汗治疗，反而用了下法，这是治疗的错误，如果先用发汗法，在治疗上就不为误；本来应该先用下法治疗，但却用了发汗法，这是错误的，如果先用下法，治疗上则不为误。

【选注】

成无己 病在表者，汗之为宜，下之为逆；病在里者，下之为宜，汗之为逆。经曰：阳盛阴虚，汗之则死，下之则愈；阳虚阴盛，汗之则愈，下之则死。

张隐庵 愚按自此以下凡六节，论太阳之气从内而出，复从表而入，由升而降，复由降而升。病气因正气之出入，即可从外内以分消，故有先汗复下、先下复汗之法也。病气在外，宜从汗解，而复下之，此为逆也。若先发汗而外邪不尽，复随太阳之气内入，即可从乎下解，故治不为逆。若病气在里，宜先从下解，而反汗之，为逆。如下之而里邪不尽，复随太阳之气外出，又可从乎汗解，故治不为逆。此言病随正气之环转者如此。

《医宗金鉴》 若表急于里，本应先汗，而反下之，此为逆也。若先汗而后下，治不为逆也。

汪琥 大约治伤寒之法，表证急者，即宜汗，里证急者，即宜下，不可拘拘于先汗而后下也。汗下得宜，治不为逆。

91. 伤寒，医下之，续得下利清谷[1]不止，身疼痛者，急当救里；后身疼痛，清便[2]自调者，急当救表。救里，宜四逆汤；救表，宜桂枝汤。四十五。用前第十二方。

【注释】

［1］清谷：大便解下不消化之物。清同圊，上厕所之意。

［2］清便：解大便。

【语译】

伤寒，医生用下法治疗，如果紧接着出现下利不止、完谷不化、身体疼痛的证候，应当紧急救治其里证；（里证）治疗后身体疼痛但大便正常的，应当马上治疗表证。治里证宜用四逆汤，治表证宜用桂枝汤。

【选注】

成无己 伤寒下之，续得下利清谷不止，身疼痛者，急当救里者，以里气不足，必先救之，急与四逆汤。得清便自调，知里气已和，然后急与桂枝汤以救表，身疼者，表邪也。《内经》曰：病发而不足，标而本之，先治其标，后治其本。此以寒为本也。

张隐庵 天气下降，地气上升，此言地气下陷而正气虚脱者，当急救其表里焉。伤寒医下之，则正气随之内陷矣；续得下利清谷不止者，土气虚也；身疼痛者，邪未解也。土虚则下焦之生阳不升，而外邪未解，故先宜四逆汤急救其里，启下焦之生阳，助中焦之土气；后清便自调而身仍疼痛者，里和而表未和，复宜桂枝汤急救其表。盖桂枝汤主宣发中焦之精气，充肤热肉，濡养筋骨，血气充溢而疼痛始解。从下焦而达于中焦，四逆汤也。从中焦而达于肌表，桂枝汤也。由是则地气升而天气降矣。

张锡驹 言伤寒下之而正气内陷，续得里虚之证。下利清谷不止者，虽身疼痛，表证仍在，急当救里。救里之后，身疼痛而清便自调者，知不在里，仍在表也，急当救表。救里宜四逆汤，以复其阳；救表宜桂枝汤，以解其肌。生阳复而肌腠解，表里和矣。本经凡曰急者，急不容待，缓则无及矣。

柯韵伯 身疼本麻黄证，而下利清谷，其腠理之疏可知。必桂枝汤和营卫，而痛自解，故不曰攻，而仍曰救，救表仍合和中也。

程应旄 急救其表，而用桂枝汤，壮阳以和营卫。诚恐表阳不壮，不但身疼痛不止，并里所新复之阳，顷刻间重为阴寒所袭，故救之宜急。

喻嘉言 救里与攻里天渊，若攻里必须先表后里，必无倒行逆施之法。惟在里之阴寒极盛，恐阳气暴脱，不得不急救其里。俟里证少定，仍救其表，初不敢以一时之权宜，更一定之正法也。厥阴篇下利腹胀，身体疼痛者，先温其里，乃攻其表。温里四逆汤，攻表桂枝汤，曰先温，曰乃攻，形容不得已之次第，足互此意。

朱肱 两感者，表里俱病也。……仲景无治法，但云两感病俱作，治有先后，发表攻里，本自不同。寻至第三卷中，言伤寒下之云云，遂以意寻比仿效，治两感有先后，宜先救里，若阳气内正，即可医也。内才正，急当救表，盖内尤为急，才温内则急救表，亦不可缓也。

92. 病发热头痛，脉反沉，若不差，身体疼痛，当救其里，四逆汤方。

甘草二两，炙　干姜一两半　附子一枚，生用，去皮，破八片

右三味，以水三升，煮取一升二合，去滓，分温再服，强人可大附子一枚，干姜三两。

【语译】

症状表现为发热头痛，但脉反沉，如果总不见愈，（虽有）身体疼痛，应当救治其里证，用四逆汤。

煎服法：上三味药，用水三升，煮到一升二合，去药渣，分两次温服。强壮的人可用大的附子一枚，干姜三两。

【选注】

成无己 发热头痛，表病也。脉反沉者，里脉也。经曰：表有病者，脉当浮大，今脉反沉迟，故知愈也。见表病而得里脉则当差，若不差，为内虚寒甚也，与四逆汤救其里。

方有执 此凭脉不凭证之大旨。

张隐庵 病发热、头痛，邪在太阳之高表，其脉当浮反沉者，阳气内入也。平脉篇曰：病人若发热，身体疼，脉沉而迟者，知其差也。今不差，身体疼痛而脉沉，则知正气之虚陷矣，故当救其里，宜四逆汤。曾氏曰：上节论地气下陷，则天气亦不能从地而升；此言天气下陷，则地气亦不能上腾于天，故并宜四逆汤，四逆汤助中下二焦之生气者也。又曰：合上两节论太阳之气从天而降，下节论从地而升，末二节论从中而出。

柯韵伯 此太阳麻黄汤证，病为在表，脉当浮而反沉，此为逆也。若汗

之不差，即身体疼痛不罢，当凭其脉之沉，而为在里矣。阳证见阴脉，是阳消阴长之兆也。热虽发于表，为虚阳，寒反据于里，是真阴矣，必有里证，伏而未见，藉其表阳之尚存，乘其阴之未发，迎而夺之，庶无吐利厥逆之患，里和而表自解矣。邪之所凑，其气必虚。故脉有余，而证不足，则从证；证有余，而脉不足，则从脉。有余可假，而不足为真，此仲景心法。

《医宗金鉴》 “身体疼痛”之下，当有“下利清谷”四字，方合当温其里之文。

93. 太阳病，先下而不愈，因复发汗，以此表里俱虚，其人因致冒，冒[1]家汗出自愈，所以然者，汗出表和故也，里未和，然后复下之。

【注释】

［1］冒：头目昏眩。因表未解，壅郁而致。

【语译】

病在太阳，先用下法治疗不能见效，故而又用发汗法，因此而导致表里俱虚，使病人出现郁冒之证。郁冒的病人能得汗出则自然痊愈，其原因是汗出使郁冒之表证得以和解，（如）里证尚未调和，（表解后）再用下法治疗。

【选注】

成无己 冒者，郁也，下之则里虚而亡血，汗之则表虚而亡阳。表里俱虚，寒气怫郁，其人因致冒。《金匮要略》曰：亡血复汗，寒多，故令郁冒。汗出则怫郁之邪得解，则冒愈。《金匮要略》曰：冒家欲解，必大汗出。汗出表和而里未和者，然后复下之。

程应旄 先下之而不愈，阴液先亡矣。因复发汗，营从卫泄，阳津亦耗，以此表里两虚。虽无邪气扰乱，而虚阳戴上，无津液之升以和之，所以怫郁而致冒。冒者，清阳不彻，昏蔽及头目也，必得汗出津液到，而怫郁始去。所以然者，汗出表和故也。汗者，阳气之所酿，汗出，知阳气复于表，故愈。则非用发表之剂，而和表之剂可知。而里未和者，阳气虽返于内，阴气尚未滋而复。“得”字宜玩，迟久之辞，盖大便由溏而燥，由燥而硬，至此不得不斟酌下之，以助津液矣。和表药，桂枝加附子汤，或大建中汤类也。

张璐 或云叉手自冒心曰冒，冒为发汗过多，胃中清阳气伤……宜小建中加参、芪频服乃差。若尺中迟弱者，更加熟附子三五分，可见昏冒耳聋，非大剂温补不能取效也。

丹波元简 按此条证，汪氏和表，用桂枝汤、小建中汤、黄芪建中汤，和里，用桂枝大黄汤，而驳常器之和表用小柴胡汤，和里用调胃承气汤，并似乖于经旨焉。

94. 太阳病未解，脉阴阳俱停一作微，必先振栗汗出而解。但阳脉微者，先汗出而解；但阴脉微一作尺脉实者，下之而解。若欲下之，宜调胃承气汤。四十六。用前第三十三方，一云用大柴胡汤。

【语译】

病在太阳未解，脉搏出现（短暂的）尺寸俱停之象，这预示着要出现先震颤发抖再汗出而解的情况。如果仅是寸脉微弱欲停，预示要汗出而解；如果仅是尺脉微弱，则要泻下才能解。如果须用下法，调胃承气汤较为适宜。

【选注】

成无己 脉阴阳俱停无偏胜者，阴阳气和也。

张隐庵 停，均也。

程应旄 太阳病不解，脉阴阳俱停止，而不见者，是阴极而阳欲复也。

曹颖甫 师言太阳病未解，初未尝言欲解也。脉阴阳俱停不可通，“停”实“微”字之误。玩下文但阳脉微、但阴脉微两层，其误自见。按脉法云：脉微而解者，必大汗出。又曰：脉浮而紧，按之反芤，此为本虚，当战而汗出也。浮紧为太阳本脉，芤则为营气微，微则血中热度不高，阳热为表寒所郁，不能外达，必待正与邪争而见寒战，乃能汗出而愈。脉阴阳俱微者，气血俱微，即脉法所谓本虚也。至如但阳脉微者，阴液充足，易于蒸化成汗，故先汗出而解。但阴脉微者，津液不足，中脘易于化燥，故下之而解也。张隐庵不知“停”字为“微”字之误，漫以“均”字释之，并谓表里之气和平。不知正气内微，勉与表寒相抗。至于振栗，然后发热汗出而解，一似疟发其状，其表里之不和平，显然可见。则张注不可通也。脉法又云：脉大而浮数，故知不战，汗出而愈。所以然者，以阳气本旺，表寒不能相遏，故能不待寒战，自然汗出而解。此正与阴阳俱微相反，病之当战汗而解，与不待战而自汗解者，可以得其标准矣。

丹波元简 按停脉，成氏为均调之义，方、喻、张、柯、魏、汪并同，程、钱二氏及《金鉴》，为停止之谓。然据下文阴脉微、阳脉微推之，宋版注，一作微者，极为允当。况停脉，《素》《灵》《难经》，及本经中，他无所见，必是讹谬，且本条文意与他条不同，诸注亦未明切。

95. 太阳病，发热汗出者，此为荣弱卫强，故使汗出，欲救邪风者，宜桂枝汤。四十七。方用前法。

【语译】

病在太阳，发热、汗出的原因是荣弱卫强，所以汗出，要想救治风邪（所致的病症），宜用桂枝汤。

【选注】

成无己 太阳中风，风并于卫，则卫实而荣虚。荣者阴也，卫者阳也。发热汗出，阴弱阳强也。《内经》曰：阴虚者阳必凑之，故少气时热而汗出，与桂枝汤解散风邪，调和荣卫。

张隐庵 上文论病气随太阳之正气而出入，此言太阳之气又随荣卫之气而出入焉。发热汗出者，太阳中风病也；荣弱卫强者，荣气弱于内而不外，卫气强于外而不内，所谓荣自行于脉中，卫自行于脉外。此邪风薄于太阳而病于荣卫之不和，故使汗出；荣卫不相将，则太阳之气亦逆矣；欲和荣卫而救太阳之邪风者，宜桂枝汤，夫桂枝汤所以和荣卫者也。今曰：救邪风所以救荣卫，救荣卫所以救太阳耳。

方有执 救者，解救、救护之谓。不曰风邪，而曰邪风者，以本体言也。

喻嘉言 邪风，即风邪，勿凿看。

曹颖甫 邪风，即饮酒当风、汗出当风所受之风邪。邪乘皮毛之开，内袭肌理，肌理闭塞，而孙络中血热与之相抗，因而发热；血热内蒸，皮毛不闭，故汗当出。此即太阳中风之本病。此节所谓营弱卫强者，即肌理不开，皮毛独疏之谓，非于中风之外，别有所谓邪风也。又按脾为统血之脏，外主肌肉。肌理为孙络丛集之处，而为里阴从出之道路，故谓之营。西医所谓微丝血管也。惟其营弱，故里汗闭而不出；惟其卫强，故表汗独泄也。

山田正珍 右三条，并王叔和所搀入，非仲景氏言也。凡称所以然者，盖叔和家言矣。且脉之分阴阳，及调胃承气本非下剂，而称欲下之，仲景未尝语营卫，而称营弱卫强者，皆足以发其奸，况文采辞气，本自不同乎。

96. 伤寒五六日，中风，往来寒热，胸胁苦满，嘿嘿[1]不欲饮食，心烦喜呕，或胸中烦而不呕，或渴，或腹中痛，或胁下痞硬，或心下悸，小便不利，或不渴，身有微热，或咳者，小柴胡汤主之。方四十八。

柴胡半斤　黄芩三两　人参三两　半夏半升，洗　甘草炙　生姜各三两，切　大枣十二枚，擘

右七味，以水一斗二升，煮取六升，去滓，再煎取三升，温服一升，日三服。若胸中烦而不呕者，去半夏、人参，加瓜蒌实一枚；若渴，去半夏，加人参合前成四两半，瓜蒌根四两；若腹中痛者，去黄芩，加芍药三两；若胁下痞硬，去大枣，加牡蛎四两；若心下悸，小便不利者，去黄芩，加茯苓四两；若不渴，外有微热者，去人参，加桂枝三两，温覆微汗愈；若咳者，去人参、大枣、生姜，加五味子半升、干姜二两。

【注释】

[1] 嘿嘿：嘿，同默。嘿嘿，即默默。

【语译】

伤寒五六日，中风，症状为发热与恶寒间隔着拉锯式发作，胸胁苦于满闷，不语，不思饮食，心烦欲呕，或胸中烦而不呕吐，或者口渴，或者腹部疼痛，或者胁肋下痞硬，或者心下悸动、小便不利，或者不渴而身发微热，或者咳嗽，（以上都）主用小柴胡汤。

煎服法：上七味药，以水一斗二升，煮到六升，去药渣，再熬耗药液到三升，温服一升，一日服三次。如果胸中烦、不呕吐，上方去半夏、人参，加全瓜蒌一枚；如口渴，去半夏，加重人参合原有量共达四两半，加瓜蒌根四两；如腹痛，去黄芩，加芍药三两；如胁下痞硬，去大枣，加牡蛎四两；如心下悸动、小便不利，去黄芩，加茯苓四两；如不口渴并体表微发热的，去人参，加桂枝三两，（服时）覆盖衣被使得其人微微出汗则愈；如咳嗽，去人参、大枣、生姜，加五味子半升、干姜二两。

97. 血弱气尽，腠理开，邪气因入，与正气相搏，结于胁下，正邪分争，往来寒热[1]，休作有时，嘿嘿不欲饮食，脏腑相连，其痛必下，邪高痛下，故使呕者也，一云脏腑相违，其病必下，胁鬲中痛。小柴胡汤主之。服柴胡汤已，渴者属阳明，以法治之。四十九。用前方。

【注释】

[1] 往来寒热：恶寒发热交替出现。

【语译】

气血虚弱欲尽，腠理（闭固无力而）开启，病邪乘虚而入，与正气相争，搏结于胁下，正邪相争，发热恶寒间断发作，发作与休止有一定的时间规律，病人默默不语，不思饮食。（这是因为）脏与腑是相互关联的，故疼痛部位偏下，但邪气在上，故而导致呕，主用小柴胡汤。服小柴胡汤后，病人口渴，说明病已转属阳明，根据治阳明病法治疗。

【选注】

成无己 人之气血随时盛衰，当月郭空之时，则为血弱气尽，腠理开疏之时也。邪气乘虚，伤人则深。《针经》曰：月郭空，则海水东盛，人血气虚，卫气去，形独居，肌肉减，皮肤缓，腠理开，毛发残，膲理薄，烟垢落，当是时遇贼风，则其入深者是矣。邪因正虚，自表之里，而结于胁下，与正分争，作往来寒热。默默不欲饮食，此为自外之内。经络与脏腑相连，气随经必传于里，故曰其痛下。痛，一作病。邪在上焦为邪高，邪渐传里为痛下，里气与邪气相搏，逆而上行，故使呕也。与小柴胡汤以解半表半里之邪。

王宇泰 “血弱气尽”，至“结于胁下”，是释“胸胁苦满”句，“正邪分争”三句，是释“往来寒热”句，倒装法也。默默不欲饮食，兼上文满痛而言。“脏腑相连”四句，释心烦喜呕也。

柯韵伯 此仲景自注柴胡证。首五句，释胸胁苦满之因。“正邪”三句，释往来寒热之义。此下多有阙文，故文理不连属也。

曹颖甫 “脏腑相连”数语，尤为解人难索。吾直以为脏即肾脏，寒水之脏也；腑即膀胱，寒水之腑也。脏腑相连，为下焦决渎之道路；即西医所谓输尿管；《内经》所谓水道出焉者是也。盖肾与膀胱，以二输尿管相连属，故仲师谓之脏腑相连。邪正相搏结于胁下，适当太阳寒水脏腑相连之处，下焦决渎，阻而不行，于是胁下之痛，下连少腹。太阳标阳吸于上，下焦水道阻于下，遂至倒行逆施而成呕。且痛之为义，本为邪正相持，水拥肾与膀胱，而痛连一脏一腑，究其实，则为下焦不通。《内经》所谓不通则痛也。

98. 得病六七日，脉迟浮弱，恶风寒，手足温，医二三下之，不能食，而胁下满痛，面目及身黄，颈项强，小便难者，与柴胡汤，后必下重[1]。本渴饮水而呕者，柴胡汤不中与也，食谷者哕[2]。

【注释】

［1］后必下重：后，解大便。下重，肛门有重坠感。

［2］哕：即呃逆。

【语译】

患病六七日，脉迟浮而弱，恶风寒，手足温热（而不逆冷），医生已用过下法二三次，病人不能进食，胁下胀满疼痛，颜面眼睛及身体都发黄，颈部强直不柔和，小便难解，（这时如）用柴胡汤治疗，一定会里急后重。本来口渴，饮水却又呕吐的，不是柴胡汤的适应证，（不仅饮水呕吐，）进食谷饭也会呕哕。

【选注】

成无己　得病六七日，脉迟浮弱，恶风寒，手足温，则邪气在半表半里，未为实，反二三下之，虚其胃气，损其津液，邪蕴于里，故不能食而胁下满痛。胃虚为热蒸之，熏发于外，面目及身悉黄也。颈项强者，表仍未解也。小便难者，内亡津液。虽本柴胡汤证，然以里虚，下焦气涩而小便难，若与柴胡汤，又走津液，后必下重也。不因饮水而呕者，柴胡汤证，若本因饮而呕者，水停心下也。《金匮要略》曰：先渴却呕者，为水停心下，此属饮家。饮水者，水停而呕；食谷者，物聚而哕。皆非小柴胡汤所宜，二者皆柴胡汤之戒，不可不识也。

方有执　六七日，经尽之时也。脉迟浮弱，风寒入里，而表未除，所以犹恶风寒也。手足温，半入于里而未可下也；不能食，误下而里伤也；胁下满痛，邪抟少阳也；面目及身黄，土受木贼而色外薄也；颈项强，太阳阳明之证犹在也；小便难，亡津液也；后以大便言，下重者，柴胡寒，里阴已虚而气滞也；本渴而饮水呕者，水逆也；柴胡不中与者，以呕由水逆，非少阳或为之证也；食谷者哕，言过饱，则亦当哕噫，申明上文，呕，非柴胡所宜之意，末后疑有脱落。

张隐庵 首节论太阳之气在太阴之地中，次节论太阳之气在阳明之中土，皆柴胡汤主之；此即总论太阴、阳明之气虚者，柴胡不中与也。

柯韵伯 浮弱为桂枝脉，恶风寒，为桂枝证。然手足温而身不热，脉迟为寒，为无阳，为在脏，是表里虚寒也。法当温中散寒，而反二三下之，胃阳丧亡，不能食矣。食谷则哕，饮水则呕，虚阳外走，故一身面目悉黄。肺气不化，故小便难而渴，营血不足，故颈项强，少阳之枢机无主，故胁下满痛，此太阳中风误下之坏病，非柴胡证矣。……与小柴胡汤，后必下利者，虽有参、甘，不禁柴、芩、瓜蒌之寒也。

程应旄 后必下重者，脾孤而五液注下，液欲下，而已无液可下，则虚虚之祸，因里寒而益甚耳。遇此之证，无论无里热证，即有里热证，亦属假热，柴胡汤不中与也。

钱潢 后，谓大便也，下重者，非下体沉重，即大便后重也。若再误犯谷气，必至哕而不治矣。哕者，即呃逆也。《素问·宝命全形论》云：病深者其声哕。仲景阳明中风，即有加哕者不治之语。方氏疑末后尚有脱落，不知仲景以不治之证作结，彼竟茫然不知，何哉？尚论并弃而不载，又不知何意，前辈用心，终莫知其意指也。

张锡驹 柴胡汤之害非小，今人不明是理，辄以小柴胡为和解之剂，不问表里之虚实，而乱投之。且去人参，止用柴、芩等辈杀人更猛。学者能三复斯言，实苍生之幸也。

曹颖甫 得病六七日，当是论列小柴胡汤证，兼及不宜小柴胡汤证。所恨诸家望文生训，不能补其脱漏，令仲师立言本旨，前后自相刺谬也。夫曰得病六七日，脉迟浮弱，与上血弱气尽何异？恶风寒、手足温，此证属肌理凝闭，与中风同。本书所谓伤寒脉浮而缓，手足自温者，系在太阴，正以足太阴脾主一身肌肉故也。此本桂枝二麻黄一汤证，医家不知病在太阳，而反二三下之，以致中虚而不能食，太阳寒水陷于胁下而成满痛。此与上默默不欲饮食，邪正相搏结于胁下又何异？况太阳病十日以去，胸满胁痛者，与小柴胡汤，成例具在，焉可诬也。若以小柴胡汤为禁忌，则后此阳明篇胸胁满而不去，小柴胡汤主之，胁下满，不大便而呕，舌上白苔者，可与小柴胡汤，少阳篇胁下硬满不能食，脉沉紧者，与小柴胡汤，俱不可通矣。吾直谓“满痛”下遗脱“小柴胡汤主之”六字。“面目及身黄”以下，乃为忌柴胡证。夫面目及身黄，即阳明篇身目俱黄，寒湿在里不解之证；轻则宜麻黄加术，重则桂枝附子、白术附子二汤可知也。颈项强，小便难，此太阳经输未解而里阴先竭。上文所谓亡津液之证，阴阳和必自愈者也。若寒湿在里之证，更投黄芩以撤热，则腹痛下利，可以立见。津液亡而更以柴胡劫其表汗，则虚阳吸于外，肠胃涸于内，必至欲大便而不得。虽下节颈项强、手足温而渴者，未尝不用柴胡，但彼系未经二三度误下之证，不似此证之亡津液也。此所谓与柴胡汤后必下重者也。若夫本渴、饮水而呕，是名水逆，为五苓散证；或中有留饮故也。

99. 伤寒四五日，身热恶风，颈项强，胁下满，手足温而渴者，小柴胡汤主之。五十。用前方。

【语译】

伤寒四五日，身体发热，恶风，颈项强而不柔和，胁下胀满，手足温暖而口渴的，主用小柴胡汤。

【选注】

成无己 身热恶风，颈项强者，表未解也；胁下满而渴者，里不和也。邪在表则手足通热，邪在里则手足厥寒；今手足温者，知邪在表里之间也。与小柴胡汤以解表里之邪。

张隐庵 此言太阳分部之邪涉于里阴而不内陷者，小柴胡汤主之。伤寒四五日，乃太阴少阴主气之期；身热恶风，颈项强，太阴分部之邪未解也；胁下满者，少阳主枢而少阴亦主枢也；手足温者，系在太阴也；渴者，表里津液之气不和也。是宜达太阳之邪从枢转以外散，小柴胡汤主之。

钱潢 仲景原云，伤寒中风，有柴胡证，但见一证便是，不必悉具，故虽有太阳未罢之证，汗之则犯禁例，故仍以小柴胡汤主之。但小柴胡汤，当从加减例用之，太阳表证未除，宜去人参加桂枝，胁下满，当加牡蛎，渴则去半夏加瓜蒌根为是。

丹波元简 按参前条考之，不身热而手足温者，非柴胡证，身热而手足温者，乃柴胡证。按方氏、喻氏，依颈项强之一证，为三阳合病，非也。颈项强，乃太阳证，而非阳明证，详义见于葛根汤。又按《外台》引仲景《伤寒论》，本条亦云小柴胡汤主之，而其方则柴胡桂枝干姜汤也，盖从加减例，而改易者，与钱氏之意符矣。

100. 伤寒阳脉涩，阴脉弦，法当腹中急痛，先与小建中汤，不差者，小柴胡汤主之。五十一。用前方。

小建中汤方

桂枝三两，去皮　甘草二两，炙　大枣十二枚，擘　芍药六两　生姜三两，切　胶饴一升

右六味，以水七升，煮取三升，去滓，内饴，更上微火消解，温服一升，日三服。呕家不可用建中汤，以甜故也。

【语译】

伤寒，脉象浮取则涩，沉取则弦，这种脉象从理论上说应出现腹内拘急而痛，治疗时可先给予小建中汤，仍不能痊愈的再主用小柴胡汤。

煎服法：上六味药（此处似应为五味，即上述药除胶饴），用水七升，煮到三升，去药渣，加入饴糖，再放置于小火上令其烊化，温服一升，一日服三次。素有呕吐病史的病人不可以用建中汤，这是（小建中汤）甜的缘故。

【选注】

成无己　脉阳涩、阴弦，而腹中急痛者，当作里有虚寒治之，与小建中汤，温中散寒；若不差者，非里寒也，必由邪气自表之里，里气不利所致，与小柴胡汤，去黄芩加芍药，以除传里之邪。又方解曰：建中者，建脾也。《内经》曰：脾欲缓，急食甘以缓之。胶饴、大枣、甘草之甘以缓中也。辛润散也，荣卫不足，润而散之，桂枝、生姜之辛以行荣卫。酸收也、泄也，正气虚弱，收而行之，芍药之酸以收正气。

张隐庵　此言小柴胡汤主旋转少阳之枢，能行皮肤气分之邪，又能行经脉外内之血者也。夫皮肤经脉之血，生于胃腑水谷之精，由胃之大络而注于脾之大络。脾之大络，名曰大包，从大包而行于脏腑之经隧，从经隧而外出于孙络、皮肤。伤寒阳脉涩，阴脉弦，是皮肤经脉之血气逆于脾络之间，故法当腹中急痛。先与小建中汤，桂枝辛走气，芍药苦走血，故易以芍药为君，加胶饴之甘以守中，不宣发谷精而为汗，故名曰建中。曰先与，便含不差意，不差者与小柴胡汤，夫小柴胡汤主旋转少阳之枢者也，少阳三焦又与厥阴包

络相合，而主通体之血脉，少阳枢转则通体之血脉亦行，故可与之。

汪琥 此条，乃少阳病兼挟里虚之证。伤寒脉弦者，弦本少阳之脉，宜与小柴胡汤。兹但阴脉弦，而阳脉则涩，此阴阳以浮沉言，脉浮取之，则涩而不流利，沉取之亦弦而不和缓。涩主气血虚少，弦又主痛，法当腹中急痛，与建中汤者，以温中补虚，缓其痛，而兼散其邪也。先温补矣，而弦脉不除，痛犹未止者，为不差，此为少阳经有留邪也。后与小柴胡汤，去黄芩，加芍药，以和解之。盖腹中痛，亦柴胡证中之一候也。愚以先补后解，乃仲景神妙之法。

张锡驹 先与小建中，便有与柴胡之意，非因小建中不效，而又与小柴胡也。

柯韵伯 仲景有一证用两方者，如用麻黄汗解，半日复烦，用桂枝更汗同法，然皆设法御病，非必然也。先麻黄，继桂枝，是从外之内法；先建中，继柴胡，是从内之外法。

101. 伤寒中风，有柴胡证，但见一证便是，不必悉具。凡柴胡汤病证而下之，若柴胡证不罢者，复与柴胡汤，必蒸蒸而振[1]，却复发热汗出而解。

【注释】

[1] 蒸蒸而振：蒸蒸，热从内发。振，战栗。形容体内正气奋力振发祛邪之状貌。

【语译】

伤寒或中风，有柴胡汤适应证的，只要见到一个符合的症状便可以（使用柴胡汤），不一定要具备所有符合的症状。凡属柴胡汤病证而用了下法，如果柴胡汤证没有消退，仍然可以给予柴胡汤治疗，不过在这种情况下，必会表现为热气上行而战栗，然后又发热汗出而病解。

【选注】

成无己 邪在半表半里之间，为柴胡证，即未作里实，医便以药下之；若柴胡证仍在者，虽下之不为逆，可复与柴胡汤以和解之。得汤，邪气还表者，外作蒸蒸而热，先经下，里虚，邪气欲出，内则振振然也。正气胜，阳气生，却复发热汗出而解也。

张隐庵 夫柴胡汤证乃太阳之气逆于中土，必从枢转而出，故虽下不罢，复与柴胡汤达太阳之气从地而升，汗出而解。曾氏曰柴胡汤原非发汗之剂，而曰却复发热汗出者，谓地气上升，天气四布而自能为云为雨也。其言蒸蒸而振，仍不离少阳枢转之义欤。按下文皆曰下之，又假医之丸药下之，盖言气分之邪不入于有形之脏腑，因脏腑之气虚而后内入也。

102. 伤寒二三日，心中悸而烦者，小建中汤主之。五十二。用前第五十一方。

【语译】

伤寒二三日，心悸而烦的，主用小建中汤。

【选注】

成无己 伤寒二三日，邪气在表，未当传里之时，心中悸而烦，是非邪气搏所致。心悸者，气虚也；烦者，血虚也。以气血内虚，与小建中汤先建其里。

张隐庵 伤寒二三日，乃阳明少阳主气之期。心中悸而烦者，胃络上通于心，少阳三焦与心包相合，心血虚而悸烦也。病气入于心主之血分，故宜小建中汤与之。

钱潢 心中，心胸之间，非必心脏之中也。悸，虚病也。

《医宗金鉴》 伤寒二三日，未经汗下，即心悸而烦，必其人中气素虚，虽有表证，亦不可汗之。盖心悸阳已微，心烦阴已弱，故以小建中汤，先建其中，兼调营卫也。

程应旄 虽悸与烦，皆小柴胡汤中兼见之证，而得之二三日，里证未必便具，小柴胡汤非所与也。

103. 太阳病，过经[1]十余日，反二三下之，后四五日，柴胡证仍在者，先与小柴胡；呕不止，心下急，一云呕止小安。郁郁微烦者，为未解也，与大柴胡汤，下之则愈。方五十三。

柴胡半斤　黄芩三两　芍药三两　半夏半升，洗　生姜五两，切　枳实四枚，炙　大枣十二枚，擘

右七味，以水一斗二升，煮取六升，去滓再煎，温服一升，日

三服。一方，加大黄二两，若不加，恐不为大柴胡汤。

【注释】

[1] 过经：此处指太阳病已从太阳经传向他经。

【语译】

太阳病，传入其他经已经十余日，反被医生用下法下了二三次，四五日以后，仍然存在柴胡证的，可以先给服小柴胡汤；（如果服小柴胡汤后）出现呕吐不止、胃脘拘急、郁闷微烦症状，这是病未解除之象，给予大柴胡汤攻下则可痊愈。

煎服法：上七味药，用水一斗二升，煮到六升，去药渣再次煎熬，温服一升，一日服三次。也有一方是加大黄二两，如不加大黄，恐怕不能成为大柴胡汤。

【选注】

成无己 日数过多，累经攻下，而柴胡证不罢者，亦须先与小柴胡汤，以解其表。经曰凡柴胡汤疾证而下之，若柴胡证不罢者，复与柴胡汤是也。呕止者，表里和也；若呕不止，郁郁微烦者，里热已甚，结于胃中也。与大柴胡汤下其里热则愈。

张隐庵 太阳病过经十余日，此十日已去而过在少阴也，太阳少阴与神气相合而外浮，病气宜从外解，反二三下之，则病气留滞于中矣。后四五日乃十五六日之交作再经而当少阳主气，柴胡证仍在者，太阳之气不因下殒而仍欲外出也。先与小柴胡汤，藉少阳之枢转以达太阳之病气。若呕不止，心下急，郁郁微烦者，此病气留于心下，为未解也。与大柴胡汤下之则愈，用芍药、枳实、黄芩之苦泄以去心下之烦热，柴胡、半夏、生姜、大枣宣达中下二焦之气，盖病从下解而气仍外出也。

104. 伤寒十三日不解，胸胁满而呕，日晡[1]所发潮热，已而微利。此本柴胡证，下之以不得利，今反利者，知医以丸药下之，此非其治也。潮热者，实也，先宜服小柴胡汤以解外，后以柴胡加芒硝汤主之。五十四。

柴胡二两十六铢　黄芩一两　人参一两　甘草一两，炙　生姜一两，切　半夏二十铢，本云五枚，洗　大枣四枚，擘　芒硝二两右八味，以水四升，煮取二升，去滓，内芒硝，更煮微沸，分温再服，不解更作。臣亿等谨按：《金匮玉函》方中无芒硝，别一方云：以水七升，下芒硝二合，大黄四两，桑螵蛸五枚，煮取一升半，服五合，微下即愈。本云柴胡再服，以解其外，余二升，加芒硝、大黄、桑螵蛸也。

【注释】

［1］日晡：傍晚日落时分。

【语译】

伤寒十三日，病不能解，胸胁满闷而呕，傍晚时分发潮热，潮热以后微微有下利。造成这种情况是因为：本来是（大）柴胡证，下法治疗不应造成下利，现在反而出现下利，便可测知医生已用丸药下过，这种治疗是不正确的。出现潮热说明是实邪，应先服小柴胡汤解除外邪，然后再服柴胡加芒硝汤。

煎服法：上八味药，用水四升，煮到二升，去药渣，加入芒硝，再煮到微微沸腾，分二次温服。病如果不解，再次按上法制作服用。

【选注】

成无已 伤寒十三日，再传经尽，当解之时也。若不解，胸胁满而呕者，邪气犹在表里之间，此为柴胡汤证；若以柴胡汤下之，则更无潮热自利。医反以丸药下之，虚其肠胃，邪热乘虚入腑，日晡所发潮热，热已而利也。潮热虽为热实，然胸胁之邪未已，故先与小柴胡汤以解外，后以柴胡加芒硝以下胃热。另，潮热若潮水之潮，其来不失其时也，一日一发，指时而发者，谓之潮热，若日三五发者，即是发热，非潮热也。

张隐庵 此言太阳病气逆于阳明中土不得外出者，先宜小柴胡汤以解太阳之邪，后加芒硝以清阳明之热。伤寒十三日不解，此太阳病气入于中土，从阳明之合不能枢转以外出，故胸胁满而呕也；日晡所，阳明主气之时也；潮热者，值阳明气旺而热如潮汐之来而有信也；夫阳明居中土，气机内陷，故已而微利。此本属柴胡汤证，虽下之而不得利，今反微利者，知医以丸药下之，夫丸缓留中，不外不内，非其治也。夫潮热为实，先宜小柴胡汤以解太阳之病气于外，后以柴胡加芒硝汤清阳明之实热于内。

程应旄 胸胁满而呕，日晡所发潮热，此伤寒十三日不解之本证也。微利者，已而之证也。本证经而兼腑，自是大柴胡，能以大柴胡下之，本证且罢，何有于已而之下利，乃医不以柴胡之辛寒下，而以丸药之毒热下？虽有所去，而热以益热，遂复留中而为实，所以下利自下利，而潮热仍潮热，盖邪热不杀谷，而逼液下行，谓云热利是也。潮热者，实也，恐人疑攻后之下利为虚，故复指潮热以证之。此实得之攻后，究竟非胃实，不过邪热抟结而成。只须于小柴胡解外，后但加芒硝一洗涤之，以从前已有所去，大黄并可不用，盖节制之兵也。

喻嘉言 申酉戌间独热，余时不热者，为潮热，若他时热即为忽闪热，非潮热矣。

汪琥 “潮热”二字，原兼汗出而言，然发热汗出，为太阳中风本有者，何以辨之？不知太阳之发热汗出，自是汗，阳明之大热汗出，自是潮，潮者潮润也，谓汗者汗漫之谓，各有意象。今谚谓潮湿者，即此。乃由热气熏蒸，郁闷而作，当每年梅雨之时，衣物之间，无不潮湿者此也。

105. 伤寒十三日，过经谵语者，以有热也，当以汤下之。若小便利者，大便当硬，而反下利，脉调和者，知医以丸药下之，非其治也。若自下利者，脉当微厥，今反和者，此为内实也，调胃承气汤主之。五十五。用前第三十三方。

【语译】

伤寒已经十三日，（按一般规律）已经传经，出现谵语，是因为有热邪，应当用汤剂攻下。（一般来说）如果小便（特别）通利，大便就应该硬，而（现在）此病人反而出现下利，而脉象却调和，便可测知是已被医生以丸药下过，治疗不正确。如果是自身病情导致下利，脉象应当微而不接续，现在脉象反而调和，说明前面所述的谵语为内实之证，主用调胃承气汤。

【选注】

成无已 伤寒十三日再传经尽，谓之过经。谵语者，阳明胃热也，当以诸承气汤下之。若小便利者，津液偏渗，大便当硬，反下利者，知医以丸药下之也。下利，脉微而厥者，虚寒也，今脉调和，则非虚寒，由肠虚胃热，协热而利也，与调胃承气汤以下胃热。

张隐庵 此言病气已入阳明胃腑，无分便硬自利，审为实热之证者，俱可从乎下解也。伤寒十三日不解，过阳明经而谵语者，以内有热也，当以汤药下之；若小便利者，津液下注，大便当硬，内热而燥，汤药下之可也；若过经谵语而反下利脉调和者，知医以丸药下之，夫丸缓留中，徒伤胃气，非其治也；若自下利而涉于里阴者，其脉当微，手足当厥，今反调和者，此为阳明内实而腐秽当下也。调胃承气汤主之。

山田正珍 微厥，当作微结，因声近而讹。结者，脉之名，即脉动之忽有断绝者。谓之结者，以如一直线，其中忽有交结之处也。炙甘草汤条结代之结，抵当汤条沉结之结，皆同焉。微结者，谓微弱而结代也。成无己……诸人皆以为脉微而厥冷，非也。果然，宜云当脉微而厥，不可云脉当微厥也。钱潢云：微厥者，忽见微细也。然训厥为细，不知何所考据，想亦任笔杜撰而已，岂足论乎？此条盖深于前条一等者，言伤寒十余日不解，表证已罢而谵语者，此以内有热邪也，法当以大小承气汤下之。若小便利者，大便当硬，而反下利，其脉调和者，知医以巴豆、甘遂等丸药下之，续自下利矣，此非其治也。若又不因丸药攻下而自利者，乃内虚有寒之所致，其脉当微结，四逆、真武等所得而主也。今反调和者，此非虚寒，便为内实有热也。虽有下利，乃热药有毒之利已，宜和胃气，调胃承气汤主之。按“调和”二字，一以脉证不相乖言之，一对微结言之，其实当沉而数滑也，非平人无病之调和也。又见后二百二十一条。

106. 太阳病不解，热结膀胱，其人如狂，血自下，下者愈。其外不解者，尚未可攻，当先解其外。外解已，但少腹急结者，乃可攻之，宜桃核承气汤。方五十六。后云，解外宜桂枝汤。

桃仁五十个，去皮尖　大黄四两　桂枝二两，去皮　甘草二两，炙　芒硝二两

右五味，以水七升，煮取二升半，去滓，内芒硝，更上火微沸，下火，先食温服五合，日三服，当微利。

【语译】

病在太阳不得解除，热邪内结于膀胱，病人如同发狂，自行下血，下血则可病愈。如果外邪未解，尚不可用攻下法，应当先解除外邪。外邪解除后，只表现为少腹部拘急有结聚，方可用攻下法，桃核承气汤为宜。

煎服法：上五味药，用水七升，煮到二升半，去药渣，加入芒硝，再放

置于火上熬至微沸，从火上移下，饭前温服五合，一日服三次，（服药后）应当出现微微下利。

【选注】

成无己 太阳，膀胱经也。太阳经邪热不解，随经入腑，为热结膀胱，其人如狂者，为未至于狂，但不宁尔。经曰：其人如狂者，以热在下焦。太阳多热，热在膀胱，必与血相搏，若血不为蓄，为热迫之则血自下，血下则热随血出而愈。若血不下者，则血为热搏，蓄积于下，而少腹急结，乃可攻之，与桃核承气汤，下热散血。《内经》曰：从外之内而盛于内者，先治其外，后调其内。此之谓也。……甘以缓之，辛以散之，少腹急结，缓以桃仁之甘，下焦蓄血，散以桂枝辛热之气，寒以取之，热甚搏血，故加二物于调胃承气汤中也。

张隐庵 此言太阳病气合阳明从胸膈而下入于膀胱也。太阳病不解应传阳明，太阳之邪合阳明之热从胸而下，谓之热结膀胱；其人如狂者，秉阳明之热气也，曰如狂，病属气分，非若抵当汤之发狂也；血自下，下者愈，无形之热邪从有形而散也；故其外不解者，尚未可攻，当先解外，外内之相通也。外解已，但少腹急而复结者，乃太阳表邪合阳明之气而结于少腹，急欲下而不能出，宜桃核承气汤，微利则愈。用芒硝上承阳明之热气，大黄、桃仁破血散结，配甘草、桂枝资中焦之精，达太阳之气。热邪下解而正气外出，此热结膀胱从胸内入，故列于柴胡汤中，意谓从胸而入，亦可从胸而出也。

柯韵伯 冲任之血，会于少腹，热极而血不下而反结，故急。然病自外来者，当先审表热之轻重，以治其表，继用桃核承气，以攻其里之结血。

汪琥 解其外，《补亡论》郭白云采《千金方》云：宜桂枝汤。及考《内台方议》云：若其外证不解，或脉带浮，或恶寒，或身痛等证，尚未可攻，且与葛根汤，以解其外。上二汤，皆太阳病解外之药，学者宜临证消息用之。

钱潢 注家有血蓄膀胱之说，尤为不经。盖太阳在经之表邪不解，故热邪随经，内入于腑，而瘀热结于膀胱。则热在下焦，血受煎迫，故溢入回肠，其所不能自下者，蓄积于少腹，而急结也。膀胱为下焦清道，其蒸腾之气，由气化而入，气化而出，未必能藏蓄血也，若果膀胱之血，蓄而不行，则膀胱瘀塞，所谓少腹硬满，小便自利者，又何自出乎？有识者不谓然也。

陈修园 此一节言太阳之邪循经而自入于本腑也。

107. 伤寒八九日，下之胸满烦惊，小便不利，谵语，一身尽重，不可转侧者，柴胡加龙骨牡蛎汤主之。方五十七。

柴胡四两　龙骨　黄芩　生姜切　铅丹　人参　桂枝去皮　茯苓各一两半　半夏二合半，洗　大黄二两　牡蛎一两半，熬　大枣六枚，擘

右十二味，以水八升，煮取四升，内大黄，切如棋子，更煮一两沸，去滓，温服一升。本云柴胡汤，今加龙骨等。

【语译】

伤寒八九日，用下法治疗后，出现胸部胀满，烦热惊悸，小便不通利，谵语，浑身沉重，不能翻身转侧，主用柴胡加龙骨牡蛎汤。

煎服法：上十二味药，用水八升，煮到四升，加入大黄，大黄切得像棋子大小，再煮一二沸，去药渣，温服一升。本是柴胡汤，现在加龙骨等药。

【选注】

成无己　伤寒八九日，邪气已成热，而复传阳经之时，下之虚其里而热不除。胸满而烦者，阳热客于胸中也；惊者，心恶热而神不守也；小便不利者，里虚津液不行也；谵语者，胃热也；一身尽重不可转侧者，阳气内行于里，不营于表也。与柴胡汤以除胸满而烦；加龙骨、牡蛎、铅丹，收敛神气而镇惊；加茯苓以行津液、利小便；加大黄以逐胃热、止谵语；加桂枝以行阳气而解身重。错杂之邪，斯悉愈矣。

张隐庵　此言少阳枢折于内不能出入者，须启生阳之气以达之。伤寒八九日，当阳明、少阳主气之期，只藉少阳之枢转以外出；若下之则枢转有乖，开合不得；开则胸满，合则烦惊；决渎有愆，则小便不利；阳明内热，则发谵语；一身尽重不可转侧者，少阳主枢，枢折而不能转侧也。柴胡龙骨牡蛎汤主之。用小柴胡汤达伤寒之邪，仍从胸胁以外出；加龙骨、牡蛎启水中之生阳以助少阳之气。经云少阳属肾，少阳之气生于水中，上合三焦与心主包络相合而主血。铅得火而成丹，用铅丹、桂枝、茯苓以助心主之神，而达少阳之气；大黄清阳明之热，盖邪热清而少阳之气转，生气升而少阳之枢续矣。

吴仪洛　此汤治少阳经邪犯本之证。故于本方中，除去甘草，减大枣上行阳分之味，而加大黄行阴，以下夺其邪，兼茯苓以分利小便，龙骨、牡蛎、铅丹以镇肝胆之怯，桂枝以通血脉之滞也，与救逆汤同义。彼以龙骨、牡蛎，

镇太阳经火逆之神乱，此以龙骨、牡蛎、铅丹，镇少阳经误下之惊烦。亦不易之定法也。

曹颖甫 伤寒八九日，正二候阳明受之之期。本自可下，惟下之太早，虽不必遽成结胸，于是浮阳冲激而上，水湿凝冱而下，势所必至。浮阳上薄于脑，则谵语而烦惊；水湿内困于脾，则胸满而身重。所以小便不利者，下既无气以泄之，上冒之浮阳，又从而吸之也，以太阳寒水下并太阴而为湿也。因有胸满身重、小便不利之变，故用柴胡汤以发之；以阳明浮热，上蒙脑气，而为谵语，上犯心脏，而致烦惊，于是用龙、牡、铅丹以镇之；以胃热之由于内实也，更加大黄以利之。此小柴胡汤加龙骨、牡蛎之大旨也。张隐庵妄谓龙骨、牡蛎启水中之生阳。其于火逆惊狂、起卧不安之证，用桂枝去芍加蜀漆、龙、牡救逆者，及烧针烦躁用桂、甘、龙、牡者，又将何说以处之？要而言之，邪热之决荡神魂也，若烟端火焰，上出泥丸，即飘忽无根，于是忽梦山林，忽梦城市，忽梦大海浮舟，而谵语百出矣。湿邪之凝闭体魄也，若垂死之人，肌肉无气，不能反侧，于是身不得起坐，手足不得用力，而一身尽重矣。是故非降上冒之阳而下泄之，则神魂无归，非发下陷之湿而外泄之，则体魄将败，是亦阴阳离决之危候也。彼泥柴胡为少阳主方者，又乌乎识之。

丹波元简 汪氏云：是方也，表里齐走，补泻兼施，通涩并用，恐非仲景之旧，或系叔和采辑时，有差错者。若临是证而用是药，吾不敢也。何也？倘谓胸满谵语，是实证，则当用大黄者，不当用人参；倘谓惊烦小便不利身重，是虚证，则当用人参、大枣、茯苓、龙骨等药者，不当用大黄，况龙骨、牡蛎、铅丹，皆系重坠收涩阴毒之品，恐非小便不利所宜也。汪氏此说，似有所见，然而今以是方治此证，而奏效者不鲜，故未敢为得矣。

山田正珍 按方名柴胡加龙骨牡蛎汤，则宜于小柴胡汤方中加二物也，不则“加”字失义。今此方有铅丹、桂枝、茯苓、大黄四味者，非仲景氏本色也。方后先煮诸药，后内大黄，及切如棋子文，在煎法中者，论中无再见，倍知其不为真方矣。《外台》此方引《千金翼》，而不引《伤寒论》，亦可以证也。刘栋云大柴胡方中加二品也，非也。说见前柴胡加芒硝汤条。

108. 伤寒，腹满，谵语，寸口脉浮而紧，此肝乘脾也，名曰纵[1]，刺期门[2]。五十八。

【注释】

［1］纵：五行顺次相克，如木克土，土克水。

［2］期门：足厥明肝经穴，位于乳直下二寸处。

【语译】

伤寒，腹部胀满，谵语，寸口脉浮而紧，这是肝乘脾，名为纵，针刺期门穴治疗。

【选注】

陈修园 伤寒腹满，为太阴证，谵语为阳明证。其脉不宜浮紧矣，乃取之寸口三部，脉浮而紧，其名曰弦，弦为肝脉，此肝乘脾之病也。《内经》：诸腹胀大，皆属于热。又云：肝气盛则多言，是腹满谵语，乃肝旺所发也。旺则侮其所胜，直犯脾土，名之曰纵，谓纵势而往，无所顾虑也，宜刺期门二穴，以制其纵。此一节合下节，论病在有形之脏，而不在无形之气也。在无形之气，则曰太阴、厥阴。在有形之脏，则曰脾、曰肝、曰肺也。

109. 伤寒发热，啬啬恶寒，大渴欲饮水，其腹必满，自汗出，小便利，其病欲解，此肝乘肺也，名曰横[1]，刺期门。五十九。

【注释】

［1］横：五行逆次反克，如木乘金，金乘火。

【语译】

伤寒，发热、恶寒、口大渴想喝水，病人腹部必定胀满，自汗出，小便通利，这是病证将要解除的表现，这是肝乘侮肺，名为横，针刺期门穴治疗。

【选注】

陈修园 伤寒发热，病在表也。太阳主表，而肺亦主表。啬啬恶寒，皮毛虚也。太阳主皮毛，而肺亦主皮毛。金受火克，故大渴欲饮水，饮水过多，肺气不能通调水道，故其腹必满。若得自汗出，则发热恶寒之证，便有出路；小便利，则腹满之证，便有去路。此肺气有权，得以行其治节，则其病欲解，而不然者，发热恶寒如此，腹满又如此，此肝木乘肺金之虚，而侮其所不胜也，名之曰横，谓横肆妄行，无复忌惮也。亦刺期门二穴，以平其横。按期门二穴，在乳下第二肋端去乳头约四寸，肝募也，厥阴阴维之会，刺入四分，此穴刺法，能佐小柴胡汤所不及。《活人》云：穴在乳直下，肋骨近腹处是也。则是第二肋，当从下数起，恰在软肋之两端，是穴刺法，肥人一寸，瘦人半寸，不肥不瘦中取之，但下针令病人吸五吸，停针良久，徐徐出针，此平泻法也。

曹颖甫 刺期门二节，有数疑窦。不特无刺期门之确证，即本文多不可通。腹满、谵语似阳明实证，脉应滑大而数，不应见浮紧之太阳脉，一可疑也。即张隐庵引辨脉篇曰：脉浮而紧名曰弦，不知紧与弦本自无别。若即以此为肝脉，其何以处麻黄证之浮紧者？是使后学无信从之路也，二可疑也。《金匮·妇人杂病》，原自有热入血室而谵语者，然必昼明了而夜谵语；即不定为夜分谵语，亦必兼见胸胁满如结胸状；又有下血谵语者，又必以但头汗出为验。今皆无此兼证，三可疑也。发热恶寒，病情正属太阳，不应即见渴欲饮水之阳明证，四可疑也。腹满为病，固属足太阴脾，然腹满而见谵语，何以谓之肝乘脾？五可疑也。且渴饮，胃热也，腹满，脾湿也。何证属肝？何证属肺？而必谓之肝乘肺，六可疑也。……然则刺期门者，正所以宣肝郁而散其血热也。次节当云发热汗出，渴欲饮水，其腹必满。盖胃中胆汁太多，化为阳明浮火。发热自汗者，浮火之上炎也；浮火在上，则吸引水气而不得下泄，故其腹必满；胆火上炎，外达肺主之皮毛为发热、为自汗，故谓之肝乘肺。阳热在上，吸水不行，则腹为之满，非刺期门而疏肝郁，则胆火不泄；胆火不泄，则浮阳上吸而小便不利；小便不利，即腹满不去，病将何自解乎？水气直下为纵，纵者直也。水气倒行为横，横者逆也。后文太阳少阳并病刺期门者，义与此同。

110. 太阳病，二日，反躁，凡熨[1]其背，而大汗出，大热入胃，一作二日内烧瓦熨背大汗出，火气入胃。胃中水竭，躁烦必发谵语，十余日振栗自下利者，此为欲解也。故其汗从腰以下不得汗，欲小便不得，反呕，欲失溲，足下恶风，大便硬，小便当数而反不数，及不多，大便已，头卓然而痛，其人足心必热，谷气[2]下流故也。

【注释】

[1] 熨：火热疗法，如以炙热的药物或烤热的砖块、盐粒等，外包裹棉布，熨其体表。

[2] 谷气：水谷之气。

【语译】

病在太阳，第二日就出现烦躁，（这种情况下）凡是热熨病人背部而使病人大汗出的，就会导致火热之邪进入胃部，使胃中阴液耗竭，又躁又烦，就会导致谵语。十几日后出现战栗自行下利，是病欲解之象。（为什么十几日以后战栗自行下利而欲解呢?）这是因为当初熨背发汗时，腰以上大汗出，热入其胃，腰以下未发出汗，上下不和，所以出现想解小便而解不出，反而呕吐，并且似有小便失禁的感觉，脚底恶风，大便硬，大便硬理当小便频数，但上证小便并不频数且量亦不多，现在病人得自利，大便过后，头突然一痛，此人脚底也一定温热不恶风了，因为随大便得利而肠胃之气通畅下行了。

【选注】

成无己 太阳病二日，则邪在表，不当发躁，而反躁者，热气行于里也。反熨其背而发汗，大汗出，则胃中干燥，火热入胃，胃中燥热，躁烦而谵语，至十余日，振栗、自下利者，火邪势微，阴气复生，津液得复也，故为欲解。火邪去，大汗出，则愈。若从腰以下不得汗，则津液不得下通，故欲小便不得，热气上逆而反呕也。欲失溲、足下恶风者，气不得通于下而下虚也。津液偏渗，令大便硬者，小便当数。经曰：小便数者，大便必硬也。此以火热内燥，津液不得下通，故小便不数及不多也。若火热消，津液和，则结硬之便得润，因自大便也。便已，头卓然而痛者，先大便硬，阳气不得下通，既得大便，则阳气降下，头中阳虚，故卓然而痛。谷气者，阳气也。先阳气不通于下之时，足下恶风，今阳气得下，故足心热也。

张隐庵 自此以下，凡十一节，皆论火攻之误。盖火为阳，水为阴，太阳为诸阳主气，而上合君火之神，不可妄用火攻者也。高子曰：此节分二段看，“太阳病”至“此为欲解也”一段，言阳明得少阴之气而自解；下段言少阴得阳明之气相济而释，所以解之义。……金氏曰：此下虽论火攻，其中正邪、虚实表里、上下、阴阳气交，血气流行为治病之张本。

111. 太阳病中风，以火劫发汗，邪风被火热，血气流溢，失其常度，两阳[1]相熏灼，其身发黄，阳盛则欲衄，阴虚小便难，阴阳俱虚竭，身体则枯燥，但头汗出，剂颈而还，腹满微喘，口干咽烂，或不大便，久则谵语，甚者至哕，手足躁扰，捻衣摸床[2]，小便利者，其人可治。

【注释】

［1］两阳：风为阳邪，火亦属阳，中风用火劫故称两阳。

［2］捻衣摸床：捻弄衣襟，摸索床边。是神识昏乱的病人常出现的症状。

【语译】

病在太阳，中风之证，用火攻法强行发汗，风邪被火热郁遏，迫使人体气血运行失常，风邪与火邪相互纠结熏灼人体，导致病人身体发黄。如果阳盛，则可能鼻出血；如果阴虚，则会出现小便难解；如果阴阳俱虚，则身体枯燥少津，仅有头部出汗，至颈部汗就没有了，腹胀满而微喘，口干，咽部溃烂，或不大便，久则导致谵语，严重的导致呕呃，手足躁动，捻衣服摸床，如果小便通利，其病尚可治疗。

【选注】

成无己 风为阳邪，因火热之气，则邪风愈甚，迫于血气，使血气流溢，失其常度。风与火气，谓之两阳。两阳相熏灼，热发于外，必发身黄。若热搏于经络为阳盛外热，迫血上行必衄；热搏于内者，为阴虚内热，必小便难。若热消血气，血气少为阴阳俱虚，血气虚少，不能荣于身体，为之枯燥。三阳经络至颈，三阴至胸中而还，但头汗出，剂颈而还者，热气炎上，搏阳而不搏于阴也。《内经》曰：诸胀腹大，皆属于热。腹满微喘者，热气内郁也。《内经》曰：火气内发，上为口干咽烂者，火热上熏也。热气上而不下者，则大便不硬。若热气下入胃，消耗津液，则大便硬，故云或不大便。久则胃中燥热，必发谵语。《内经》曰：病深者，其声哕。火气大甚，正气逆乱则哕。《内经》曰：四肢者，诸阳之本也。阳盛则四肢实，火热大甚，故手足躁扰，捻衣摸床，扰乱也。小便利者，为火未剧，津液未竭而犹可治也。

张隐庵 愚按通节皆危险之证，重在小便利者，其人可治，所谓阴阳自和者，勿治之，得小便利，必自愈。凌氏曰：此假小便之利，以喻三焦中胃之和，勿专泥于小便可也，仲贤之文每当悟于言外。

陈修园 此一节言火攻之危证也。汪苓友云：诸家注皆言小便自利，夫上文既言小便难，岂有病剧而反有自利之理？必须用药以探之，其人小便利，犹为可治之证，如其不利，治亦罔效矣。此说亦通。按探法，猪苓汤可用，或茵陈蒿汤亦妙。

112. 伤寒脉浮，医以火迫劫之[1]，亡阳必惊狂，卧起不安者，桂枝去芍药加蜀漆牡蛎龙骨救逆汤主之。方六十。

桂枝三两，去皮　甘草二两，炙　生姜三两，切　大枣十二枚，擘　牡蛎五两，熬　蜀漆三两，洗去腥　龙骨四两

右七味，以水一斗二升，先煮蜀漆，减二升，内诸药，煮取三升，去滓，温服一升。本云桂枝汤，今去芍药，加蜀漆、牡蛎、龙骨。

【注释】

［1］以火迫劫之：以烧针、火熨等火法强逼其汗。

【语译】

伤寒，脉浮，医生用火法强行劫取发汗，（汗多）引起亡阳，会导致惊悸狂乱，致使病人躺下、起来躁动不安，主用桂枝去芍药加蜀漆牡蛎龙骨救逆汤。

煎服法：上七味药，用水一斗二升，先煮蜀漆，待水减耗二升，再加入其他药，熬煮到三升，去药渣，温服一升。本是桂枝汤，现在去芍药，加蜀漆、牡蛎、龙骨。

【选注】

成无己　伤寒脉浮，责邪在表，医以火劫发汗，汗出，大出者亡其阳。汗者，心之液。亡阳则心气虚，心恶热，火邪内迫，则心神浮越，故惊狂，起卧不安。与桂枝汤，解未尽表邪；去芍药，以芍药益阴，非亡阳所宜也；火邪错逆，加蜀漆之辛以散之；阳气亡脱，加龙骨、牡蛎之涩以固之。《本草》云：涩可去脱。龙骨、牡蛎之属是也。

张隐庵　伤寒脉浮，病在太阳之表，以火迫劫则阳气外亡矣，亡阳则神失其养，必惊狂而起卧不安也。用桂枝保助心神；龙骨、牡蛎启水中之生阳；蜀漆乃常山之苗，从阴达阳以清火热；甘草、枣、姜助中焦水谷之精，以生此神；芍药苦泄，故去之。夫太阳合心主之神外浮于肤表，以火迫劫之，此为逆也。用桂枝加蜀漆牡蛎龙骨汤启下焦之生气，助中焦之谷精，以续外亡之阳，故名曰“救逆”。

钱潢　火迫者，或熏，或熨，或烧针，皆是也。劫者，要挟逼胁之称

也。……以火劫之，而强逼其汗，阳气随汗而泄，致卫阳丧亡，而真阳飞越矣。

丹波元简 按此条论，喻氏以下，多为风寒两伤证，不必执拘矣。

山田正珍 卧起，成本作起卧，诸注本皆从之，非也。古人唯有卧起之语，未见有起卧之文也。栀子厚朴汤条云，卧起不安。……此条卧起不安，乃前条胸满之外候，“救逆”二字，后人所加，宜删。按前条论柴胡证而被火攻者，本节论桂枝证而被火攻者也，前言八九日，此言脉浮，其义可见矣。惊狂卧起不安，乃火攻发汗过多，遂亡其阳，火热乘虚陷脉中上而乘心，心气为之不镇也。故于桂枝方内，去芍药，加蜀漆、牡蛎、龙骨，以镇其躁扰也。成无己云，芍药益阴，非亡阳所宜，误矣。再按，此证虽云亡阳，然而未至汗出恶寒、四肢厥冷之甚，故无取乎姜、附剂也。《金鉴》云：不用附子四逆辈者，以其为火劫亡阳也，非矣。

113. 形作伤寒，其脉不弦紧而弱，弱者必渴，被火[1]必谵语，弱者发热脉浮，解之当汗出愈。

【注释】

［1］被火：被用火法取汗。

【语译】

病状表现为伤寒，其脉不弦紧而弱，脉弱的病人必有口渴，被用火法取汗就会谵语，脉弱的病人如果发热脉浮，治疗上应当使之汗出而愈。

【选注】

成无己 形作伤寒，谓头痛身热也。脉不弦紧，则无伤寒表脉也。经曰：诸弱发热，则脉弱为里热，故云弱者必渴。若被火气，两热相合，搏于胃中。胃中躁烦，必发谵语。脉弱发热者，得脉浮，为邪气还表，当汗出而解矣。

张隐庵 此形体虚弱而自作寒热，亦不可以火攻也。形作伤寒者，形体自作之寒，非感天之寒邪也。夫正受邪克，其脉则弦，邪正相持，其脉则紧，此非外邪，故脉不弦紧而但弱也；弱为阴虚，故弱者必渴；若被火攻，则火热入胃，神气虚微，必发谵语；夫弱为阴虚，不但于渴而且发热矣，得脉浮而气行于周身之肤表，则解之当自汗出而愈矣。曾氏曰：久病虚弱之人，忽作寒热，发热而渴，即形作伤寒也，医以外感治之，而致败者不可胜数矣。

钱潢 此温病之似伤寒者也。形作伤寒者，谓其形象有似乎伤寒，亦有头项强痛，发热体痛，恶寒无汗之证，而实非伤寒也，因其脉不似伤寒之弦紧而反弱。弱者，细软无力之谓也，如今之发狂者，每见轻软细数无伦之脉，而其实则口燥舌焦，齿垢目赤，发热谵语，乃脉不应证之病也。故弱者必渴，以脉虽似弱，而邪热则盛于里，故胃热而渴也，以邪热炽盛之证，又形似伤寒之无汗，故误用火劫取汗之法，必至温邪得火，邪热愈炽，胃热神昏而语言不伦，遂成至剧难治之病矣。若前所谓，其脉不弦紧而弱者，身发热而又见浮脉，乃弱脉变为浮脉，为邪气还表，而复归于太阳也。宜用解散之法，当汗出而愈矣。

丹波元简 按此条难解，方氏、汪氏以弱为风脉，张氏、周氏、志聪、锡驹并云东垣所谓内伤发热者，汪氏、程氏乃为大青龙汤证。《金鉴》改弱作数，云当汗出，宜大青龙。沉数发热，宜调胃承气汤。渴而谵语，宜白虎汤、黄连解毒汤。以上数说，未有明据，只钱氏稍似允当。

114. 太阳病以火熏之，不得汗，其人必躁，到经不解，必清血[1]，名为火邪。

【注释】

[1] 清血：大便下血。

【语译】

病在太阳，用火熏法发汗，未得汗出，病人必躁动不安，如果太阳病到期不解，必定大便下血，此证名为火邪。

【选注】

成无己 此火邪迫血而血下行者也。太阳病用火熏之，不得汗，则热无从出。阴虚被火，必发躁也。六日传经尽，至七日再到太阳经，则热气当解。若不解，热气迫血下行，必清血清厕也。

张隐庵 太阳病以火熏之，则伤其表阳之气；不得汗，则不得阴液以和之；火伤心主之神，故其人必躁，躁者上伤心主之神，而下动少阴之气也。

115. 脉浮热甚，而反灸之，此为实，实以虚治，因火而动，必咽燥吐血。

【语译】

脉浮，发热较甚，（医生）反用灸法温补，这本来是实证，实证被当作虚证治疗，（邪气）借助灸火而发动，就会导致咽燥唾血。

【选注】

成无己 此火邪迫血而血上行者也。脉浮，热甚为表实，医以脉浮为虚，用火灸之，因火气动血，迫血上行，故咽燥唾血。

张隐庵 高子曰：上文动皮腠之血而下圊，此动下焦之血而上唾，下节动脉中之血而难复，血气流行确有妙义，读者其致思焉。

116. 微数之脉，慎不可灸，因火为邪，则为烦逆，追虚逐实，血散脉中，火气虽微，内攻有力，焦骨伤筋，血难复也。脉浮，宜以汗解，用火灸之，邪无从出，因火而盛，病从腰以下，必重而痹，名火逆[1]也。欲自解者，必当先烦，烦乃有汗而解，何以知之，脉浮故知汗出解。

【注释】

［1］火逆：因用火法治疗而导致发生变证。

【语译】

微而数的脉象，应当谨慎，不可用灸法，（否则）灸火极易变成火邪，导致烦热上逆之证，（这样的治法）是使（阴）虚者更虚，（火）实者更实，阴血耗散于脉中，（灸的）火气虽微，但进入体内则攻击有力，可使筋骨焦灼损伤，致阴血耗散，难以恢复。脉浮，适合用发汗法解表，如用火灸，则使（表）邪无所从出，反而借助灸火而更亢盛，其病状是从腰以下必沉重而痹阻不通，名为火逆。如果病将要自愈，必定会预先发烦热，此烦热就预示将出汗而解。根据什么得知呢？（因为）脉浮（主邪气在表），所以知道应当得汗出而解。

【选注】

成无己 微数之脉，则为热也。灸则除寒，不能散热，是慎不可灸也。若反灸之，热因火则甚，遂为烦逆。灸本以追虚，而复逐热为实，热则伤血，又加火气，使血散脉中，气主呴之，血主濡之，气血消散，不能濡润筋骨，致骨焦筋伤，血散而难复也。

陈修园 微为虚之脉，数为热之脉，虚热盛，则真阴虚，慎不可灸。若误灸之，因致火盛，为邪上攻，则为烦逆。且阴本虚也，更追以火，使虚者愈虚；热本实也，更逐以火，使实者愈实。阴主营血，而行于脉中，当追逐之余，无有可聚之势，以致血散脉中，彼艾火之气虽微，而内攻实为有力，焦骨伤筋，大为可畏。所以然者，筋骨藉血以濡养之，今血被火而散于脉中，血一散，则难复也，终身为残废之人，谁职其咎耶？此一节言火邪之逆于中也，虚热之人，以火攻散其脉中之血，则难复也。愚按速用芍药甘草汤，可救十中之一二。

117. 烧针[1]令其汗，针处被寒[2]，核起而赤者，必发奔豚，气从少腹上冲心者，灸其核上各一壮[3]，与桂枝加桂汤，更加桂二两也。方六十一。

桂枝五两，去皮　芍药三两　生姜三两，切　甘草二两，炙　大枣十二枚，擘

右五味，以水七升，煮取三升，去滓，温服一升，本云桂枝汤，今加桂满五两，所以加桂者，以能泄奔豚气也。

【注释】

［1］烧针：以粗针外裹棉花，蘸油燃烧，待针烧红时去掉棉花急速刺入，为取汗法之一。

［2］被寒：外被寒邪壅闭。

［3］一壮：指一个艾丸或艾炷。

【语译】

用烧针治疗病人使其发汗，针刺的地方被寒邪所束，起一包块而色赤，这样的情况必会发作奔豚，出现气从少腹直上冲心，治疗方法是在每个包块上各灸一壮，并且给服桂枝加桂汤，即（在桂枝汤基础上）多加桂枝二两。

煎服法：上五味药，用水七升，煮到三升，去药渣，温服一升。本是桂枝汤，现在将桂枝加到五两，之所以加桂枝，是因为桂枝能宣泄上逆的奔豚气。

【选注】

成无己 烧针发汗，则损阴血，而惊动心气。针处被寒，气聚而成核。心气因惊而虚，肾气乘寒气而动，发为奔豚。《金匮要略》曰：病有奔豚，从惊发得之。肾气欲上乘心，故其气从少腹上冲心也。先灸核上，以散其寒，与桂枝加桂汤，以泄奔豚之气。

张隐庵 夫经脉之血气，主于上焦之心神，而本于下焦之肾精者也。烧针令其汗者，取经脉之血液而为汗也；针处被寒核起而赤者，寒薄于外而君火之气应之也；神气外浮，必动其肾气而作奔豚，心肾之气相应也；灸其核上各一壮，以开经脉之闭吸，脉道疏通则神机旋转而邪奔自下矣。与桂枝加桂汤，益心主之神，资中焦之汁。申明加桂者，更加牡桂二两也。

陈修园 汗为心液，烧针令其汗，则心液虚矣。针处被寒，核起而赤者，心虚于内，寒薄于外，而心火之色现也。少阴上火而下水，火衰而水乘之，故必发奔豚，其气从少腹上冲心者，灸其核上各一壮，助其心火并散其寒，再与桂枝加桂汤，其方即于原方更加桂二两，温少阴之水脏，而止其虚奔。此一节言外寒束其内火，用火郁发之之义也。汪苓友云：此太阳病未发热之时，误用烧针，开发腠理，以引寒气入脏，故用此法。若内有郁热，必见烦躁等证，又不在此例矣。

118. 火逆下之，因烧针烦躁者，桂枝甘草龙骨牡蛎汤主之。方六十二。

桂枝一两，去皮　甘草二两，炙　牡蛎二两，熬　龙骨二两

右四味，以水五升，煮取二升半，去滓，温服八合，日三服。

【语译】

火逆，用下法治疗，又用烧针而致烦躁的病证，主用桂枝甘草龙骨牡蛎汤。

煎服法：上四味药，用水五升，煮到二升半，去药渣，温服八合，一日服三次。

【选注】

张隐庵 火逆者，因火而逆也。逆则阳气上浮，下之则阴气下陷，因加烧针，则阴阳水火之气不和。夫太阳不得少阴之气以和之则烦，少阴不得太阳之气以下交则躁。宜桂枝甘草龙骨牡蛎汤，和太阳、少阴心肾相交之血气。

119. 太阳伤寒者，加温针必惊也。

【语译】

太阳伤寒证，加用温针治疗，就会出现惊惕不宁。

【选注】

成无己 寒则伤荣。荣气微者，加烧针，则血留不行。惊者温针，损荣血而动心气。《金匮要略》曰：血气少者属于心。

张隐庵 太阳伤寒者，寒伤太阳之气也；妄加温针，以取血脉之汗，无故而殒，必发惊也，观此则知伤寒病在六气而不涉经脉矣。施氏曰：温者，热也，温针者，即燔针焠刺之类也；烧针者，既针而以艾火灼之也。皆为火攻之义。

钱潢 温针，即前烧针也。太阳伤寒，当以麻黄汤发汗，乃为正治，若以温针取汗，虽欲以热攻寒，而邪受火迫，不得外泄而反内走，必致火邪内犯阳神，故震惊摇动也。

120. 太阳病，当恶寒发热，今自汗出，反不恶寒发热，关上脉细数者，以医吐之过也。一二日吐之者，腹中饥，口不能食；三四日吐之者，不喜糜粥，欲食冷食，朝食暮吐。以医吐之所致也，此为小逆[1]。

【注释】

［1］小逆：因误治引起的变证，但不甚严重。

【语译】

病在太阳，应当恶寒发热，现在出现自汗出，不恶寒发热，关上脉细数，其原因是被医生误用吐法。（如果是）病在太阳一二日时被误用此法，则会出现腹中知饥而口不能食；如果是病在太阳三四日时被误用吐法，则会出现不爱吃烂粥，想吃冷食，早晨吃傍晚吐。这都是医生误用吐法所造成的，此谓小逆。

【选注】

成无己 恶寒发热，为太阳表病；自汗出，不恶寒发热者，阳明证。本太阳表病，医反吐之，伤动胃气，表邪乘虚传于阳明也。以关脉细数，知医吐之所致。病一二日，为表邪尚寒而未成热，吐之则表寒传于胃中，胃中虚寒，故腹中饥而口不能食。病三四日，则表邪已传成热，吐之，则表热乘虚入胃，胃中虚热，故不喜糜粥，欲食冷食，朝食暮吐也。朝食暮吐者，晨食入胃，胃虚不能克化，即知至暮胃气行里，与邪气相搏，则胃气反逆，而以胃气尚在，故止云小逆。

张隐庵 此下凡四节统论吐之之过，而有邪正虚实之分焉。此节言吐伤中土而脾胃虚寒，一二日乃阳明主气，故吐之则伤胃；三四日乃太阴主气，故吐之则伤脾也。病属太阳当恶寒发热，今自汗出，反不恶寒发热而关上脉细数者，何也？以医吐之过也。夫吐之则津液外亡，中气内虚，是以汗出而关脉细数，关以候中也。夫一二日吐之，则伤阳明胃土之气，故腹中虽饥而口不能食，胃主纳谷故也。三四日吐之，则伤太阴脾土之气。夫胃气虚者，糜粥自养，今不喜糜粥；胃气寒者，饮食宜温，今欲食冷食；夫阳明太阴互相资益，朝食暮吐者，脾不磨而反出，脾主消谷故也。凡此皆以医吐之所致也。本论曰：脉浮大应发汗，医反下之，此为大逆。今但以医吐之，故为小逆。马氏曰：正虚邪陷，胃气孤危，此尚得为小逆乎？此为小逆，诘词也，亦通。金氏曰：本文虽言一二日、三四日，究以二日、四日为主，所谓言不尽意也。

钱潢 病在太阳，自当恶寒发热，今自汗出而不恶寒，已属阳明。然阳明当身热汗出，不恶寒而反恶热，今不发热，及关上脉见细数，则又非阳明之脉证矣。其所以脉证不相符合者，以医误吐而致变也。夫太阳表证，当以汗解，自非邪在胸中，岂宜用吐？若妄用吐法，必伤胃气。然因吐得汗，有发散之义寓焉，故不恶寒发热也。关上，脾胃之部位也，细则为虚，数则为热。误吐之后，胃气既伤，津液耗亡，虚邪误入阳明，胃脘之阳虚躁，故细数也。一二日邪在太阳之经，因吐而散，故表证皆去，虽误伤其胃中之阳气，而胃未大损，所以腹中犹饥，然阳气已伤，胃中虚冷，故口不能食。三四日则邪已深入，若误吐之，损胃尤甚，胃气虚冷，状如阳明中寒，不能食，故不喜糜粥也。及胃阳虚躁，故反欲食冷食，及至冷食入胃，胃中虚冷不化，故上逆而吐也。此虽因误吐致变，然表邪既解，无内陷之患，不过当温中和胃而已，此为变逆之小者也。

程应旄 吐之不当，则周身之气皆逆，而五脏颠覆，下空上逆，气不能归，故有如此景气。

张锡驹 自汗出者，吐伤中气，而脾津外泄也。程云：表邪不外越而上越，故为小逆。

《医宗金鉴》 “欲食冷食”之下，当有“五六日吐之者”六字，若无此一句，则不喜糜粥，欲食冷食，与朝食暮吐之文，不相联属。且以上文“一二日”“三四日”之文，细玩之，则可知必有“五六日吐之”一句，由浅及深之谓也。

柯韵伯 “此为小逆”四字，移“吐之过也”下。

曹颖甫 世之治伤寒者，动称汗、吐、下三法，此大谬也。三阳之证，惟汗、下为常法。然汗之太过，下之太早，尚不免于流弊。至于吐则在禁例，与火劫发汗相等。即如太阳伤寒恶寒发热其常也，此麻黄汤证也；即自汗出而见发热，亦其常也，此中风主桂枝汤之证也。今自汗出，反不恶寒发热，关上脉见细数。细则为虚，数则为热；关上则为脾胃。胃中原有胆汁及肝脾之液，为之消谷。惟吐之太过，胆汁倾泄则黄而苦，肝液倾泄则清而酸，脾液倾泄则腻而甜。（脾，西医谓之脺，亦称甜肉。）吐之太过，则胃中虚寒，不能消磨水谷。细数之脉，真寒而假热。脉数者当消谷，今不能食，此与后文发汗令阳气微、膈气虚之脉数正复相等。仲师言：一二日吐之，腹中饥，口不能食者，一候至二候为八九日之期。八九日则太阳气将传阳明，用药吐之则伤胃气。胃伤不受水谷，故腹中饥而口不能食。其所以不能食者，膈上之虚阳阻之也。（此证宜附子理中冷服方受，或于温药中略增川连以导之。）言三四日吐之，不喜糜粥，欲食冷食，朝食暮吐者，三候至四候为二十二三日之期。二十二三日，病气将传太阴，此时用药吐之，伤其脾精，脾液不能合胆汁、肝液还入胃中而消谷，气逆于膈上，则生虚热；阳微于中脘，则生实寒；虚热在上，不能受糜粥之热，故反喜冷食。胃中本寒，热食尚不能消，况于冷食，故朝食而暮吐。（此证名反胃，宜大半夏汤，半夏宜生用；甚则吴茱萸汤。）谓之小逆者，此虽吐之内烦，不比汗下亡阳之变，一经温中虚烦立止，故称小逆。

丹波元简 《金鉴》、柯氏二说，皆不可从。

121. 太阳病吐之，但太阳病当恶寒，今反不恶寒，不欲近衣，此为吐之内烦[1]也。

【注释】

［1］内烦：此处言自内引发的虚烦。

【语译】

病在太阳却用吐法，如果仅是太阳病则应有恶寒症状，现在反而不恶寒，不想穿衣，这即是误用吐法导致的内中烦热。

【选注】

成无己 太阳表病，医反吐之，伤于胃气，邪热乘虚入胃，胃为邪热内烦，故不恶寒，不欲近衣也。

张隐庵 此言吐亡津液，而致阳热过盛也。太阳病反不恶寒至不欲近衣，乃阳热盛而阴液消亡。此为吐之内烦者，言吐伤心主之气而烦也。

方有执 不恶寒不欲近衣，言表虽不显热，而热在里也，内烦者，吐则津液亡，胃中干，而热悗内作也。

《医宗金鉴》 太阳病吐之表解者，当不恶寒，里解者亦不恶热。今反不恶寒，不欲近衣者，是恶热也。此由吐之后，表解里不解，内生烦热也。盖无汗烦热，热在表，大青龙证也。有汗烦热，热在里，白虎汤证也。吐下后心中懊侬，无汗烦热，大便虽硬，热犹在内，栀子豉汤证也。有汗烦热，大便已硬，热悉入腑，调胃承气汤证也。今因吐后，内生烦热，是为气液已伤之虚烦，非未经汗下之实烦也，以上之法，皆不可施，惟宜用竹叶石膏汤，于益气生津中，清热宁烦可也。

陈修园 太阳病不当吐而吐之，但太阳病原当恶寒，今吐后反不恶寒，不欲近衣者，此为吐之伤上焦心主之气，阳无所附而内烦也。

曹颖甫 太阳病当恶寒，以吐之之故，反不恶寒，此与前条同；惟不欲近衣，则与前条异。热在骨髓，乃不欲近衣，吐之内烦。何以见此证情，仲师又不出方治？此正所当研核者也。盖太阳之气，标热而本寒。太阳寒水不能作汗，反随涌吐而告竭，标热乃独张于外。此证若渴饮而脉洪大，则为人参白虎汤证，为其入阳明也。若但热不渴者，则为桂枝白虎汤证，为其入阳明而未离太阳也。学者能于此而推扩之，则思过半矣。

山田正珍 “太阳病吐之”句下，似有阙文。

122. 病人脉数，数为热，当消谷[1]引食[2]，而反吐者，此以发汗，令阳气微，膈气[3]虚，脉乃数也。数为客热[4]，不能消谷，以胃中虚冷，故吐也。

【注释】

[1] 消谷：消化饮食。

[2] 引食：自行索食，胃口较好。

[3] 膈气：胸膈间正气。

[4] 客热：虚热。

【语译】

病人脉数，数脉主有热，理当消化功能强并且多食，但现在反而呕吐，这是因为发汗造成阳气衰微、膈上气虚，所以脉数。此数脉是客热（虚热）的表现，因此不能消化食物，又因为胃中是虚冷的，所以呕吐。

【选注】

成无己 阳受气于胸中，发汗外虚阳气，是令阳气微、膈气虚也。数为热本，热则合消谷，客热则不能消谷，因发汗外损阳气，致胃中虚冷，故吐也。

山田正珍 数为热，及令阳气微等语，自有辨脉平脉法中辞气。

123. 太阳病，过经十余日，心下温温[1]欲吐，而胸中痛，大便反溏，腹微满，郁郁微烦，先此时自极吐下者，与调胃承气汤，若不尔者，不可与。但欲呕，胸中痛，微溏者，此非柴胡汤证，以呕故知极吐下也。调胃承气汤。六十三。用前第三十三方。

【注释】

[1] 温温：形容胃中呕呕泛泛，想要呕吐的感觉。

【语译】

太阳病已离经十余日，胃中温温想吐，而胸部疼痛，大便反而稀溏，腹中稍微胀满，闷闷地微有烦热。在上述这些症状出现之前已经大吐下的，给予调胃承气汤治疗，如果不是这种情况就不能给予。仅仅是想呕吐、胸痛、大便微溏，这不是柴胡汤证，因为有呕的症状，所以知道曾大吐下过。

【选注】

成无己 心下温温欲吐，郁郁微烦，胸中痛，当责邪热客于胸中。大便反溏，腹微满，则邪热已下于胃也。日数虽多，若不经吐下，止是传邪，亦未可下，当与柴胡汤，以除上中二焦之邪。若曾吐下，伤损胃气，胃虚则邪乘虚入胃为实，非柴胡汤所能去，与调胃承气汤下胃热。以呕，知胃气先曾伤动也。

张隐庵 夫欲吐而大便溏，亦有胃实之证，审其未至十余日之时，自极欲吐下而为胃实者，与调胃承气汤。不尔者，不可与，慎之也。但此欲呕、胸中痛、微溏三者，乃少阴之邪陷于脾土，此非柴胡证，救里可也。以呕故知极吐下也，言亦非承气证，不过以呕故审知其极欲吐下否也。愚按不尔者，不可与，则承气汤亡矣；又云以呕故知极吐下，言但以呕之故而自极吐下，又亡矣，学者所当意会者也。

陈修园 然以上诸证，或虚或实，不无疑议，必须审病人之情。先此十余日之时，自料其病，若得极吐极下而后适其意者，此胃实也，可与调胃承气汤，微和胃气。若不尔者，为虚证，则不可与。若但欲呕而无心下温温证，但胸中痛而无郁郁微烦证，但微溏而无腹满证者，此且非柴胡证，况敢遽认为承气证乎？然则，承气证从何处而得其病情乎？以其呕，即是温温欲吐之状，故知先此时自欲极吐下也。此一节言病证在疑似之间，而得其欲吐之情为主，兼参欲下，以定治法，甚矣，问证之不可不讲也。

曹颖甫 太阳病，过经十余日，已在三候之期，病机当传阳明。心下温温欲吐者，温温如水之将沸，水中时有一沤，续续上泛，喻不急也。胸为阳位，胸中阳气不宣，故胸痛。但上闭者下必不达，而大便反溏。腹微满而见溏，此正系在太阴，腐秽当去之象。郁郁微烦者，此即太阳病若吐、若下、若发汗微烦，与小承气汤和之之例也。然必审其先时：自极吐下伤其津液者，乃可与调胃承气汤；若未经吐下，即不可与。所以然者，虑其湿热太甚，下之利遂不止也。惟但欲呕、胸中痛、微溏，何以决其非柴胡证？但欲呕，何以知其极吐下？意旨殊不了了。按伤寒十三日不解条下云：胸胁满而呕，日晡所发潮热，已而微利，此本柴胡证。今但欲呕而胸中痛，与胸胁满而呕相似；微溏则又与已而微利相似。况柴胡证多呕，今反因呕而决其为极吐下，意旨尤不可通。不知此“呕”字，即上“温温欲吐”之“吐”，传写者误作“呕”字耳。但欲吐者，缘吐下伤其中气，中阳虚寒而气上泛也。惟既极吐下，胃津告竭，不无燥矢，故可与调胃承气汤。此条正以当传阳明之期，证明调胃承气证。张隐庵反谓非承气证，已属谬误；又以自极吐下释为自欲极吐下，按之文义，尤属不通。此不过考其未至十余日时曾经吐下否耳。张隐庵惟不知“呕”字为“吐”字之误，故说解支绌如此。

山田正珍 温温读曰愠愠，考征见下。自，当作“而”，因声近而讹。盖自者，去声，四置韵。而者，平声，四支韵。其韵虽异，音则相近。前第三十二葛根汤条，“而下利”误作“自下利”者，亦为之故也。又少阴篇真武汤条，自下利之“自”字，《玉函》《千金翼》俱误作“而”字，可谓明征矣。以呕，当作“以溏”，应上文反溏语也。过经谓表解也，言太阳病，表证已罢十余日，心下愠愠，欲吐而胸中痛，大便不溏者，此为邪传少阳，小柴胡汤证也。今其人大便当不溏而反溏，郁郁微烦者，知医先此时而极吐下。极吐下者，必用瓜蒂、巴豆类，故伤动肠胃，以致下利也。然是毒药未解之下利，非虚寒下利，又非太阳病外证未除而数下之，遂致虚寒之利也，故与调胃承气汤，以和其胃则愈。若不尔者，谓不因极吐下，而有此证，则虚寒之溏，虚寒之腹满，虚寒之烦也，虽有似柴胡证者，非实热也。其脉当微弱结代，义如前百十条所述，不可与调胃承气汤，宜以理中四逆辈温之。若但欲呕，胸中痛，大便微溏者，似柴胡证，而非柴胡证，以其大便溏之故，知其极吐下，又知其非柴胡证也。按此章也，言简而旨微，加以传写之谬，是以千古愦愦，终莫得其本旨者。刘栋解自极吐下，以为病人自欲为吐下，妄之尤甚者。“极”字，岂有欲义耶？（附考）尝考论中，本条既曰心下温温，欲吐而胸中痛，又少阴篇曰心中温温欲吐而不能吐，“温温”二字，古来注家，并不之释。考诸《尔雅·释训》，则曰：温温，柔也。疏曰：宽缓和柔也。以是释之乎，其奈枘凿不相入何。及于王肯堂解出，始为之说云：温温，当是嗢嗢，乃吐饮之状也。《医宗金鉴》亦从而由之，盖据《玉函经》也。

124. 太阳病六七日，表证仍在，脉微而沉，反不结胸，其人发狂者，以热在下焦，少腹当硬满，小便自利者，下血乃愈。所以然者，以太阳随经，瘀热在里故也，抵当汤主之。方六十四。

水蛭熬　虻虫各三十个。去翅足，熬　桃仁二十个，去皮尖　大黄三

两，酒洗

右四味，以水五升，煮取三升，去滓，温服一升，不下更服。

【语译】

病在太阳已六七日，表证仍存在，脉象微而沉，但并不出现胸满硬痛的结胸症状，而是出现发狂，这是因为邪热位于下焦，小腹部肯定硬满，如果小便自利，下其瘀血才能痊愈。这是因为太阳之邪循经而入里，使瘀热互结在里。主用抵当汤。

煎服法：上四味药，用水五升，煮到三升，去药渣，温服一升，服后未泻下的，再服。

【选注】

成无己 太阳，经也。膀胱，腑也。此太阳随经入腑者也。六七日邪气传里之时，脉微而沉，邪气在里之脉也。表证仍在者，则邪气犹浅，当结于胸中；若不结于胸中，其人发狂者，热结在膀胱也。经曰：热结膀胱，其人如狂。此发狂则热又深也。少腹硬满，小便不利者，为无血也；小便自利者，血证谛也，与抵当汤以下蓄血。……苦走血，咸胜血，虻虫、水蛭之咸苦，以除蓄血。甘缓结，苦泄热，桃仁、大黄之苦，以下结热。

张隐庵 虻虫、水蛭，皆吮血之虫，一飞一潜，潜者下行在里之瘀，飞者上承随经之热，配桃仁以破瘀，大黄以行血。名曰抵当汤者，谓抵当随经之热，而使之下泄也。高子曰：太阳表邪循背下入，则为抵当汤证，而属有形；从胸下入，则为桃仁承气汤证，而属无形。曰抵当，曰承气，则有形、无形、气分、血分从可识矣。

曹颖甫 太阳病六七日，已满一候，仍见恶寒发热之表证，则其病为不传。但不传者，脉必浮紧及浮缓，乃反见沉微之脉。考结胸一证，关上脉沉，以其结在心下也。今见沉微之脉，反不结胸，其人发狂者，因太阳阳热陷于下焦，致少腹硬满。夫下焦者，决渎之官，上出于肾，下属膀胱。西医谓之输尿管，亦称肾膀管。中医以为肾与膀胱相表里者以此。以少阴为寒水之脏者，未尝不以此也。血海附丽于膀胱，太阳阳热，随经而结于腑，伤及胞中血海，因病蓄血。然必验其小便之利，乃可定为血证。抵当汤一下，而即愈矣。

山田正珍 此辨太阳病有蓄血者，比桃仁承气证，一等重者也。彼则小腹急结，此则小腹硬满；彼则如狂，此则发狂；彼则汗后，此则下后。自有差别也。桃核承气证，其血自下，其为瘀血之病，不俟辨明矣。此则血不下，故因小便利不利，以断其为瘀血也。桃核承气主治伤寒病中，热邪结于下焦，而其血为之不行，滞而为瘀者也。抵当汤丸，主治其人素有瘀血，而热血乘之者。故阳明篇云：其人喜忘者，本有久瘀血，宜抵当汤。其有别如之。此下焦本有积血之人，适病伤寒而其热乘瘀血，秽气上而乘心，令人发狂者也。按刘向《新序》云：楚惠王食寒菹而得蛭，因遂吞之，腹有疾而不能食。令尹入问曰：王安得此疾也？王曰：我食寒菹得蛭，念谴之而不行其罪乎，是法废而威不立也，谴而行其诛乎，则庖宰食监，法皆当死，心又不忍也。故吾恐蛭之见也，因遂吞之。令尹避席，再拜而贺曰：臣闻天道无亲，惟德是辅。君有仁德，天之所奉也，病不为伤。是夕也，惠王之后蛭出，故其久病心腹之疾皆愈。王充《论衡·福虚》篇云：蛭之性食血，惠王心腹之积，殆积血也，故食血之虫死，而积血之病愈。由此观之，虽丈夫亦有积血之疾，自古而然，第不及妇人最多已。言太阳病六七日，下治后，头痛发热恶寒等仍在，其脉微而沉者，当变为结胸。大陷胸汤条云：脉沉而紧，可见结胸，其脉多沉。今反不结胸，其人发狂者，此为热乘其蓄血。试看小腹虽硬满，小便则快利如常，可以决蓄血无疑而下之。何以知其经攻下？以“仍在”二字，及“反不结胸”四字知之也。下篇云：病发于阳而反下之，热入因作结胸，可见结胸，必是下后之病矣。今此证下后，脉沉而不结胸，故曰反也。再按伤寒下法，种种不同，咸待其表解而后下之，今此条表证仍在，而用下法者，何也？以其脉既变沉微也。若犹浮大者，未可下之也。下条云：太阳病身黄，脉沉结，亦以脉决其表之假在，而实则既解也。

（附考）抵当汤及丸，皆破积血之剂，其所以命抵当者，诸家纷然，未有定论也。成无已云：血蓄于下，非大毒驶剂，则不能抵当其甚邪，故治蓄血曰抵当汤。方有执云：抵当之当，去声。抵，至也。至当不易之正治也。喻昌云：蓄血而至于发狂，则热势攻心，桃仁承气不足以动其血，非用单刀直入之将，必不能斩关取胜，故名其汤为抵当。抵者至也，乃至当不易之良法也。澜穆云：抵，敌也。当，犹玉卮无当之当，言底也。四味皆逐下瘀血之药，令之实当其瘀血相酿之底，而下之之名也。或曰：抵，诸矢切，至也，使之至其底也。其他诸家所解，亦皆不出于右诸说之外，果为至当不易之剂乎？则如桂枝于太阳，柴胡于少阳，承气于阳明，无之而不至当不易，岂独抵当为然耶？训抵为击乎？则巴豆、甘遂、大黄、芒硝诸剂，孰不抵当者？

训当为底乎？则大小承气于燥屎结硬之底，十枣、瓜蒂于留饮停蓄之底，孰不抵当者？余尝闻之，愧一夫不得其所者，调鼎之任也；患一字不能解者，学者之业也。然则方名之末，虽匪治术大本，苟私淑仲景氏者，奈之何其可弗考究乎？按《尔雅·释虫》曰：蛭蝚，至掌。《名医别录》亦云：水蛭，亦名至掌。《太平御览》亦引《本草经》曰：水蛭，亦名至掌。因检《韵镜》："至"字去声，四置韵。"抵"字上声，四纸韵。韵虽不同，均属开转齿音清行第三等照母。又考之字书，"抵"通作"扺"。纸邸二音，击也触也，当也至也。乃知其训"抵"为"至"，亦因同音而然。盖古昔四声未判，往往同音通用，如"亡名"作"亡命"，"智者"作"知者"，不遑枚举。此知"至""抵"通用，所谓抵当，即抵掌之讹，而实为水蛭之异称矣。是方以水蛭为君，所以命名抵掌汤已。若其不直曰水蛭汤者，盖污秽之物，不欲斥言，殊取其异称以为方名，犹如不言人尿汤而言白通汤，不言大便而言不洁，不云死而云物故。可见其读抵曰邸，亦是传习之误矣。但其号蛭曰抵掌，其义不可得而考。要之，方言隐语，不过虎谓於菟，腐鼠谓璞类也。尝详论中，罣误若斯者，不一而足。如彼"痓"作"痉"，"转矢气"作"转失气"，"挟热利"作"协热利"，"本方"作"本云"，"小腹"作"少腹"，传写一误，而千载袭其失，流传既久，而耳目熟之，遂至复无一人容疑于其间者，可胜叹哉！

125. 太阳病身黄，脉沉结，少腹硬，小便不利者，为无血也；小便自利，其人如狂者，血证谛[1]也，抵当汤主之。六十五。用前方。

【注释】

[1] 谛：经审查证据确实。

【语译】

病在太阳，出现身体发黄，脉象沉结，少腹硬，小便不利，说明不是血证；如果小便自利，病人发狂，这就可以确定为血证，主用抵当汤。

【选注】

成无己 身黄脉沉结，少腹硬，小便不利者，胃热发黄也，可与茵陈汤。身黄，脉沉结，少腹硬，小便自利，其人如狂者，非胃中瘀热，为热结下焦而为蓄血也，与抵当汤以下蓄血。

柯韵伯 湿热留于皮肤而发黄，卫气不行之故也。燥血结于膀胱而发黄，营气不敷之故也。水结、血结，俱是膀胱病，故皆少腹硬满，小便不利是水结，小便自利是血结，“如”字，助语辞，若以“如”字实讲，与发狂分轻重，则谬矣。

方有执 谛，审也，言如此则为血证审实，无复可疑也。

126. 伤寒有热，少腹满，应小便不利，今反利者，为有血也，当下之，不可余药，宜抵当丸。方六十六。

水蛭二十个，熬　虻虫二十个，去翅足，熬　桃仁二十五个，去皮尖　大黄三两

右四味，捣分四丸，以水一升，煮一丸，取七合服之，晬时[1]当下血，若不下者更服。

【注释】

[1] 晬时：一昼夜时间。

【语译】

伤寒病，发热，小腹胀满，一般应该还有小便不利的症状，现在病人反而小便利，这就说明有瘀血，应当攻下瘀血，用抵当丸最适合，不宜用其他药剂。

煎服法：上四味药，捣碎，分成四个大丸，用一升水，煮一丸，煮取七合药液服用，一昼夜后应当泻下瘀血，如不泻下，再服。

【选注】

张隐庵 伤寒有热，邪在内也；少腹满者，瘀在里也；此热在气分而及于少腹，应小便不利。今反利者，气分之热已归于血分矣；当下之，不可余药，宜抵当丸。谓伤寒之热尽归于胞中，故用丸以清胞中之血；无胞外之余热，故不可余药；丸缓，故至晬时当下。

127. 太阳病，小便利者，以饮水多，必心下悸；小便少者，必苦里急[1]也。

【注释】

［1］苦里急：以里急为苦，这里是指小便不下，少腹部急迫痛苦。

【语译】

病在太阳，（如果）小便通利，便饮水多，就会引起心下悸动；（如果）小便少，就会出现少腹部急迫痛苦的症状。

辨太阳病脉证并治下

128. 问曰：病有结胸[1]，有脏结[2]，其状如何？答曰：按之痛，寸脉浮，关脉沉，名曰结胸也。

【注释】

［1］结胸：以上脘部按之疼痛为主要症状的证候。

［2］脏结：与结胸症状类似，但脉象不同的证候。二者病机有阴阳虚实的区别。

【语译】

问：疾病有结胸，有脏结，它们的症状是怎样的？

答：（胸部）被按压则疼痛，寸脉浮，关脉沉，此证名为结胸。

129. 何谓脏结？答曰：如结胸状，饮食如故，时时下利，寸脉浮，关脉小细沉紧，名曰脏结，舌上白苔滑者，难治。

【语译】

问：什么叫脏结？

答：具有结胸的症状，饮食正常，不时地大便下利，寸脉浮，关脉小细沉紧，此证名为脏结，（脏结）而又出现舌苔白滑的，难以治愈。

【选注】

成无己　结胸者，邪结在胸；脏结者，邪结在脏。二者皆下后，邪气乘虚入里所致。下后邪气入里，与阳相结者为结胸，以阳受气于胸中故尔；与阴相结者，为脏结，以阴受之，则入五脏故尔。气与宜通而塞，故痛。邪结阳分，则阴气不得上通，邪结阴分，则阳气不得下通。是二者，皆心下硬痛。寸脉浮，关脉沉，知邪结在阳也；寸脉浮，关脉小细沉紧，知邪结在阴也。阴结而阳不结，虽心下结痛，饮食亦自如，故阴气乘肠虚而下，故时时自下利。阴得阳则解，脏结得热证多，则易治。舌上白苔滑者，邪气结胸中亦寒，故云难治。

张隐庵 此言脏结，状如结胸，而有少阴、太阳之别也。如结胸状者，少阴之神机格于外而不能入，亦于太阳结胸之状；然病气不结于胸膈之有形，故饮食如故；时时下利者，病邪陷于阴也；寸脉浮者，神气浮于外也；关脉小细沉紧者，少阴阴气盛，故脉小细，君火之气陷于阴故沉紧也；此病发于阴，故名曰脏结。舌上白苔滑者，神气格于外，而心气虚寒不得阳热之化也，故为难治。

曹颖甫 大抵太阳标热挟实者易治，太阳本寒挟虚者难治。结胸之证，阴盛格阳者难治；脏结之证，独阴无阳者不治。

《医宗金鉴》 按此条“舌上白苔滑者，难治”句，前人旧注，皆单指脏结而言，未见明晰，误人不少。盖舌苔白滑，即结胸证具，亦是假实。舌苔干黄，虽脏结证具，每伏真热。脏结阴邪，白滑为顺，尚可温散；结胸阳邪，见此为逆，不堪攻下，故为难治。由此可知，著书立论，必须躬亲体验，真知灼见，方有济于用，若徒就纸上陈言，牵强附会，又何异按图索骥耶。

丹波元简 按《金鉴》此说，未知于经旨如何，然系于实验，故附于此。又云：按汪注，结胸伤上焦之阳气，脏结伤中焦之阴气，于理未允。

130. 脏结无阳证，不往来寒热一云，寒而不热，其人反静，舌上苔滑者不可攻也。

【语译】

脏结证没有阳证，不出现往来寒热，病人反而安静不烦，舌苔滑润的，不能用攻法。

【选注】

成无己 脏结于法当下，无阳证，为表无热；不往来寒热，为半表半里无热；其人反静，为里无热。经曰舌上如苔者，以丹田有热，胸中有寒，邪气以表里皆寒，故不可攻。

张隐庵 此承上文脏结而言，少阴君火主气，有阳热之证，少阴标阴本热，而外合太阳，有往来之寒热。今脏结无阳证，不往来寒热，故其人反静，意谓病无君火本热之阳，而反见阴寒宁静之象，舌上苔滑者，心火之气已虚，故不可攻也。潘氏曰：按文义，若脏结有阳证，亦属可攻。

曹颖甫 病机陷于半表半里者，邪正相争，则往来寒热，故太阳病有发热恶寒之桂枝麻黄各半汤，有形似疟日再发之桂枝二麻黄一汤，有发热恶寒之桂枝二越婢一汤，又有伤寒中风五六日、往来寒热之柴胡汤。若不往来寒热，则正气不能与邪争，惟其为独阴无阳，故其人反静。舌上苔滑者，脾肾虚寒而不复温升也。譬之土润溽暑则地生莓苔，可见舌上有苔，实由脾阳挟水气上行，郁蒸而始见。今脏结之证，中阳垂绝，宁复有生气发见于舌本，故但见寒湿之苔滑，而绝无一线生机。此证不攻必死，攻之亦死，曰不可攻者，冀其阳气渐复，或当挽救于万一也。

陈修园 脏结发于少阴，少阴上火下水，本热标寒，必得君火阳热之化，则无病，今不得其热化，则为脏结无阳证。少阴主枢，今病不见往来寒热，是少阴之阳气不能从枢以出也。阳动而阴静，故其人反静。舌上苔滑者，为君火衰微而阴寒气盛，不得不切戒之曰不可攻也。此承上文而言脏结之证也。少阴上火而下水，其气交会于阳明中土，故脉现于关，沉与结胸无异，而小细紧为脏阴虚寒结证所独也。

131. 病发于阳，而反下之，热入因作结胸；病发于阴，而反下之一作汗出，因作痞[1]也。所以成结胸者，以下之太早故也。结胸者项亦强，如柔痓[2]状，下之则和，宜大陷胸丸。方一。

大黄半斤　葶苈子半升，熬　芒硝半升　杏仁半升，去皮尖，熬黑

右四味，捣筛二味，内杏仁、芒硝，合研如脂，和散，取如弹丸一枚，别捣甘遂末一钱匕，白蜜二合，水二升，煮取一升，温顿服之，一宿乃下，如不下，更服，取下为效，禁如药法。

【注释】

[1] 痞：以胃脘痞塞、按之柔软不痛为主要症状的证候。

[2] 柔痓：痓，亦作“痉”，表现为项背强直、角弓反张的一种证候。柔痉者伴有汗出症状，另有不汗出者，名曰刚痉。可参看《金匮要略·痉湿暍病脉证治》篇。

【语译】

病发于阳分，而反用下法，热邪会乘虚入里导致结胸；病发于阴分，而反用下法，会因此而导致痞证。上述结胸的形成原因是下得太早。结胸证亦有项强，类似柔痉的项强症状，用下法治疗可使之柔和，宜用大陷胸丸。

煎服法：上四味药，捣筛（大黄、葶苈子）二味，然后加入杏仁、芒硝，合在一起研磨如油脂，搅和成散状，取弹丸大小的分量，另外再单独捣甘遂为末，约一钱匕分量，用白蜜二合，水二升，加入各药熬煮到一升，温热时顿服，一夜便得泻下，如果不泻，再服，得泻下则为有效。其禁忌类同一般的服药法。

【选注】

成无己 发热恶寒者，发于阳也，而反下之，则表中阳邪入里，结于胸中为结胸；无热恶寒者，发于阴也，而反下之，则表中阴邪入里，结于心下为痞。结胸病项强者，为邪结胸中，胸膈结满，心下紧实，但能仰而不能俯，是项强，亦如柔痉之状也。与大陷胸丸，下结泄满。……大黄、芒硝之苦咸，所以下热；葶苈、杏仁之苦甘，所以泄满；甘遂取其直达，白蜜取其润利，皆以下泄满实物也。

张隐庵 上文言病少阴而不得阳热之气，则为脏结；此言病少阴而上承君火之阳，则下之成痞。痞与脏结咸发于阴，而又有阴阳、上下之殊，不但不同于结胸也。病发于阳者，发于太阳也，太阳主表，宜从汗解，而反下之，则胃中空虚，热邪内入而结于胸膈之阳分，因作结胸。病发于阴者，发于少阴也，少阴上火下水而主神机出入，治当助其君火之阳而反下之，则邪入胸膈之阴分，因作痞也。夫未论痞，先论结胸其所以成结胸者，以下之太早故也。夫脏结状如结胸，而结胸之状何如？结胸者，项亦强如柔痉状，所以然者，太阳之气运行于肤表，气结于胸则通体之气机不转，是以项亦强如柔痉之几几然。故下之则和，宜大陷胸丸。芒硝、大黄上承太阳之邪热以下行，葶苈、杏仁和肺气以解太阳之气结，盖太阳之气主通体之皮毛，肺主气而主皮毛也。甘遂气味苦寒，主破坚积，利水道，太阳气结，则水道不利，水道行则气结亦解矣。用丸者，丸缓留中，解胸内之邪结，疏太阳之表气，故不第曰下之，而曰下之则和者，缓下也，若用汤则必一鼓而下矣。

钱潢 发于阳者，邪在阳经之谓也；发于阴者，邪在阴经之谓也。反下之者，不当下而下也，两反下之，其义迥别，一则以表邪未解，而曰反下，一则以始终不可下，而曰反下也。因者，因误下之虚也，结胸则言热入者，以发热恶寒，表邪未解，误下则热邪乘虚陷入，而为结胸，以热邪实于里，故以大小陷胸攻之。痞不言热入者，盖阴病本属无阳，一误下之，则阳气愈虚，阴邪愈盛，客气上逆，即因之而为痞硬，如甘草、半夏、生姜三泻心汤证是也。末句但言下早为结胸之故，而不及痞者，以邪在阳经而未解，邪犹在表；若早下之，则里虚而邪热陷入，致成结胸。若表邪已解而下之，自无变逆之患，故以下早为嫌。至于邪入阴经之证，本无可下之理，阴经虽有急下之条，亦皆由热邪传里，非阴经本病也。除此以外，其可反下之乎？

程应旄 发于阳者，从发热恶寒而来。否则热多寒少者，下则表热陷入，为膻中之阳所格，两阳相搏，是为结胸。结胸为实邪，发于阴者，从无热恶寒而来，否亦寒多热少者。下则虚邪上逆，亦为膻中之阳所拒，阴阳互结，是为痞，痞为虚邪。

张璐 病发于阳者，太阳表证误下，邪结于胸也。病发于阴者，皆是内挟痰饮，外感风寒，中气先伤，所以汗下不解，而心下痞也。或言中风为阳邪，伤寒为阴邪，安有风伤卫气，气受伤而反变为结胸，寒伤营血，血受伤而反成痞之理？复有误认直中阴寒之阴，下早变成痞者，则阴寒本无实热，何得有下早之变？设阴结阴躁，而误下之，立变危逆，恐不至于成痞停日，待变而死也。

曹颖甫 此条病发于阳，病发于阴，自当以太阳言之，与上发于阳、发于阴一例。黄坤载《悬解》，最为谛当。张隐庵以阴为少阴，其谬误要无可讳。陈修园因之，此又应声之过也。风为阳邪，则病发于阳为中风，当以桂枝汤发腠理之汗。而反下之，热入因作结胸。曰热入者，因中风有热故也。寒为阴邪，则病发于阴为伤寒，当以麻黄汤发皮毛之汗。而反下之，寒入因而作痞。仲师不言寒入者，省文耳。中风有汗发热，易于传化阳明，俟其传阳明而下之，原无结胸之变。惟下之太早，汗未透达于肌表，因合标阳内壅，寖成热痰，阻遏肺气，肺气塞于上，则肠胃闭于下，其证略同悬饮之内痛。所以然者，以湿痰胶固于阳位故也。湿痰凝于膈上，燥气留于中脘，故其为病，体强如柔痉。《金匮·痉湿暍篇》所谓身体强，几几然者即是。由体强几几而进之，即为卧不着席之大承气证。今本条却言项强，传写者误“体”为“项”。仲师言下之则和，宜大陷胸丸者，葶苈、杏仁、甘遂以去上膈之痰，硝、黄以导中脘之滞；燥气既去，经脉乃伸。其所以用丸不用汤者，此正如油垢黏滞，非一过之水所能荡涤也。

丹波元简 按发于阳，发于阴，成氏、程氏、钱氏，皆原于太阳上篇第八条之义。然所谓阴，非少阴直中之谓，但是寒邪有余，后世所谓挟阴之证，若果直中纯阴，则下之有不立毙者乎？张氏所论虽似于经旨未明切，而验之病者，往往有如此者，故并采而录之。张兼善驳成氏，以阴阳为表里，柯氏亦以为外内。周氏则云：发于阴者，洵是阴证，但是阳经传入之邪，皆不可从也。

132. 结胸证，其脉浮大者，不可下，下之则死。

【语译】

结胸证，其脉象浮大的，不可以攻下，下之则死。

【选注】

成无己 结胸为邪结胸中，属上焦之分，得寸脉浮、关脉沉者，为在里，则可下。若脉浮大，心下虽结，是在表者犹多，未全结也，下之重虚，邪气复结，则难可制，故云：下之则死。

张隐庵 合下两节言太阳正气内结，不能外出而非邪结也。夫太阳之气生于下焦，从中膈而外出于肤表。结胸证者，言太阳之气结于中也；其脉浮大者，太阳之气虚于内而浮大于外也；下之则太阳根气益虚，不与表阳相接，外内离脱，故死也。张氏曰：治邪结易，治正结难。今之患结胸而死者，皆正结也。

喻嘉言 胸既结矣，本当下以开其结。然脉浮大，则表邪未尽，下之，是令其结而又结也，所以主死。此见一误不堪再误也。

张兼善 柴胡加桂枝干姜汤，以和解之。

陈修园 此言结胸证，乃太阳之正气合邪气而结于内，若脉见浮大，是邪实固结于内，正虚反格于外也。

曹颖甫 《易·否》之象传曰：内阴而外阳，内柔而外刚，外君子而内小人，小人道长，君子道消也。明乎此乃可与言结胸之危候。仲师之言曰：结胸证，其脉浮大者，不可下，下之则死。又曰：结胸证悉具，烦躁者亦死。夫群邪在位，贤人在野，则其国必亡。虚阳外脱，阴寒内踞，则其病必死。其所以必死者，结胸而见沉紧之脉。虽阴寒在里，遏其真阳，邪正交争，脉因沉紧。但令真阳战胜，则一下而阴寒消歇，其病决不致死。若反见浮大之脉，譬之明季阮马持权于内，史阁部拚命于外，必至君子与小人同败。以沉涸之阴寒，格垂脱之真阳，苟不顾其本原而攻下之，不根之阳，方且因之而灭息。此结胸见浮大之脉，所为下之而必死者也。

133. 结胸证悉具，烦躁者亦死。

【语译】

结胸证的症状全部具有，而又有烦躁症状的，也主死。

【选注】

张隐庵 结胸证悉具者，在外之如柔痉状，在内之膈内拒痛，外内之证悉具也；烦躁者，上下之阴阳不相交济也。故上节外内相离者死，此上下不交者亦死。夫太阳正气流行，环转不息，一息不通则生化灭，一丝不续则穹壤判，是以太阳之气结于中，不同邪结胸中之结胸，医者所当简别者也。

曹颖甫 其所以烦躁亦死者，结胸之为病，本痰涎并居胸膈之证，其脉沉而紧，心下痛而硬，不大便，舌燥而渴，日晡潮热，心下至少腹俱硬满而痛，或体强如柔痉，或心中懊侬。脉之所以沉紧者，病气凝聚而中有所著也。心下痛而硬者，痰浊与水气并居阳位，格拒而不下也。不大便，舌燥而渴，日晡潮热，心下至少腹硬满而痛者，太阳寒水凝于上，阳明燥气动于下也。体强如痉者，阳热内陷而燥气伤筋也。心中懊侬者，心阳为湿痰所郁，而气不舒也。

134. 太阳病脉浮而动数，浮则为风，数则为热，动则为痛，数则为虚，头痛发热，微盗汗出，而反恶寒者，表未解也，医反下之，动数变迟，膈内拒痛，一云头痛即眩。胃中空虚，客气动膈，短气躁烦，心中懊侬，阳气内陷，心下因硬，则为结胸，大陷胸汤主之。若不结胸，但头汗出，余处无汗，剂颈而还，小便不利，身必发黄。大陷胸汤。方二。

大黄六两，去皮　芒硝一升　甘遂一钱匕

右三味，以水六升，先煮大黄，取二升，去滓，内芒硝，煮一两沸，内甘遂末，温服一升，得快利，止后服。

【语译】

病在太阳，脉浮而动数，脉浮说明属风，脉数说明有热，脉动主痛，脉数说明有虚，头痛、发热、微出盗汗而反恶寒，这样的症状属于表邪未解，医生反用下法攻下，（原先的）动数之脉变成迟脉，胸膈内阻拒而痛，胃中空虚，所容邪气，扰动胸膈，气短躁烦，心中烦闷不安，致使阳气因虚而内陷，心下因此痞结而硬，便成了结胸证，主用大陷胸汤。如果没有变成结胸证，只是头部汗出，到颈部汗便止住，其他部位无汗，小便又不通利，身体肯定会发黄。

煎服法：上三味药，用水六升，先煮大黄，煮到二升，去大黄药渣，加入芒硝，煮一二沸，加入甘遂末，温服一升，得大便痛快泻下即不要再服。

【选注】

成无己 动数皆阳脉也，当责邪在表。睡而汗出者，谓之盗汗。为邪气在半表半里，则不恶寒，此头痛发热，微盗汗出反恶寒者，表未解也，当发其汗。医反下之，虚其胃气，表邪乘虚则陷。邪在表则见阳脉，邪在里则见阴脉，邪气内陷，动数之脉所以变迟，而浮脉独不变者，以邪结胸中，上焦阳结，脉不得而沉也。客气者，外邪乘胃中空虚入里，结于胸膈，膈中拒痛者，客气动膈也。《金匮要略》曰：短气不足以息者，实也。短气躁烦，心中懊侬，皆邪热为实。阳气内陷，气不得通于膈，壅于心下，为硬满而痛，成结胸也。与大陷胸汤，以下结热。若胃中空虚，阳气内陷，不结于胸膈，下入于胃中者，遍身汗出，则为热越，不能发黄；若但头汗出，身无汗，剂颈而还，小便不利者，热不得越，必发黄也。……大黄谓之将军，以苦荡涤。芒硝一名硝石，以其咸能软硬，夫间有甘遂以通水也。甘遂若夫间之遂，其气可以直达透结。陷胸三物为允。

张隐庵 此邪结于内，故用芒硝、大黄、甘遂以破邪，使结邪一鼓而下，不必破气达表之葶苈、杏仁。

汪琥 按甘遂，若夫间之遂。考《周礼》：凡治野，夫间有遂。注云：自一夫至千夫之田，为遂沟洫浍，所以通水于川。遂者，通水之道也，广深各三尺曰遂。则是甘遂乃通水之要药，陷胸汤中，以之为君，乃知结胸证，非但实热，此系水邪结于心下故也。

135. 伤寒六七日，结胸热实[1]，脉沉而紧，心下痛，按之石硬者，大陷胸汤主之。三。用前第二方。

【注释】

[1] 结胸热实：此处强调结胸证之属热实者，区别于寒实结胸。

【语译】

伤寒六七日，形成实热型结胸证，脉沉而紧，心下疼痛，触按起来如石块般坚硬，主用大陷胸汤。

【选注】

成无己 病在表而下之，热入因作结胸。此不云下后，而云伤寒六七日，则是传里之实热也。沉为在里，紧为里实，以心下痛，按之实硬，是以为结胸，与大陷胸汤，以下结热。

张隐庵 此节言寒邪入结于胸膈，不因下而成结胸者，亦大陷胸汤之所主也。伤寒六七日，太阳之气当来复于外，今结胸而热实，乃寒邪之热入结于内，故脉沉而紧，邪气内实，故心下痛而按之石硬也，大陷胸汤主之。

程应旄 结胸一证，虽曰阳邪陷入，然“阴”“阳”二字，从虚实寒热上区别，非从中风伤寒上区别，表热盛实，转入胃腑，则为阳明证，表热盛实，不转入胃腑，而陷入膈，则为结胸证，故不必误下始成。伤寒六七日，有竟成结胸者，以热已成实，而填塞在胸也。脉沉紧心下痛，按之石硬，知邪热聚于此一处矣。不因下而成结胸者，必其人胸有燥邪，以失汗而表邪合之，遂成里实，此处之紧脉，从痛得之，不作寒断。

魏荔彤 六七日之久，表寒不解，而内热大盛，于是寒邪能变热于里，在胃则为传阳明，在胸则为结胸矣。入胃则为胃实，入胸则为胸实，实者邪热已盛而实也。

曹颖甫 伤寒六七日，甫及一候。所谓伤寒一日，太阳受之也。本寒郁于上，标热实于下，因病结胸，关上脉沉紧者，寒与热并居于中脘也。中脘气阻，故心以下痛，水气与热结而成痰，故按之石硬。但用硝、黄以去实热，甘遂以下湿痰，而结胸自愈。此证不由误下而成，治法与之相等。学者于此，可以悟参变矣。

136. 伤寒十余日，热结在里，复往来寒热者，与大柴胡汤；但结胸无大热者，此为水结在胸胁也，但头微汗出者，大陷胸汤主之。四。用前第二方。

大柴胡汤方

柴胡半斤　枳实四枚，炙　生姜五两，切　黄芩三两　芍药三两

半夏半升，洗　大枣十二枚，擘

右七味，以水一斗二升，煮取六升，去滓再煎，温服一升，日三服。一方加大黄二两，若不加，恐不名大柴胡汤。

【语译】

患伤寒已十几日，热邪郁结在里，又有往来寒热的症状，则治疗上给予大柴胡汤；仅仅是结胸而发热不甚的病证，这是水邪结在胸胁，仅会出现头部微汗出，主用大陷胸汤。

煎服法：上七味药，用水一斗二升，煮至六升，去药渣，再次熬煮，温服一升，一日服三次。另有一方组成中加入大黄二两，如果不加，恐怕不能称之为大柴胡汤。

【选注】

成无己　伤寒十余日，热结在里，是可下之证，复往来寒热，为正邪分争，未全敛结，与大柴胡汤下之。但结胸无大热者，非热结也，是水饮结于胸胁，谓之水结胸。周身汗出者，是水饮外散，则愈；若但头微汗出，余处无汗，是水饮不得外泄，停蓄而不行也，与大陷胸汤以逐其水。

喻嘉言　后人反谓结胸之外，复有水结胸一证。又谓下文支结，乃支饮结聚，亦另是一证，可笑极矣。

钱潢　若水饮必不与热邪并结，则大陷胸方中，何必有逐水利痰之甘遂乎？

137. 太阳病，重发汗而复下之，不大便五六日，舌上燥而渴，日晡所小有潮热一云日晡所发心胸大烦，从心下至少腹硬满而痛不可近者，大陷胸汤主之。五。用前第二方。

【语译】

病在太阳，多次发汗而又用下法攻下，不解大便已五六日，舌上干燥，口渴，傍晚即发低烧，从胃脘到少腹部都硬满胀痛、不愿被触碰，主用大陷胸汤。

【选注】

成无己　重发汗而复下之，则内外重亡津液，而邪热内结，致不大便五六日，舌上燥而渴也。日晡潮热者属胃，此日晡小有潮热，非但在胃，从心下至少腹，硬满而痛不可近者，是一腹之中，上下邪气俱甚也，与大陷胸汤以下其邪。

喻嘉言 不大便燥渴，日晡潮热，少腹硬满，证与阳明颇同。但小有潮热，则不似阳明大热，从心上至少腹手不可近，则阳明又不似此大痛，因是辨其为太阳结胸，兼阳明内实也。缘误汗复误下，重伤津液，不大便而燥渴潮热，虽太阳阳明，亦属下证。但痰饮内结，必用陷胸汤，由胸胁以及胃肠，荡涤始无余。若但下肠胃结热，反遗胸上痰饮，则非法矣。

138. 小结胸病，正在心下，按之则痛，脉浮滑者，小陷胸汤主之。方六。

黄连一两　半夏半升，洗　瓜蒌实大者一枚

右三味，以水六升，先煮瓜蒌，取三升，去滓，内诸药，煮取二升，去滓，分温三服。

【语译】

小结胸病，（其病位）正在心下胃脘部，按之则痛，脉浮滑的，主用小陷胸汤。

煎服法：上三味药，用水六升，先煮瓜蒌，煮到三升，去药渣，加入其他药，再熬煮到二升，去药渣，分三次温服。

【选注】

成无己 心下硬痛，手不可近者，结胸也。正在心下，按之则痛，是热气犹浅，谓之小结胸。结胸脉沉紧，或寸浮关沉，今脉浮滑，知热未深结，与小陷胸汤，以除胸膈上结热也。……苦以泄之，辛以散之；黄连、瓜蒌实之苦寒以泄热，半夏之辛以散结。

张隐庵 自此以下，凡十三节，皆论经脉结邪，或涉心主络脉、或干厥阴血分、或病少阴心气，皆为小结胸证，与大结胸之在气分而从胸膈出入者稍异也。小结胸者，太阳之气合心主之神结于络脉之中。故正在心下，按之则痛者，按而始痛，经脉结邪也；脉浮滑者，浮乃太阳心主之气，滑乃经气交结之邪。小陷胸汤主之。用黄连以泻心下之热，半夏达阳明之气而解胸结，瓜蒌实清络脉之邪，从上而下。夫行气分之结，故曰大；行血分之结，故曰小也。

曹颖甫 病在心下，故称结胸。小结胸与大结胸同，此部位之不可改易者也。但按之痛，则与不按亦痛之大结胸异；脉浮滑，则与大结胸之沉紧异。所结不实，故无沉紧之脉，必待按之而始痛。太阳标热并于上，故脉浮，水气湿热结于心下，故脉滑。小陷胸汤，黄连苦降，以抑在上之标热；半夏生用，以泄水而涤痰；瓜蒌实以泄中脘之浊。按此即泻心汤之变方。后文半夏泻心汤、生姜泻心汤、甘草泻心汤，皆黄连、半夏同用，是其明证也。意此证里实不如大结胸，而略同虚气之结而成痞。方中用黄连以降上冒之热邪，用瓜蒌实以通胃中之积垢，与后文治痞之大黄黄连泻心汤相类。但此证为标热陷于心下，吸引痰涎水气，而腑滞稍轻，故以黄连、半夏为主，而以瓜蒌实易大黄。后文所列之痞证，关上脉浮者，腑滞较甚，而又为标热吸引，故以大黄为主，而黄连副之，不更纳去水之半夏也。

139. 太阳病，二三日，不能卧，但欲起，心下必结，脉微弱者，此本有寒分[1]也，反下之，若利止，必作结胸；未止者，四日复下之，此作协热利[2]也。

【注释】

［1］寒分：身体的阴寒成分。结合脉象，此处可理解为素体虚寒。

［2］协热利：被裹挟热邪的下利。

【语译】

病在太阳二三日，不耐烦躺卧，只想起来，胃脘必有痞结，脉微弱的，说明其人本有阴寒的体质因素，（对这样的病人）反而（误）用下法，如果下利止住，必然导致结胸；下利未止，四日后又再次攻下，这就形成协热利了。

【选注】

成无己 太阳病，二三日，邪在表也。不能卧，但欲起、心下必结者，以心下结满，卧则气壅而愈甚，故不能卧而但欲起也。心下结满，有水分，有寒分，有气分，今脉微弱，知本有寒分。医见心下结，而反下之，则太阳表邪乘虚入里，利止则邪气留结为结胸，利不止，至次日复如前下利不止者，是邪热下攻肠胃，为挟热利也。

张隐庵 合下两节论小结胸之有碍于开合枢也，此节言太阳表邪内陷，不能从开而出者，只可从乎内解也。太阳病二三日，当阳明少阳主气之期；不能卧者，太阳之主开也；但欲起者，少阳之主枢也；心下必结者，阳明之主合也，以太阳之病而干少阳、阳明之气；脉微弱者，此本有太阳之寒分而阳明、少阳之气未盛也。夫病未反本，治当从本，今反下之，病者必利，若利止，则邪不下陷，必结于胸，此亦病发于阳而反下之，因作结胸之意。未止者，四日复下之，四日乃太阴主气之期，脾家实不能合太阳之开而外出，则腐秽当下。此为挟太阳之表邪，而作协热利也。

曹颖甫 太阳病二三候，正当传阳明少阳之期。不能卧，但欲起，心下结，此正与胃家实相似。盖胃不和，固寐不安也，误下之，因实出于此。由是以微弱之脉本有寒分者，置之不辨，反与滑大之脉同治。若一下而即止，标热与本寒停蓄心下，因作结胸；若一下不止，则标热与本寒并趋大肠，因作协热利，寒即因利而消，寒从水尽也。按后文协热利者，脉沉滑。《金匮》：下利脉滑者，当有所去。则当及四候之期，更进大承气汤，乃一下而更无余事矣。少阴篇下利色纯青与此同例，故知用大承气也。

140. 太阳病，下之，其脉促一作从，不结胸者，此为欲解也；脉浮者，必结胸；脉紧者，必咽痛；脉弦者，必两胁拘急；脉细数者，头痛未止；脉沉紧者，必欲呕；脉沉滑者，协热利；脉浮滑者，必下血。

【语译】

病在太阳，被用了攻下法，（这时应看脉象，如果）脉促，不结胸，这是病欲解之兆；如果脉浮，说明邪气必结在胸；如果脉紧，必会咽痛；如果脉弦，必出现两胁部急拘牵引；如果脉细数，则头痛尚未停止；如果脉沉紧，必然想呕吐；如果脉沉滑，即协热下利；如果脉浮滑，一定会便血。

【选注】

成无己 此太阳病下之后，邪气传变。其脉促者，为阳盛，下后脉促，为阳胜阴也，故不作结胸，为欲解；下后脉浮，为上焦阳邪结，而为结胸也，经曰：结胸者，寸脉浮，关脉沉。下后脉紧，则太阳之邪，传于少阴，经曰：脉紧者属少阴。《内经》曰：邪客于少阴之络，令人嗌痛，不可内食，所以脉紧者，必咽痛。脉弦则太阳之邪传于少阳，经曰：尺寸俱弦者，少阳受病也。

其脉循胁，络于耳，所以脉弦者，必两胁拘急。下后邪气传里，则头痛未止，脉细数为邪未传里而伤气也，细为气少，数为在表，故头痛未止。脉沉紧，则太阳之邪传于阳明，为里实也，沉为在里，紧为里实，阳明里实，故必欲呕。脉滑则太阳之邪传于肠胃，以滑为阴气有余，知邪气入里，干于下焦也，沉为血胜气虚，是为协热利、浮为气胜血虚，是知必下血。经曰不宜下而便攻之，诸变不可胜数，此之谓也。

《医宗金鉴》 脉促当是脉浮，始与不结胸为欲解之文义相属。脉浮当是脉促，始与论中结胸胸满同义。脉紧当是脉细数，脉细数当是脉紧，始合论中二经本脉。脉浮滑当是脉数滑，浮滑是论中白虎汤证之脉，数滑是论中下脓血之脉。细玩诸篇自知。

丹波元简 按《金鉴》所改，未知旧文果如是否，然此条以脉断证，文势略与辨平二脉相似，疑非仲景原文，柯氏删之，可谓有所见矣。

山田正珍 此条亦叔和所搀，凡由脉以推证，非仲景氏之法也。按《外台》以“太阳病”至“解也”十七字，接后百五十八条“若心下满而硬痛”上，以为一章，非也。

141. 病在阳，应以汗解之，反以冷水潠[1]之，若灌之，其热被劫不得去，弥更益烦，肉上粟起，意欲饮水，反不渴者，服文蛤散。若不差者，与五苓散。寒实结胸，无热证者，与三物小陷胸汤。用前第六方。白散亦可服。七。一云与三物小白散。

文蛤散方

文蛤五两

右一味为散，以沸汤和一方寸匕服，汤用五合。

五苓散方

猪苓十八铢，去黑皮　白术十八铢　泽泻一两六铢　茯苓十八铢　桂枝半两，去皮

右五味为散，更于臼中杵之，白饮和方寸匕服之，日三服，多饮暖水，汗出愈。

白散方

桔梗三分　巴豆一分，去皮心，熬黑，研如脂　贝母三分

右三味为散，内巴豆，更于臼中杵之，以白饮和服，强人半钱匕，羸者减之。病在膈上必吐，在膈下必利，不利，进热粥一杯，利过不止，进冷粥一杯。身热皮粟不解，欲引衣自覆，若以水潠之洗之，益令热却不得出，当汗而不汗则烦，假令汗出已，腹中痛，与芍药三两如上法。

【注释】

［1］潠：音逊（xùn），含水喷洒或以水涮洗。

【语译】

病在阳，属表，应以发汗法解除病邪，反用冷水喷洒降温，若被冷水浇灌，其热邪被当头拦截，郁不得散，弥漫体内，更增烦热，并且肌肤上鼓起如粟米般大小的疙瘩，病人心中想要喝水，但并不真正口渴，治疗给服文蛤散。如果不见效，给予五苓散。如果属于寒性邪实结胸，没有热的症状，给予三物小陷胸汤。白散亦可给服。

煎服法：

文蛤散：上一味药制为散剂，用滚开水调和一方寸匕服用，汤剂用五合。

五苓散：上五味药制为散剂，再置于臼中杵捣和匀，白开水调和一方寸匕服用，一日服三次。多喝热水，助其汗出则愈。

白散：上三味药制为散剂，加入巴豆再置于臼中捣杵，用白开水调和服用，强壮的人服半钱匕的量，体质弱的人用量比半钱匕更减少一点。病邪在膈上的必吐而祛邪，病在膈下的必下利而祛邪，如不下利，吃热粥一小碗（助其下利），利下不止的吃冷粥一小碗（止利）。如果身体发热，肌肤上粟米般的疙瘩不能解除，并想以衣覆盖，有这种症情而用冷水喷洒灌洗，会更加使热邪郁遏不能发散，应当发汗而不能发出汗则会烦热，假如已经使其汗出了，但腹中痛，给予芍药三两，服法如上。

【选注】

成无己 病在阳，为邪在表也，法当汗出而解，反以冷水潠之，灌洗，热被寒水，外不得出，则反攻其里，弥更益烦。肉上粟起者，水寒之气客于皮肤也；意欲饮水者，里有热也；反不渴者，寒在表也。与文蛤散以散表中水寒之气。若不差，是水热相搏，欲传于里，与五苓散发汗以和之。始热在表，因水寒制之，不得外泄，内攻于里，结于胸膈，心下硬痛，本以水寒伏热为实，故谓之寒实结胸。无热证者，外无热，而热悉收敛于里也，与小陷胸汤以下逐之。白散下热，故亦可攻。

张隐庵 此言邪之中人，必始于皮毛，留而不去，则入于肌腠；留而不去，则入于经脉；留而不去，则入于腑也。病在阳，病在太阳之皮毛也，当是之时，得汗而散也，反以冷水潠之，若灌之，其热被却，则入于肌腠矣。复留而不得去，则入于经脉矣。夫经脉不能合心主之神气以流通则烦，更不能由肌腠而达于皮毛则益烦。弥更者，辗转之意也。夫心主之神合三焦出气以温肌肉，水寒折之，不能合三焦而温肌肉，故肉上粟起，心火不达，故意欲饮水，意欲饮水则当渴矣，反不渴者，假象也。文蛤外刚内柔，秉离明之象以资心主之气，故可服。若不差者，与五苓散助脾土而达三焦，水道行而经脉通矣。设更留而不去，则入于腑而为寒实结胸，无表热之证者，与三物小陷胸汤，以治胸中之实，以通经脉之邪，白散治寒结，故亦可服。按桔梗色白，味辛，开提肺气之品，故本经主治胸痛；贝母色白，其形若肺，能消郁结之疾；巴豆辛热，有毒，主破坚积，开闭塞，利水道；用散者，主开胸痹以行皮肤，而散水气也。

方有执 文蛤，即海蛤之有文理者。

钱潢 文蛤，似蛤而背有紫斑，即今吴中所食之花蛤。俗误呼为苍赢或昌蛾者，是也。

王肯堂 文蛤，即海蛤粉也，河间、丹溪多用之，大能治痰。

丹波元简 按沈括《梦溪笔谈》曰：文蛤，即今吴人所食花蛤也，其形一头小，一头大，壳有花斑的便是。王氏以海蛤粉为文蛤，恐不然也。李时珍本草附方，收此方于文蛤条，而不载于海蛤条，其意可见也。又按文蛤、海蛤，其实无大分别。《神农本经》：海蛤主治咳逆上气，喘息烦满。唐本云：主十二水满急痛，利膀胱大小肠。甄权云：治水气浮肿，下小便，本方所用，皆取于此义。按柯氏云：文蛤一味为散，以沸汤和方寸匕，服满五合，此等轻剂，恐难散湿热之重邪，弥更益烦者。《金匮要略》云：渴欲得水而贪饮者，文蛤汤主之，兼治微风脉紧头痛。审症用方，则移彼方，而补入于此，而可也。其方，麻黄汤去桂枝，加文蛤、石膏、姜、枣，此亦大青龙之变局也，此说颇有理，故附载此。文蛤汤出呕吐哕下利篇，又消渴篇，渴欲饮水不止者，文蛤散主之，即与本方同。

山田正珍 清王子接《古方选注》曰：文蛤取用紫斑纹者，得阴阳之气，若黯色者饵之，令人狂走赴水。……文蛤散方，本在寒实结胸条后，今移入于此。《金鉴》云：文蛤即五倍子也。非也。按五倍子又称文蛤，殊是后世俗间之寓名已。论中诸药悉用正名，未有以寓名者，可见文蛤便是有文之蛤，非五倍子之文蛤矣。若夫醋称苦酒，人尿曰白通，乃是古之别名，犹日称太阳，月曰太阴，非俗间寓名也。

142. 太阳与少阳并病，头项强痛，或眩冒，时如结胸，心下痞硬者，当刺大椎[1]第一间，肺俞[2]肝俞[3]，慎不可发汗，发汗则谵语脉弦，五日谵语不止，当刺期门。八。

【注释】

［1］大椎：督脉穴，位于第七颈椎棘突下，后正中线上。

［2］肺俞：足太阳膀胱经穴，位于第三胸椎棘突下，后正中线旁开一寸五分。

［3］肝俞：足太阳膀胱经穴，位于第九胸椎棘突下，后正中线旁开一寸五分。

【语译】

太阳与少阳同时发病，头项部强直疼痛，有的有眩晕昏冒症状，不时地胃脘痞硬如结胸证，治疗上应针刺大椎、肺俞、肝俞，应注意不可用发汗法，发汗则会导致谵语、脉弦，如果五日谵语还不止，则当针刺期门。

【选注】

成无己　太阳之脉，络头下项。头项强痛者，太阳表病也。少阳之脉，循胸络胁，如结胸心下痞硬者，少阳里病也。太阳少阳相并为病，不纯在表，故头项不但强痛而或眩冒，亦未全入里，故时如结胸，心下痞硬，此邪在半表半里之间也。刺大椎第一间、肺俞，以泻太阳之邪；刺肝俞，以泻少阳之邪。邪在表，则可发汗；邪在半表半里，则不可发汗，发汗则亡津液，损动胃气。少阳之邪，因干于胃，土为木刑，必发谵语。脉弦，至五六日传经尽，邪热去而谵语当止；若复不止，为少阳邪热甚也，刺期门，以泻肝胆之气。

《医宗金鉴》　太阳与少阳并病，故见头项强痛，或眩冒，时如结胸，心下痞硬之证。而曰“或”，曰“时如”者，谓两阳归并未定之病状也。病状未定，不可以药。当刺肺俞，以泻太阳，以太阳与肺通也；当刺肝俞，以泻少阳，以肝与胆合也，故刺而俟之，以待其机也。苟不如此，而发其汗，两阳之邪乘燥入胃，则发谵语。设脉长大，则犹为顺，可以下之；今脉不大而弦，五六日谵语不止，是土病而见木脉也，慎不可下。当刺期门，以直泻其肝可也。

陈修园 并者，犹秦并六国，其势大也。按《图经》云：大椎一穴，在第一椎上陷中，手足三阳督脉之会，可刺入五分，留三呼，泻五吸。（肺俞二穴，在第三椎下，两旁相去一寸五分，中间脊骨一寸，连脊骨算，实两旁相去各二寸，下仿此。）足太阳脉气所发，可刺入三分，留七呼，得气即泻，肥人可刺入五分。肝俞二穴，在第九椎下，两旁相去各一寸五分，可刺入三分，留六呼。

汪琥 当刺大椎第一间者，谓当刺大椎一穴，在第一椎之间，为背部中行之穴，乃手足三阳督脉之会，先刺之以泻太少并病之邪。

丹波元简 按《金鉴》以大椎第一间为肺俞。其说原于成氏，果然，则当曰第三间。又《金鉴》载林澜说云：第一间，疑即商阳在手食指内侧，此乃依有二间三间穴，而云尔者，尤属牵强。又按后条云：太阳少阳并病，心下硬，颈项强，而眩者，当刺大椎、肺俞、肝俞，慎勿下之。正与此条同义。《本事方》曰：记一妇人患热入血室证，医者不识，用补血调气药，涵养数日，遂成血结胸，或劝用小柴胡汤。予曰：小柴胡用已迟，不可行也，无已则有一焉，刺期门穴，斯可矣。予不能针，请善针者治之。如言而愈。或者问云：热入血室，何为而成结胸也？予曰：邪气传入经络，与正气相搏，上下流行，或遇经水适来适断，邪气乘虚，而入血室，为邪迫上入肝经，肝受邪，则谵言而见鬼，复入膻中，则血结于胸也。何以言之？妇人平居，水当养于木，血当养于肝也。方未受孕，则下行之以为月事，既妊娠则中蓄之以养胎，及已产，则上壅之以为乳，皆血也。今邪逐血，并归肝经，聚于膻中，结于乳下，故手触之则痛，非汤剂可及，故当刺期门也。《活人书》：海蛤散，治血结胸。

143. 妇人中风，发热恶寒，经水适来，得之七八日，热除而脉迟身凉，胸胁下满，如结胸状，谵语者，此为热入血室[1]也，当刺期门，随其实而取之。九。

【注释】

［1］热入血室：妇女感受外邪发热，适逢月经，邪热陷入血室所导致的病变。

【语译】

妇女患中风证，发热、恶寒，恰逢月经来潮，患病七八日后，热已退，脉迟身凉，而胸胁以下痞满，类似结胸症状，并有谵语，这是热入血室之证，治疗当针刺期门，根据虚实而用针。

【选注】

成无己 中风，发热恶寒，表病也。若经水不来，表邪传里，则入腑而不入血室也；因经水适来，血室空虚，至七八日邪气传里之时，更不入腑，乘虚而入于血室。热除脉迟身凉者，邪气内陷而表证罢也。胸胁下满，如结胸状，谵语者，热入血室而里实。期门者，肝之募。肝主血，刺期门者，泻血室之热。审看何经气实，更随其实而泻之。

张隐庵 合下三节，论妇人中风伤寒成热入血室之证，亦经脉结邪而为小结胸之义也。妇人素不足于血，若中于风，则血虚而不能热肉、充肤，淡渗皮毛，是以发热恶寒，外伤风动之邪，内动肝藏之血。故经水适来，得之七八日之期。夫七日太阳，八日阳明，血气虚而不能来复于阳。故热除身凉者，气虚也；脉迟者，血虚也；太阳正气不能循胸胁以外出，故胸胁下满；阳明正气不能循膺胸而内入，故如太阳结胸之状；谵语者，非阳明之为病，此为热入血室之病也；夫经水之血，肝所主也，热入血室当刺肝之期门，随其邪之所实而取之也。

陈修园 此节合下一节，皆言妇人热入血室，病在经脉，状如结胸者，正可以互证而明也。

丹波元简 按血室，方氏云：为营血停留之所，经血集会之处，即冲脉，所谓血海是也。诸家皆从其说，只柯氏云：血室者，肝也，肝为藏血之脏，故称血室，以上并未见明据。……张仲景谓之血室。《卫生宝鉴》云：血室者，《素问》所谓女子胞，即产肠也。《程氏医彀》云：子宫，即血室也。张介宾《内经附翼》云：子户者，即子宫也，俗名子肠，医家以冲任之脉盛于此，则月事以时下，故名之曰血室。又按方注，原于《明理论》。

山田正珍 时珍曰：女子阴类也，以血为主，其血上应太阴，下应海潮，月有盈亏，潮有朝夕，月事一月一行，与之相符，故谓之月水、月信、月经。经者常也，有常轨也。《甲乙经》曰：期门肝募也，在第二胁端，不容旁一寸五分，上直两乳。又曰："经水适来"四字，当在"得之七八日"之下，血室谓胞，即子宫也。《金匮》云：妇人少腹满如敦状，小便微难而不渴，生后者，此为水与血俱结在血室也。可见血室果是子宫矣。不则，何以有少腹满、小便微难之理乎？成无己、方有执、喻昌之徒，皆以为冲脉之异名，钱潢以为冲任二脉，希哲以为血分，皆非也。何者？经络之说，仲景氏固所不据，且下条明言此为热入血室，其血必结，其指子宫而言者，益可以无疑焉。凡云某结者，皆就其地位言之，而无一以经络者，所谓热结膀胱，邪结在胸中，冷结在膀胱，热结在里，水结在胸胁之类是也。

144. 妇人中风，七八日续得寒热，发作有时，经水适断者，此为热入血室，其血必结，故使如疟状发作有时，小柴胡汤主之。方十。

柴胡半斤　黄芩三两　人参三两　半夏半升，洗　甘草三两　生姜三两，切　大枣十二枚，擘

右七味，以水一斗二升，煮取六升，去滓，再煎取三升，温服一升，日三服。

【语译】

妇女患中风证，七八日后又出现恶寒发热，发作有一定之时，月经恰逢此时停止，这是热入血室，病人经血必有瘀结，所以才使得前述恶寒发热的发作如疟疾一般有一定之时，应用小柴胡汤。

煎服法：上七味药，用水一斗二升，煮到六升，去药渣，再熬耗到三升，温服一升，一日服三次。

【选注】

成无己　中风七八日，邪气传里之时，本无寒热，而续得寒热，经水适断者，此为表邪。乘血室虚，入于血室，与血相搏而血结不行，经水所以断也。血气与邪分争，致寒热如疟而发作有时，与小柴胡汤，以解传经之邪。

张隐庵　达太阳之气从胸膈外出，则胞中之血结自解，而三阳之气和矣。愚按"经水适断"四字，当在"七八日"之下。

145. 妇人伤寒，发热，经水适来，昼日明了，暮则谵语，如见鬼状者，此为热入血室，无犯胃气及上二焦，必自愈。十一。

【语译】

妇女患伤寒证，发热，恰逢月经来潮，白天神识清楚，晚上则谵语，如同见了鬼的样子，这是热入血室，不要损伤胃气以及中上焦，就会自行痊愈。

【选注】

成无己 伤寒发热者，寒已成热也。经水适来，则血室空虚，邪热乘虚入于血室。若昼日谵语，为邪客于腑，与阳争也；此昼日明了，暮则谵语，如见鬼状，是邪不入腑，入于血室，与阴争也。阳盛谵语，则宜下；此热入血室，不可与下药，犯其胃气。热入血室，血结寒热者，与小柴胡汤，散邪发汗；此虽热入血室，而不留结，不可与发汗药，犯其上焦。热入血室，胸胁满如结胸状者，可刺期门；此虽热入血室而无满结，不可刺期门，犯其中焦。必自愈者，以经行则热随血去，血下也已，则邪热悉除而愈矣。所为发汗为犯上焦者，发汗则动卫气，卫气出上焦故也。刺期门为犯中焦者，刺期门则动荣气，荣气出中焦故也。《脉经》曰：无犯胃气及上二焦，必自愈，岂谓药不谓针耶。

丹波元简 按胃气及上二焦，方氏、程氏、汪氏并云言汗吐也。柯氏改作上下焦，盖僭妄耳。《脉经》疑之，似是。成氏以汗为小柴胡，且以刺期门为犯中焦，于义未妥，然亦他无明注，故姑揭成注尔。

146. 伤寒六七日，发热，微恶寒，支节烦痛，微呕，心下支结，外证未去者，柴胡桂枝汤主之。方十二。

桂枝去皮　黄芩一两半　人参一两半　甘草一两，炙　半夏二合半，洗　芍药一两半　大枣六枚，擘　生姜一两半，切　柴胡四两

右九味，以水七升，煮取三升，去滓，温服一升。本云人参汤，作如桂枝法，加半夏、柴胡、黄芩，复如柴胡法，今用人参作半剂。

【语译】

伤寒六七日，发热，微微恶寒，肢节热痛，微微有呕逆，胃脘支撑痞结，

表证尚未尽的，主用柴胡桂枝汤。

煎服法：上九味药，用水七升，煮到三升，去药渣，温服一升。本是人参汤，制作如同桂枝汤；加半夏、柴胡、黄芩，制作又如同柴胡汤，现在用人参剂量取用一半。

【选注】

成无己 伤寒六七日，邪当传里之时。支，散也。呕而心下结者，里证也，法当攻里。发热微恶寒，支节烦疼，为外证未去，不可攻里，与柴胡桂枝汤以和解之。

柯韵伯 伤寒至六七日，正寒热当退之时，反见发热恶寒证，此表证而兼心下支结之里证，表里未解也。然恶寒微，则发热亦微，但肢节烦疼，则一身骨节不烦疼，可知表证微，故取桂枝之半；内证微，故取柴胡之半。此因内外俱虚，故以此轻剂，和解之也。

王肯堂 支节，犹云枝节，古字通也。支结，犹云支撑而结，南阳云：外证未解，心下妨闷者，非痞也，谓之支结。

丹波元简 按方氏云：支节者，四肢百节也。若言百节，则似周身百节烦疼，此恐不然。当是四肢之关节烦疼，柯注为得。《明理论》曰：烦疼，即热疼。钱氏云：成氏曰，支，散也；王肯堂云，支结，支撑而结也，若训作散，则不能结矣；方注云，支结，言支饮抟聚而结也；喻氏云，心下支结，邪结于心下偏旁，不中正也，若谓支饮结于心下，梦语喃喃，吾不识支饮为何物也。诸说纷纷，略无定论，当以支撑之解为近是。……《伤寒百问经络图》曰：心下妨闷者，非痞也，谓之支结。王冰曰：支，拄妨也。按心下满鞕，若柔人者，皆治之。

山田正珍 “外证未去”四字，是即太阳少阳并病也，故不举太阳少阳之名，冠以伤寒已。刘栋以为合病，非也。烦疼谓疼之甚，与烦渴烦惊之烦同，与微呕之微，反对为文也。支结乃痞硬之轻者，支掌之解得之。程应旄云：较之痞满，实为有形，非也。凡心下之病，其硬满而痛不近者，此为结胸；其硬满而不痛，按之则痛，不欲按之者，此为小结胸。其硬满而不痛，按之则痛，虽痛，其人却欲得按者，此为痞；其硬满甚微，按之不痛者，此为支结。支结，乃烦闷之意耳。要之大小结胸与痞硬支结，俱是一证轻重已。

147. 伤寒五六日，已发汗而复下之，胸胁满微结，小便不利，渴而不呕，但头汗出，往来寒热，心烦者，此为未解也，柴胡桂枝干姜汤主之。方十三。

柴胡半斤　桂枝三两，去皮　干姜二两　瓜蒌根四两　黄芩三两　牡蛎二两，熬　甘草二两，炙

右七味，以水一斗二升，煮取六升，去滓，再煎取三升，温服一升，日三服。初服微烦，复服汗出便愈。

【语译】

伤寒证五六日，治疗上已经发汗而又攻下，胸胁胀满微有结胸，小便不通利，口渴，不呕，只有头部出汗，往来寒热，心烦，这种情况为病邪未解，主用柴胡桂枝干姜汤。

煎服法：上七味药，用水一斗二升，煮到六升，去渣，再熬耗到三升，温服一升，一日服三次。第一次服药时稍有烦热感，再服便会汗出而愈。

【选注】

成无己　伤寒五六日，已经汗下之后，则邪当解。今胸胁满，微结，小便不利，渴而不呕，但头汗出，往来寒热心烦者，即邪气犹在半表半里之间，为未解也。胸胁满，微结，寒热，心烦者，邪在半表半里之间也。小便不利而渴者，汗下后，亡津液内燥也。若热消津液，令小便不利而渴者，其人必呕，今渴而不呕，知非里热也。伤寒汗出则和，今但头汗出而余处无汗者，津液不足而阳虚于上也。柴胡桂枝干姜汤，以解表里之邪，复津液而助阳也。

张隐庵　愚按上节六日厥阴属心包，此节六日厥阴合少阳，以证六气变通，不可执一之义。伤寒五六日，当少阴、厥阴主气之期，夫厥阴不从标本，从中见少阳之化，少阳、少阴并主神机枢转者也。如已发汗而复下之，则神机内郁，不能枢转于外。胸胁满者，少阳之气不能合太阳而外出也；微结者，少阴之气不能合太阳而外出也；三焦不和，故小便不利；结在君火之分，故渴，不涉于中胃，故不呕也；但头汗出者，心液上蒸也；往来寒热者，少阳欲出而不能也；心烦者，少阴欲出而不能也。故曰此为未解也。宜柴胡桂枝干姜汤，牡蛎启厥阴之初阳，蒌根起少阴之阴液，柴胡、桂枝、黄芩从少阳而达两阴之气于太阳，干姜、甘草和中胃而资其土气，病虽不涉中土，必藉土灌四旁，后能阴阳和，枢机转而汗出愈。

汪琥　即小柴胡汤加减方也。据原方加减法云，胸中烦而不呕者，去半

夏、人参，加瓜蒌实。若渴者，去半夏。兹者心烦，渴而不呕，故去人参、半夏，加瓜蒌根四两。若胁下痞硬，去大枣，加牡蛎，兹者胸胁满微结，即痞硬也，故去大枣，加牡蛎二两。若心悸小便不利者，去黄芩，加茯苓，兹者小便不利，心不悸而但烦，是为津液少而燥热，非水蓄也，故留黄芩，不加茯苓。又云，若咳者，去人参、大枣、生姜，加五味子、干姜，兹不因咳，而以干姜易生姜者，何也？盖干姜味辛而气热，其用有二，一以辛散胸胁之微结，一以热济黄芩、瓜蒌根之苦寒，使阴阳和而寒热已焉。

丹波元简 《金匮要略》附方：《外台》柴胡桂姜汤，治疟寒多微有热，或但寒不热，服一剂如神。（按今《外台》无所考。）《活人书》干姜柴胡汤，妇人伤寒，经脉方来初断，寒热如疟，狂言见鬼。（即本方，无黄芩。）

148. 伤寒五六日，头汗出，微恶寒，手足冷，心下满，口不欲食，大便硬，脉细者，此为阳微结，必有表，复有里也。脉沉亦在里也。汗出为阳微。假令纯阴结，不得复有外证，悉入在里，此为半在里半在外也，脉虽沉紧，不得为少阴病，所以然者，阴不得有汗，今头汗出，故知非少阴也。可与小柴胡汤，设不了了者，得屎而解。十四。用前第十方。

【语译】

伤寒证已经五六日，头部汗出，微恶寒，手足逆冷，胃脘部胀满，口中不欲进食，大便硬，脉细，这种情况已成为阳微结，必定是先有表证然后又有里证。脉沉，也是邪气在里。汗出，表示阳气衰微。如果属于纯阴结证，不应该又出现表证，而应该纯是里证，现在这种情况即是半表半里证，脉象虽然沉紧，不能认作少阴病，其道理是：阴证不应该有汗，现在病人头部出汗，所以知道不是少阴证。治疗可给予小柴胡汤，假如还有一些症状，大便后病即可解。

【选注】

成无己 伤寒五六日，邪当传里之时，头汗出，微恶寒者，表仍未解也。手足冷，心下满，口不欲食，大便硬，脉细者，邪结于里也。大便硬为阳结，此邪热虽传于里，然以外带表邪，则热结犹浅，故曰阳微结。脉沉虽为在里，若纯阴结，则更无头汗恶寒之表证。诸阴脉皆至颈胸中而还，不上循头，今头汗出，知非少阴也。与小柴胡汤，以除半表半里之邪。服汤已，外证罢，而不了了者，为里热未除，与汤取其微利，则愈，故云得屎而解。

张隐庵 此承上文伤寒五六日，头汗出，言少阴心液上蒸为阳气微结，亦为小结胸证，而非少阴纯阴之脏结也。伤寒五六日，头汗出者，承上文而言也；少阴心液上蒸，不能合太阳而外出，故微恶寒；阳气不能周遍于四肢，故手足冷；心下满者，小结胸病也；口不欲食大便硬者，邪结于中而上下痞塞也；脉细者，少阴之脉也。少阴君火内郁，故此为阳气微结于内，必有在表之头汗、微恶寒、手足冷，而复有在里之心下满、口不欲食、大便硬之证也。

曹颖甫 今但见为心下满，而复有头汗，故知其非少阴证。可用小柴胡汤达心下水气，还出太阳而为汗，而病自愈矣。若不了了，则下燥未化也，故曰得屎而解。门人丁济华以为不若大柴胡汤，较为直捷。不知此证紧要，只在去心下之满，原不急乎消大便之硬，上湿既散，津液自当下行，不待硝、黄攻下，自能得屎而解也。

丹波元简 按汪氏云：《补亡论》郭白云云，实者大柴胡汤，虚者蜜煎导之，其说甚是。而今推成氏之意，当是调胃承气汤。《本事方》曰：有人患伤寒，五六日，头汗出，自颈以下无汗，手足冷，心下痞闷，大便秘结，或者见四肢冷，又汗出满闷，以为阴证，予诊其脉，沉而紧，予曰此证诚可疑，然大便结，非虚结也，安得为阴？脉虽沉紧为少阴，多是自利，未有秘结者，予谓此正半在里半在表，投以小柴胡得愈；仲景称伤寒五六日，头汗出云云，此疾证候同，故得屎而解也。

山田正珍 此叔和敷衍上条者，刘栋以为上二条之注文，是也。按此条虽谓少阴不得有汗，考之少阴篇，有少阴病脉微细沉，但欲卧，汗出不烦自欲吐者，有少阴病下利脉微涩，呕而汗出者，要皆叔和言，其自言而自反如此，可笑之甚。

149. 伤寒五六日，呕而发热者，柴胡汤证具，而以他药下之，柴胡证仍在者，复与柴胡汤，此虽已下之，不为逆，必蒸蒸而振，却发热汗出而解；若心下满而硬痛者，此为结胸也，大陷胸汤主之；但满而不痛者，此为痞，柴胡不中与之，宜半夏泻心汤。方十五。

半夏半升，洗　黄芩　干姜　人参　甘草炙，各三两　黄连一两　大枣十二枚，擘

右七味，以水一斗，煮取六升，去滓，再煎取三升，温服一升，日三服。须大陷胸汤者，方用前第二法。一方用半夏一升。

【语译】

伤寒证，已经五六日，呕而发热等柴胡汤证的表现都具备，治疗（未用柴胡汤）却用其他药剂攻下，而柴胡汤证仍在，这种情况仍可以再给予柴胡汤治疗，此证虽已经攻下过，但未成为逆证，会蒸蒸蕴热而战栗，然后发热，汗出而解；如果胃脘胀满并且痞硬疼痛，这就成为结胸证，主用大陷胸汤；只胀满而不疼痛，这是痞证，不是柴胡汤的适应证，宜用半夏泻心汤。

煎服法：上七味药，用水一斗，煮到六升，去渣，再熬耗到三升，温服一升，一日服三次。须用大陷胸汤的，就用本篇第二方（134 条）及煎煮法。

【选注】

成无己　伤寒五六日，邪在半表半里之时；呕而发热，邪在半表半里之证：是为柴胡证具。以他药下之，柴胡证不罢者，不为逆，却与柴胡汤则愈。若下后，邪气传里者，邪在半表半里，则阴阳俱有邪。至于下后，邪气传里，亦有阴阳之异：若下后，阳邪传里者，则结于胸中为结胸，以胸中为阳受气之分，与大陷胸汤以下其结；阴邪传里者，则留于心下为痞，以心下为阴受气之分，与半夏泻心汤以通其痞。经曰：病发于阳而反下之，热入因作结胸；病发于阴而反下之，因作痞。此之谓也。

张隐庵　此承上文可与小柴胡汤之意，而申言痞证之不可与也。此节分三段：上段言柴胡汤证具，虽下不为逆，复可与柴胡汤；中段言下之而成结胸，大陷胸汤；下段言痞证但满不痛，不可与柴胡，而宜半夏泻心汤。黄芩、黄连泻心下之痞热，半夏、人参宜补中胃之气，甘草、干姜、大枣助脾土之气以资少阴心主之神，土气益而中膈舒，火热清而痞气愈矣。

柯韵伯　呕而发热者，小柴胡症也。呕多，虽有阳明症，不可攻之，若有下症，亦宜大柴胡，而以他药下之，误矣。误下后，有二症者，少阳为半表半里之经，不全发阳，不全发阴，故误下之变，亦因偏于半表者成结胸，偏于半里者，心下痞耳。此条本为半夏泻心而发，故只以痛不痛，分结胸与痞，未及他症。

钱潢 他药者，即承气之类，非有别药也。蒸蒸，身热汗欲出之状也。振者，振振然动摇之貌，即寒战也。以下后正气已虚，难于胜邪，故必战而后汗也。

魏荔彤 结胸不言柴胡汤不中与，痞证乃言柴胡汤不中与者，何也？结胸证显而易认，痞证甚微难认，且大类于前条所言支结，故明示之，意详哉。

山田正珍 “伤寒五六日”，至“汗出而解”，既见前第一百六条。“若心下满”以下，亦是少阳病误下后之变证，亦宜接“以他药下之”句下而看。盖结胸者，内有水气为邪热所团结，故硬满而痛，是以用甘遂破饮之药。痞者，心气郁结而不能交通也，故唯满而不痛，无水气故也，所以用芩、连行气之剂矣。按陷胸之名，取诸陷下胸邪；泻心之号，取诸输写心气，泻与写，借音通用。成无已、方有执诸人皆云：泻心，泻去心下痞之谓。一说又云：泻心火之义。皆非正义也。所谓泻心，乃输泻心气之郁结之意。以故，泻心诸方皆以芩、连苦味者为主。

150. 太阳少阳并病，而反下之，成结胸，心下硬，下利不止，水浆不下，其人心烦。

【语译】

太阳病未罢又并入少阳病，治疗反用下法，成为结胸证，胃脘硬，下利不止，饮水不能下达，病人心中烦躁。

【选注】

成无已 太阳少阳并病，为邪气在半表半里也，而反下之，二经之邪乘虚而入，太阳表邪入里，结于胸中为结胸，心下硬；少阳里邪乘虚下干肠胃，遂利不止。若邪结阴分，则饮食如故，而为脏结；此为阳邪内结，故水浆不下而心烦。

张隐庵 此节言太阳不能合少阳之枢转，而游行于内外，并又不能并三焦之真气，而出入于经脉，以结小结胸之义。太阳少阳并病，则太阳之病并于少阳，治宜从枢达表而反下之，则神机内郁，故成结胸。心下硬者，正在心下，出入有乖也；下利不止者，下焦之气虚寒也；水浆不下者，上焦之气衰微也；其人心烦者，中焦之心脉不舒也。小结胸病正在心下，心合三焦，故言此以结之。

汪琥 太阳病在经者，不可下，少阳病下之，亦所当禁，故以下之为反也。下之则阳邪乘虚，上结于胸，则心下硬，下入于肠，则利不止，中伤其胃，则水浆不入，其人心烦者，正气已虚，邪热躁极也。《条辨》云："心烦"下，疑有脱简，大抵其候为不治之证。仲景云结胸证悉具，烦躁者亦死，况兼下利，水浆不下者邪？其为不治之证宜矣。

张锡驹 凡遇此病，宜重用温补，即小陷胸亦不可与也。

陈修园 此一节言太阳少阳并病，误下之剧证也。……误下后，太少标本水火之气，不能交会于中土，火气不归于中土，独亢于上，则水浆不下，其人心烦。水气不交于中土，独盛于下，则下利不止。此不可用陷胸汤，即小柴胡亦未甚妥，半夏泻心汤庶几近之。

山田正珍 大抵结胸之证，大便多硬，或者不通，此之为常，所谓热实寒实是也，故用大黄、芒硝以荡涤之。此则下利不止，水浆不下而烦，亦结胸中之变局也。此为下后肠胃受伤，而其里不得成实，但水结在胸胁之所致，乃十枣汤证也。

151. 脉浮而紧，而复下之，紧反入里，则作痞，按之自濡[1]，但气痞耳。

【注释】

[1] 濡：此指柔软。

【语译】

脉象浮紧，反而用了下法，导致邪气入里，因此造成痞结，按上去较为柔软，说明这只是气分的痞结。

【选注】

成无己 浮为伤阳，紧为伤阴，当发其汗，而反下之。若浮入里，为阳邪入里，则作结胸；浮不入里，而紧入里者，为阴邪入里，则作痞。

张隐庵 自此以下凡十六节皆论痞证，其中有虚实寒热之分，三阳三阴之别。下十二节皆言心下痞，至十四、五、六节则言心中痞、胸中痞、胁下痞，所以结痞证、结胸、脏结之意，而复有至义焉。此节言病发于阴而反下之，因作痞。脉浮言表也，紧者，少阴之邪外与太阳相搏，故浮而紧也；病发少阴而复下之，则挟邪内陷，故紧反入里，则作痞；邪正之气并陷于内，不同太阳之结胸，故按之自濡。濡，软也，虚寒之象也。但气痞耳，不涉于有形也，于泻心汤中求之，首节但言气痞，以明心下痞硬之属于气也。

曹颖甫　浮紧之脉，属太阳伤寒；寒邪迫于卫，营热抗于里，故两脉浮紧。此本麻黄汤证，一汗可愈者也。而反下之，脉因沉紧，心下结而成痞。寒本阴邪，伤寒误下成痞，即上所谓发于阴而反下之，因作痞也。浮紧者，阳气外张，与表寒相持不下；误下里虚，阳气反陷于里，仍见相持不下之沉紧。此时阳气内陷，太阳寒水之气，未尝随之俱陷，故按之而濡。则舍气痞而外，初无所结，其证为但热不寒。仲师于此条虽不出方治，要即为后文大黄黄连泻心汤证。本浮紧之脉，紧反入里，则浮仍在外可知。张隐庵注反以是为虚寒之象，真是误人不浅。使其果属虚寒，则后文心下痞、按之濡，何能用大黄黄连泻心汤乎？

山田正珍　此论下后诸证皆解，但觉气痞不快者也。“紧反入里”四字，盖后人所搀，宜删之矣。脉浮而紧，是邪在表之诊，而反下之，其人有留饮则成结胸，无饮则作痞。痞者，心气郁结之名，故下文承之云：但气痞耳。若其濡云，但云，俱是示其非结胸，且无水结之辞，对以上论结胸诸章为言，乃大黄黄连泻心汤证也。程应旄云：按之自濡，指脉言，非指痞言。骙愚如此，庸讵足论。《金鉴》云：此甘草泻心汤证也。亦非也。甘草泻心条云心下痞硬而满，此云按之自濡，其妄明白。

152. 太阳中风，下利呕逆，表解者，乃可攻之，其人漐漐[1]汗出，发作有时，头痛，心下痞硬满，引胁下痛，干呕短气，汗出不恶寒者，此表解里未和也，十枣汤主之。方十六。

芫花熬　甘遂　大戟

右三味，等分，各别捣为散，以水一升半，先煮大枣肥者十枚，取八合，去滓，内药末。强人服一钱匕，羸人服半钱，温服之，平旦服。若下少病不除者，明日更服，加半钱，得快下利后，糜粥自养。

【注释】

［1］漐：音执（zhí）。漐漐，原意为小雨不间断，此处形容汗出之貌。

【语译】

太阳中风证，虽然出现下利、呕吐、上逆，要使表邪解除才可用攻下法。

如果病人出汗，发作有一定之时，头痛，胃脘痞满坚硬，牵引胁下疼痛，干呕，气短，出汗而不恶寒，这就是表已解而里未调和，主用十枣汤。

煎服法：上三味药，分量相等，分别捣制为散剂，用水一升半，先煮十枚肉质肥厚的大枣，熬耗到八合，去渣，加入药末。强壮的人服一钱匕的量，瘦弱的人服半钱匕的量，温服，清晨服。如果泻下物少，病仍不除的，第二日清晨再服，增加半钱匕的量，得以痛快下利之后以稀烂米粥自行调养。

【选注】

成无己 下利，呕逆，里受邪也。邪在里者，可下，亦须待表解者，乃可攻之。其人漐漐汗出，发作有时，不恶寒者，表已解也。头痛，心下痞，硬满，引胁下痛，干呕，短气者，邪热内蓄而有伏饮，是里未和也，与十枣汤，下热逐饮。又方解曰：辛以散之，芫花之辛以散饮；苦以泄之，甘遂、大戟之苦以泄水。水者，肾所主也；甘者，脾之味也。大枣之甘者，益土而胜水。

张隐庵 愚按头痛，表证也，然亦有在里者，如伤寒不大便五六日，头痛有热者，与承气汤，与此节之汗出、不恶寒而头痛为表解，则凡遇风寒头痛之证可审别矣。

柯韵伯 头痛短气，心腹胁下，皆痞硬满痛，是水邪尚留结于中，三焦升降之气，拒隔而难通也。表邪已罢，非汗散所宜，里邪充斥，又非渗泄之品所能治，非选利水之至锐者，以直折之，中气不支，亡可立待矣。甘遂、芫花、大戟，皆辛苦气寒，而秉性最毒，并举而任之，气同味合，相须相济，决渎而大下，一举而水患可平矣。然邪之所凑，其气已虚，而毒药攻邪，脾胃必弱，使无健脾调胃之品，主宰其间，邪气尽而元气亦随之尽。故选枣之大肥者为君，预培脾土之虚，且制水势之横，又和诸药之毒，既不使邪气之盛而不制，又不使元气之虚而不支，此仲景立法之尽善也。……张子和制浚川、禹功、神佑等方，治水肿痰饮，而不知君补剂以护本，但知用毒药以攻邪，所以善全者鲜。

方有执 羸，瘦劣也。糜粥，取糜烂过熟，易化而有能补之意。

153. 太阳病，医发汗，遂发热恶寒，因复下之，心下痞，表里俱虚，阴阳气并竭，无阳则阴独，复加烧针，因胸烦，面色青黄，肤瞤[1]者，难治，今色微黄，手足温者易愈。

【注释】

［1］肤瞤：肌肤跳动。

【语译】

太阳病，医生发汗治疗后，便发热恶寒，因此又用下法，导致胃脘痞满，表里俱虚，阴阳之气均告竭，没有表阳之证，独有里阴之证，又用烧针之法治疗，导致胸中烦热，如果面色青黄，肌肤跳动，为难治之证，现在面色微黄不甚青，手足亦温，则较易痊愈。

154. 心下痞，按之濡，其脉关上浮者，大黄黄连泻心汤主之。方十七。

大黄二两　黄连一两

右二味，以麻沸汤二升渍之，须臾绞去滓，分温再服。臣亿等：看详大黄黄连泻心汤，诸本皆二味，又后附子泻心汤，用大黄、黄连、黄芩、附子，恐是前方中亦有黄芩，后但加附子也，故后云附子泻心汤，本云加附子也。

【语译】

胃脘痞满，触摸它感到柔软，病人关以上部位脉象浮，主用大黄黄连泻心汤。

煎服法：上两味药，用沸滚开水二升浸泡片刻后绞汁去渣，分二次温服。

【选注】

成无己　心下硬，按之痛，关脉沉者，实热也；心下痞，按之濡，其脉关上浮者，虚热也，大黄黄连汤，以导其虚热。……《内经》曰：火热受邪，心病生焉。苦入心，寒除热。大黄、黄连之苦寒，以导泻心下之虚热。但以麻沸汤渍服者，取其气薄而泄虚热。

张隐庵　大黄、黄连气味苦寒，其性善泄，生则易行，热则迟缓，故麻沸汤渍之。

山田正珍　此与前百六十条，皆表病差后，气痞不快之轻证，病人言我心下痞，而按之则不硬者也。故以大黄、黄连二味汤渍与之，取其气薄而不事攻下。其但渍不煮者，其用之妙不可思议也。“其脉关上浮”五字，后人所搀，何者？脉分三部，仲景氏之所不言，况浮而用大黄乎？刘栋以为衍，是也。《金鉴》云："濡"字上当有"不"字，若按之濡乃虚痞也，补之不暇，岂有用大黄、黄连之理乎？果尔，其但渍而弗煮，抑亦何说。

155. 心下痞，而复恶寒汗出者，附子泻心汤主之。方十八。

大黄二两　黄连一两　黄芩一两　附子一枚，炮，去皮，破，别煮取汁

右四味，切三味，以麻沸汤二升渍之，须臾绞去滓，内附子汁，分温再服。

【语译】

胃脘痞满，又出现恶寒汗出症状的，主用附子泻心汤。

煎服法：上四味药，前三味药切碎，用滚沸开水二升浸泡，片刻后绞汁去渣，加入（预先煮好的）附子药汁，分二次温服。

【选注】

成无己　心下痞者，虚热内伏也；恶寒汗出者，阳气外虚也。与泻心汤攻痞，加附子以固阳。

156. 本以下之，故心下痞，与泻心汤，痞不解，其人渴而口燥烦，小便不利者，五苓散主之。十九。一方云，忍之一日乃愈。用前第七证方。

【语译】

本来因为用了下法而导致胃脘痞满，服用了泻心汤以后，痞满未能解除，其人渴而口干燥，心烦，小便不通利，主用五苓散。有说法是忍耐一日便可愈。

【选注】

成无己　本因下后成痞，当与泻心汤除之；若服之痞不解，其人渴而口燥烦，小便不利者，为水饮内蓄，津液不行，非热痞也，与五苓散，发汗散水则愈。一方忍之一日乃愈者，不饮水者，外水不入，所停之水得行，而痞亦愈也。

张隐庵　此言土气不升而为燥痞之证也。以，因也。本因下之，则中土

内虚，故心下痞。与泻心汤，以治心下之邪，则痞不解。其人渴而口燥烦，小便不利者，乃津液不升，由于土气之不能游溢于上、通调于下也。五苓散主之，泽泻、猪苓、白术主助地气上升，桂枝、茯苓归伏心气，主助天气下降，天地水火不交而成痞，交则津液通而为泰矣。

山田正珍 “烦”字当在“渴”字上，否则文不成语。前第七十二条云脉浮数，烦渴者，五苓散主之，是也。烦渴谓渴之甚，非谓且烦且渴也。泻心汤，盖指大黄黄连泻心汤言之矣。

157. 伤寒汗出解之后，胃中不和，心下痞硬，干噫食臭[1]，胁下有水气，腹中雷鸣，下利者，生姜泻心汤主之。方二十。

生姜四两，切　甘草三两，炙　人参三两　干姜一两　黄芩三两　半夏半升，洗　黄连一两　大枣十二枚，擘

右八味，以水一斗，煮取六升，去滓，再煎取三升，温服一升，日三服。附子泻心汤，本云加附子。半夏泻心汤，甘草泻心汤，同体别名耳。生姜泻心汤，本云理中人参黄芩汤，去桂枝、术，加黄连，并泻肝法。

【注释】

［1］干噫食臭：噫，同嗳。干噫食臭，嗳气有食臭味。

【语译】

伤寒，汗出表解之后，胃脘部不和畅，心下部痞满而硬，嗳气、有胃中食物的臭气，胁下有水气，腹中肠鸣如雷，下利，主用生姜泻心汤。

煎服法：上八味药，用水一斗，煮到六升，去药渣，再熬煮药液至三升，温服一升，一日服三次。附子泻心汤，本是加附子。半夏泻心汤、甘草泻心汤，是同一个汤方而名称不同。生姜泻心汤，本是理中人参黄芩汤去桂枝、白术，加黄连，并是泻肝法。

【选注】

成无己 胃为津液之主，阳气之根。大汗出后，外亡津液，胃中空虚，客气上逆，心下痞硬。《金匮要略》曰：中焦气未和，不能消谷，故令噫。干噫食臭者，胃虚而不杀谷也。胁下有水气，腹中雷鸣，土弱不能胜水也。与

泻心汤以攻痞，加生姜以益胃。

张隐庵 合下七节，首二节言胃中不和而为痞，胃中者，阳明也；中三节言三焦不和而为痞，三焦者，少阳也；末二节言表证未解而为痞，表者，太阳也。夫上章病发于少阴，有脏结之结胸；此言病发于三阳，有心下之痞证；此节言胃气不和，而成痞硬之证也。伤寒汗出，解之后，其病当愈；胃中不和者，汗出而津液虚也；胃络上通于心，胃中不和，故心下痞硬。

方有执 解，谓大邪退散也。胃为中土，温润则和，不和者，汗后亡津液，邪乍退散，正未全复而尚弱也。痞硬，伏饮抟膈也。噫，饱食息也。食臭，[腸]气也。平人过饱伤食，则噫食臭，病人初瘥，脾胃尚弱，化输未强，虽无过饱，犹之过饱而然也。水气，亦谓饮也。雷鸣者，脾为阴，胃为阳，阴阳不和，薄动之声也。下利者，惟阴阳之不和，则水谷不分清，所以杂迸而走注也。

山田正珍 此伤寒瘥后，脏腑尚弱，饮食难消化之所致。胃中不和，故心下痞硬。干噫食臭者，胁下有水气，故腹中雷鸣下利也。胃中、胁下，互文言之，犹如阳言结胸，阴言痞，其实胃中亦有水，胁下亦不和也。此证有水气而不成结胸者，以外邪已解之后也。不用五苓散者，以其人不渴，小便能利也。故与生姜泻心，以和其胃气则愈。按《金鉴》曰：其人平素胃虚，兼胁下有水，即不误下而余热也乘虚入里以致之。殊不知痞硬之证，惟得之心气之郁塞，而固非挟外入之邪者矣。况本文明称汗出解之后，则知其已无邪矣。已无邪矣，岂得云余热乘虚入里乎？

158. 伤寒中风，医反下之，其人下利日数十行，谷不化，腹中雷鸣，心下痞硬而满，干呕心烦不得安，医见心下痞，谓病不尽，复下之，其痞益甚。此非结热，但以胃中虚，客气上逆，故使硬也，甘草泻心汤主之。方二十一。

甘草四两，炙　黄芩三两　干姜三两　半夏半升，洗　大枣十二枚，擘　黄连一两

右六味，以水一斗，煮取六升，去滓，再煎取三升，温服一升，日三服。臣亿等谨按：上生姜泻心汤法，本云理中人参黄芩汤，今详泻心以疗痞，痞气因发阴而生，是半夏、生姜、甘草泻心汤三方，皆本于理中也，其方必各有人参，今甘草泻心汤中无者，脱落之也，又按《千金》并《外台秘要》，

治伤寒厌食用此方，皆有人参，知脱落无疑。

【语译】

伤寒或中风，医生反用下法泻下，致使病人下利一日数十次，食物不能消化，腹中肠鸣如雷、胃脘痞硬胀满，干呕，心烦不得安宁，医生见病人胃脘痞满，认为是病邪未尽，又再次攻下，但痞满更甚。这样的病证并非热邪结聚，只是因为胃中虚，客邪上逆，而导致痞硬，应主用甘草泻心汤。

煎服法：上六味药，用水一斗，煮到六升，去渣，再煎耗到三升，温服一升，一日服三次。

【选注】

成无己 伤寒中风，是伤寒或中风也。邪气在表，医反下之，虚其肠胃而气内陷也。下利日数十行，谷不化，腹中雷鸣者，下后里虚胃弱也。心下痞硬，干呕心烦，不得安者，胃中空虚，客气上逆也。予泻心汤以攻表，加甘草以补虚。前以汗后胃虚，是外伤阳气，故加生姜；此以下后胃虚，是内损阴气，故加甘草。

张隐庵 伤寒中风，宜从汗解，医反下之，则气机下陷，故其人下利日数十行；挟邪内入有乖蒸变，故谷不化而腹中雷鸣；邪气内入则正气不能上升，故心下痞硬而满；胃气不能横遍于外，故干呕心烦不得安。凡此痞硬等证，乃正气仍欲从下而上，从中而外也，医见心下痞，谓病不尽复下之，其痞益甚矣。然此不尽之证，非为结热，但以下利而胃中虚，客气因虚上逆，故使硬也。甘草泻心汤主之，甘草、大枣甘以补中，干姜、半夏辛以上达，芩、连苦寒以泻邪热，邪热清而正气外达矣。

《医宗金鉴》 方以甘草命名者，取和缓之意也。用甘草、大枣之甘，补中之虚，缓中之急；半夏之辛，降逆止呕；芩、连之寒，泻阳陷之痞热；干姜之热，散阴凝之痞寒。缓中降逆，泻痞除烦，寒热并用也。

丹波元简 按《总病论》，本方有人参，注云：胃虚故加甘味。《医垒元戎》伊尹甘草泻心汤，即本方有人参，云伊尹汤液。此汤也七味，今监本无人参，脱落之也。

《金匮要略》 狐惑之为病，状如伤寒，默默欲眠，目不得闭，卧起不安，蚀于喉为惑，蚀于阴为狐，不欲饮食，恶闻食臭，其面目乍赤，乍黑乍白，蚀于上部则声喝，甘草泻心汤主之。

山田正珍 谷不化，《外台》作水谷不化，其义益明白，言其所饮食之物，客滞于胃中，不能化输也。差后病篇云，病人脉已解，而日暮微烦，以病新差，人强与谷，脾胃气尚弱，不能消谷，故今微烦，损谷则愈。《金匮》云脉紧头痛，风寒，腹中有宿食不化也。又云朝食暮吐，暮食朝吐，宿谷不化，名曰胃反。又云脍食之在心胸间不化，吐复不出，速除下之。合而考之，谷不化，乃食物客滞而不消化之义。若其稍重者，必发干噫食臭，生姜泻心证是也。先辈诸家皆以下利清谷为解，可谓大杜撰矣。

159. 伤寒服汤药，下利不止，心下痞硬，服泻心汤已，复以他药下之，利不止，医以理中与之，利益甚。理中者，理中焦，此利在下焦，赤石脂禹余粮汤主之。复不止者，当利其小便。赤石脂禹余粮汤方。方二十二。

赤石脂一斤，碎　太一禹余粮一斤，碎

右二味，以水六升，煮取二升，去滓，分温三服。

【语译】

伤寒，服汤药致下利不止，胃脘痞硬，服泻心汤后又用其他方药攻下，致下利不止，医生用理中汤治疗，下利更甚。因为理中汤是理中焦的，而此次下利病在下焦，当用赤石脂禹余粮汤。如果再下利不止，则当用利小便的方法了。

煎服法：上两味药，用水六升，煮到二升，去药渣，分三次温服。

【选注】

成无己 伤寒服汤药下后，利不止，而心下痞硬者，气虚而客气上逆也，与泻心汤攻之则痞已，医复以他药下之，又虚其里，致利不止也。理中丸，脾胃虚寒下利者，服之愈。此以下焦虚，故与之，其利益甚。《圣济经》曰：滑则气脱，欲其收也。如开肠洞泄、便溺遗矢，涩剂所以收之。此利由下焦不约，与赤石脂禹余粮汤以涩洞泄。下焦主分清浊，下利者，水谷不分也。若服涩剂，而利不止，当利小便，以分其气。……《本草》云涩可去脱，石脂之涩以收敛之；重可去怯，余粮之重以镇固。

柯韵伯 甘、姜、参、术，可以补中宫火气之虚，而不足以固大肠脂膏之脱，故利在下焦者，概不得以理中之理收功矣。夫大肠之不固，仍责在胃，关门之不闭，仍责在脾。……此二味皆土之精气所结……盖急以治下焦之标者，实以培中宫之本也。此症土虚而火不虚，故不宜于姜、附。……凡下焦虚脱者，以二物为本，参汤调服，最效。

山田正珍 或曰："理中者，理中焦，此利在下焦"十一字，系后人搀入，当删之。斯言甚是也。夫利虽多端，均关一胃腑之事，岂有此利在下焦，而不在中焦之理乎？此条言伤寒医以承气等汤下之，下利不止，心下痞硬，颇似大黄黄连泻心证，是以先与泻心汤，服汤已不解，故复以他药下之。其服泻心已不解者，彼痞而不硬满，此则痞硬而下利，可见彼以痞而不硬满为主，此以痞硬而下利为主。如此者，法当与理中汤也，而反以他药复下之，其里愈虚而下利愈不止。于是医始以理中与之，而其利益甚者，何也？盖一误下而利者，虽利未至滑脱，以中虚未甚也，理中汤可得而疗也。再三误下，则虚而又虚，终至滑脱无度，非复理中之所能及，故得之其利益甚也，非有所妨害而然，惟缓不及事也。故用赤石脂禹余粮，涩滑固脱，庶可以止之也。若服之仍利不止，小便不利者，当先利小便，得小便利而下利自止矣。此证始不用附子者，以其得之误下，而不清谷，且无厥逆脉微之候，与彼真寒自利者，自不同也。

160. 伤寒吐下后，发汗，虚烦，脉甚微，八九日，心下痞硬，胁下痛，气上冲咽喉，眩冒，经脉动惕者，久而成痿[1]。

【注释】

［1］痿：以下肢软弱不能行走为主要症状的证候。

【语译】

伤寒，用吐法与下法后，又发汗，导致虚烦，脉甚微弱，八九日后，胃脘痞硬，胁下痛，气上逆直冲咽喉，眩晕昏冒，经脉瘛疭而惊惕，日久则变成痿证。

【选注】

成无己 伤寒吐下后发汗，则表里之气俱虚，虚烦，脉甚微，为正气内虚，邪气独在。至七八日，正气当复，邪气当罢，而心下痞，胁下痛，气上冲咽喉。眩冒者，正气内虚而不复，邪气留结而不去。经脉动惕者，经络之气虚极，久则热气还经，必成痿弱。

曹颖甫 此证与后文胸有寒之瓜蒂散证相似，其不同者眩冒耳。寒水结为痰涎，故阻遏肺气，噫气反上冲咽喉而鼻窍不通。阴伤而阳越，故噫气亦上冲咽喉，以致颠眩而郁冒。设令阴虚阳亢，未见经脉动惕，此往尚无遗患。若浮阳暴冲于上，一身脉络，为之跳荡不宁，则血分既耗折殆尽，终以不能养筋，久而成痿。痿者，枯萎而不荣也。究病原所自出，盖不出于吐下，而出于吐下后之发汗，津液既损于前，而又重发其汗以竭之，故虚阳益张而不可遏。愚谓此证惟柴胡加龙骨牡蛎汤最为近似。柴胡汤以散心下之痞，通胁下之痛；龙骨、牡蛎以收暴发之浮阳，然后养阴补血以善其后，或亦千虑之一得也。

魏荔彤 此条证，仍用茯苓桂枝白术甘草汤，或加附子，倍加桂枝为对也。

汪琥 《补亡论》云：可茯苓甘草白术生姜汤。郭白云云：当作茯苓桂枝白术甘草汤。成痿者，振痿汤。

山田正珍 “八九日”以下十五字，盖十枣汤及瓜蒂散条文错乱入此也，当删之。此证其未成痿者，真武汤主之。至其久而成痿，则为难治矣。

161. 伤寒发汗，若吐若下，解后，心下痞硬，噫气不除者，旋覆代赭汤主之。方二十三。

旋覆花三两　人参二两　生姜五两　代赭一两　甘草三两，炙　半夏半升，洗　大枣十二枚，擘

右七味，以水一斗，煮取六升，去滓，再煎取三升，温服一升，日三服。

【语译】

伤寒经发汗，或吐或下，解除病邪后，出现胃脘痞硬、嗳气频频的情况，主用旋覆代赭汤。

煎服法：上七味药，用水一斗，煮到六升，去药渣，再煎耗到三升，温服一升，一日服三次。

162. 下后，不可更行桂枝汤。若汗出而喘，无大热者，可与麻黄杏子甘草石膏汤。方二十四。

麻黄四两　杏仁五十个，去皮尖　甘草二两，炙　石膏半斤，碎，绵裹

右四味，以水七升，先煮麻黄，减二升，去白沫，内诸药，煮取三升，去滓，温服一升。本云黄耳杯。

【语译】

攻下之后，不能再用桂枝汤。如果病人汗出而喘，发热不甚，可以给服麻黄杏仁甘草石膏汤。

煎服法：上四味药，用水七升，先煮麻黄，等水减耗二升时，去除白沫，加入其他三味药，煮到三升，去滓，温服一升。原本是用黄耳杯量服。

163. 太阳病，外证未除，而数下之，遂协热而利，利下不止，心下痞硬，表里不解者，桂枝人参汤主之。方二十五。

桂枝四两，别切　甘草四两，炙　白术三两　人参三两　干姜三两

右五味，以水九升，先煮四味，取五升，内桂，更煮取三升，去滓，温服一升，日再夜一服。

【语译】

太阳病，表证尚未解除，就被数次攻下，而导致热邪胁迫而下，成协热利，下利不止，胃脘痞硬，表里俱病，主用桂枝人参汤。

煎服法：上五味药，用水九升，先煮后四味，煮到五升时，加入桂枝，再煮到三升，去药渣，温服一升，白天服两次，夜间服一次。

164. 伤寒大下后，复发汗，心下痞，恶寒者，表未解也，不可攻痞，当先解表，表解乃可攻痞。解表宜桂枝汤，攻痞宜大黄黄连泻心汤。二十六。泻心汤用前第十七方。

【语译】

伤寒，被峻下之后又被发汗，致胃脘痞满而恶寒，此属于表邪未解，不可用攻散法治痞满，应当先解表，表解后才可攻痞。解表宜用桂枝汤，攻痞宜用大黄黄连泻心汤。

【选注】

成无己 大下后，复发汗，则表里之邪当悉已。此心下痞而恶寒者，表里之邪俱不解也。因表不解而下之，为心下痞，先与桂枝汤解表，表解，乃与大黄黄连泻心汤攻痞。《内经》曰：从外之内而盛于内者，先治其外，而后调其内。

张隐庵 此言太阳表邪未解，不可攻痞之意。

165. 伤寒发热，汗出不解，心中痞硬，呕吐而下利者，大柴胡汤主之。二十七。用前第四方。

【语译】

伤寒，发热，汗出而病不解，胃脘痞硬，呕吐而下利的病证，主用大柴胡汤。

【选注】

成无己 伤寒发热，寒已成热也。汗出不解，表和而里病也。吐利，心腹濡软为里虚；呕吐而下利，心下痞硬者，是里实也。与大柴胡汤以下里热。

张隐庵 合下三节，首节言心中痞者，所以结痞证之义，意谓凡心下痞而用泻心诸方，乃泻其邪而使正气从心中以外出也；次节言胸中痞者，所以结结胸之义，夫邪陷于胸而用陷胸汤方，乃使邪热下泄，而正气从胸上出也；末节言胁下痞者，所以结脏结之义，夫脏结之结胸，若不能上达于胸，从胁下而入阴筋，则为脏结之死证，所以重气机上行之意也；此节言心中痞硬而气机仍欲上出者，宜大柴胡汤以达之。伤寒，发热，汗出而外邪不解，徒伤心液，故心中痞硬。愚按：以上十二则皆言心下痞，至此则曰心中，以明正气仍若上达之意。呕吐而下利者，邪从下泄而气欲上腾也，故以大柴胡汤主之。芍药、枳实泻心中之痞硬，黄芩清中膈之余邪，柴胡、半夏、生姜、大枣从中土而达太阳之气于外，病从下解而气仍上出，由此可以知痞证之气机矣。

陈修园 呕吐不得上出，而复欲下行，故呕吐而又下利者，当因其势而达之。达之奈何？用大柴胡汤从中上而达太阳之气于外以主之。治痞者，不可谓泻心汤之外无方也。此一节所以结痞证之义也。按此证，宜用大柴胡汤之无大黄者。

丹波元简 按《金鉴》云：下利之“下”字，当是“不”字，若是“下”字，岂有上吐下利，而以大柴胡汤下之之理乎？此说似是，而实非也。所谓下利，乃是热利，若改作不利，则与小便何别？可谓失考矣。

山田正珍 此为热邪内攻为实，盖少阳阳明并病也，故与大柴胡汤下之则愈。宜与前一百八条互相参看。大抵痞证，率属心气自结，而不关外来之邪。但此一条，是为外邪入里，心气为之郁结，故不用泻心而取大柴胡，其因不同也。又按，此证既有痞硬，而不作结胸者，以其人原无停饮故也。又按，《金鉴》指“伤寒发热汗出不解”八字，以为表仍未已，非也。汗出者，谓发之得汗，非自汗之谓。生姜泻心条，伤寒汗出解之语，可见矣。不解者，谓病之不解，非表不解之谓，芍药甘草附子汤，及茯苓四逆汤条病不解之语，可见矣。或问十枣证，已称下利呕逆，心下痞硬，则此条下利，似未必为不下利之误。曰否，不然也。何则？十枣证，心下痞硬满，引胁下痛，即结胸也。此则但痞硬而不满，不痛，其不结胸也明矣。已非结胸，唯心下痞硬，呕吐下利，岂可妄下之乎？况前一百八条证可以相参验乎？

166. 病如桂枝证，头不痛，项不强，寸脉微浮，胸中痞硬，气上冲喉咽，不得息者，此为胸有寒也，当吐之，宜瓜蒂散。方二十八。

瓜蒂一分，熬黄　赤小豆一分

右二味，各别捣筛，为散已，合治之，取一钱匕，以香豉一合，用热汤七合，煮作稀糜，去滓，取汁和散，温顿服之。不吐者，少少加，得快吐乃止。诸亡血虚家，不可与瓜蒂散。

【语译】

病状似桂枝证，头不痛，后项不拘紧，寸脉微浮，胸部痞硬，气逆频频上冲咽喉不得停止，这是胸部有寒邪，应当用吐法，瓜蒂散较适宜。

煎服法：上两味药，分别捣散，过筛，制成散剂，将两味药散合在一起，抄取一钱匕的量。再取香豉一合，用热水七合，煮成稀糜状，去香豉渣，取香豉汁调和药散，趁温顿服。服后不能取吐的，慢慢加大剂量，得到快吐为止。有失血、体质虚等各种情况的病人，不能使用瓜蒂散。

【选注】

成无己 病如桂枝证，为发热、汗出、恶风……

方有执 气上冲咽喉者，痰涌上逆，或谓喉中声如曳锯是也。寒以痰言。

陈修园 又即结胸之证而总论之，以见大小陷胸汤外，又有吐法以补其所未及也。病如桂枝证，但头不痛，项不强，知其病不在太阳之经脉矣。寸脉主上而微浮，设是风邪，当从胸以及于头而俱痛。今头项如故，惟胸中痞硬，何也？胸中乃太阳出入之地，本寒之气塞其道路，故也。气上冲咽喉，喘促而不得自布其鼻息者，此为胸有寒也。经云：太阳之上，寒气主之。寒气结于胸，则太阳之气不能从胸以出，当吐，以从高越之，宜瓜蒂散。此可见结胸之证不一。因下而成者固多，因汗而成者亦复不少，不因汗、吐、下而成者，亦有之，因其欲吐不得吐而成者，亦有之，其治法，亦不专主于大小陷胸汤等方也。此一节找足结胸证，言无剩义矣。

《医宗金鉴》 瓜蒂极苦，赤豆味酸，相须相益，能疏胸中实邪，为吐剂中第一品也。而佐香豉汁合服者，借谷气以保胃气也。服之不吐，少少加服，得快吐即止者，恐伤胸中元气也。此方奏功之捷，胜于汗、下。所谓汗、吐、下三大法也，今人不知仲景、子和之精义，置之不用，可胜惜哉！然诸亡血虚家，胸中气液已亏，不可轻与，特为申禁。

汪琥 伤寒一病，吐法不可不讲。华元化云：伤寒至四日在胸，宜吐之。巢元方云：伤寒病三日以上，气浮在上部，胸心填塞满闷，当吐之则愈。仲景以此条论，特出之太阳下篇者，以吐不宜迟，与太阳汗证相等，当于两三日间，审其证而用其法也。条辨，以胸有寒为痰，亦通，盖胸有风寒，则其人平素饮食之积，必郁而成热，变而为痰，所以瓜蒂散，亦涌痰热之药也。《尚论篇》以此条证，竟列入痰病中，误矣。……煮作稀糜……言以汤七合煮香豉如糜粥之烂也，方氏以稀糜为另是稀粥，大谬之极。

王焘 若服药过多者，益饮冷水解之。

《东垣试效方》 若有宿食而烦者，仲景以栀子大黄汤主之。气口三盛，则食伤太阴，填塞闷乱，极则心胃大疼，兀兀欲吐，得吐则已，俗呼食迷风是也。经云上部有脉，下部无脉，其人当吐，不吐者死，宜瓜蒂散之类吐之。经云高者因而越之，此之谓也。

汪昂 治卒中痰迷，涎潮壅盛，颠狂烦乱，人事昏沉，五痫痰壅，及火气上冲，喉不得息，食填太阴，欲吐不出。……量人虚实服之，吐时须令闭目紧束肚皮。吐不止者，葱白汤解之。良久不出者，含砂糖一块，即吐。

丹波元简 按张子和不用豆豉，加人参、甘草，齑汁调下，吐不止者，用煎麝香汤，瓜苗闻麝香即死，所以立解。《活人指掌辨疑》曰：瓜蒂，即丝瓜蒂，俗名藤萝。按此说，本草所不载，录以俟试验。舒氏亦云：如无甜瓜，丝瓜蒂可代。

山田正珍 此条成无己及《金鉴》诸注，皆以外感言之，非也。果是外感，则如桂枝证者未罢，岂妄议之吐乎？凡用瓜蒂吐者，大便亦必泻，间有止泻而不吐者，故其表未解者，吐亦在所禁也。

167. 病胁下素有痞，连在脐傍，痛引少腹，入阴筋[1]者，此名脏结，死。二十九。

【注释】

［1］入阴筋：阴茎缩入。

【语译】

病者胁下素有痞块，连结于脐旁，如果出现痛时牵引少腹，并有阴茎缩入的症状，病名为脏结，主死。

【选注】

成无己 素有宿昔之积，结于胁下为痞。今因伤寒邪气入里，与宿积相助，使脏之真气，结而不通，致连在脐旁，痛引少腹，入阴筋而死。

张隐庵 此言痞证之惟阴无阳，气机不能从阴而阳，由下而上，是为死证，所以结脏结之义也。素，见在也，谓胁下见有痞气。夫胁下乃厥阴之痞，脐旁乃太阴之痞，痛引少腹，入阴筋，乃少阴之痞，阴筋即前阴，少阴肾脏所主也。首章所谓脏结无阳证，如结胸状，饮食如故者，乃少阴君火之气结于外，而不能机转出入，故为难治，为不可攻；此三阴之气交结于内，不得上承少阴君火之阳，故为不治之死证。由是而脏结之气机亦可识矣。

曹颖甫 此节仲师发明太阳腑气阴寒凝冱之死证，惟黄坤载谓脏结之证，阴盛则寒，阳复则热，阴为死机，阳则生兆，尚为近是，余说俱不可通。张隐庵注此条，牵涉三阴，纠缠不清，直盲人评黑白耳。惟解“素”字为现在如《中庸》“素富贵”之“素”，则确不可易谓骤起之急证也。胁下为少阴肾脏，肾与太阳膀胱为表里。所谓脏结者，寒结少阴之脏，与肝脾固无关也。脐之两旁为输尿管，由肾下达膀胱之道路，《内经》谓之下焦。太阳寒水下输之路，由胁下穿肾关，从脐之两旁直走少腹，下出阴筋，是为溺。太阳之气，由膀胱而上出脐旁输尿管，穿肾脏至胁下，抵中焦，出皮毛，是为汗。寒凝肾脏则小便不通，寒结膀胱则表汗不彻。今以肾脏暴感阴寒而痞在胁下，使膀胱阳气犹存，蒸气渐渍肾脏，表汗时出，小便时通，则脐旁之输尿管，尚不至痛引少腹而入阴筋。惟其少阴之脏，阴寒凝固，于是由脐旁输尿管走窜太阳之腑，而痛入阴筋。此为太阳阳气下绝，而寒水之腑与寒水之脏，直如冬令之水泽，腹坚绝无一线生机。仲师盖深明内脏关系，故特于太阳篇发明此条。窃意此证重用附、桂至一二斤，或当于十百中挽救一二。

山田正珍 独啸庵《漫游杂记》曰：一男子病腹痛，苦楚不可堪，四肢厥冷，额上生汗，脉沉迟，食饮则吐，按其腹，痛连胸胁，绕脐入阴筋，硬满难近手，诸医畏缩而归。余曰：是寒疝，应不死。作附子泻心与之，夜死。余不知其故，沉思数日，偶读《伤寒论》，其所谓脏结也。余当时汎然不精思，误鉴如此。噫呼！读《伤寒论》十五年，甚哉事实难周。

168. 伤寒若吐若下后，七八日不解，热结在里，表里俱热，时时恶风，大渴，舌上干燥而烦，欲饮水数升者，白虎加人参汤主之。方三十。

知母六两　石膏一斤，碎　甘草二两，炙　人参二两　粳米六合

右五味，以水一斗，煮米熟汤成，去滓，温服一升，日三服。此方立夏后、立秋前，乃可服，立秋后不可服，正月、二月、三月尚凛冷，亦不可与服之，与之则呕利而腹痛；诸亡血虚家，亦不可与。得之则腹痛利者，但可温之，当愈。

【语译】

伤寒，或被吐、或被下之后，七八日病不解，此为热结在里，表里俱热，故时时恶风，非常口渴，舌上干燥而烦，欲饮水数升的，主用白虎加人参汤。

煎服法：上五味药，用水一斗，煮到米熟即为汤成，去药渣，温服一升，一日服三次。此方剂在立夏后、立秋前可以服用，立秋后不可服用，正月、二月、三月还比较寒冷，也不可给服，服之则呕吐下利而腹痛；有失血及体质虚弱等情况的人，也不可给服。服后而腹痛下利的，只要用温法应当可愈。

【选注】

成无己 表热者，身热也；里热者，内热也。本因吐下后，邪气乘虚内

陷为结热，若无表热而纯为里热，则邪热结而为实；此以表热未罢，时时恶风。若邪气纯在表，则恶风无时；若邪气纯在里，则更不恶风。以时时恶风，知表里俱有热也。邪热结而为实者，则无大渴；邪热散漫则渴。今虽热结在里，表里俱热，未为结实，邪气散漫，熏蒸焦膈，故大渴，舌上干燥而烦，欲饮水数升。与白虎加人参汤，散热生津。

张隐庵 太阳标阳，阳明火热交结在里，故表里俱热，太阳主表，阳明主里；时时恶风者，阳气内结，表气微虚也；大渴，舌上干燥而内烦，欲饮水数升者，病阳明火燥热之气也，故以白虎加人参汤主之。知母性寒凉而味甘辛，色黄白而外皮毛，秋金之凉品也。石膏质重以入里，纹理疏而似肌，味辛甘而发散，主清阳明之热，直从里而达肌。粳米土谷秋成，佐人参、甘草资生津液，以解阳明之火燥。白虎者，西方白虎七宿，能化炎蒸而为清肃，故以名之。

陈修园 病在络与在经者不同，《金匮》既有热极伤络之论矣。太阳之病气在络，即内合于阳明之燥化，伤寒病，若吐若下后，中气受伤，至七日又当太阳主气之期，八日又当阳明主气之期，其病不解，则太阳之标阳，与阳明之燥气相合而为热。热结在里，表里俱热，热伤表气，故时时恶风；热伤里气，故大渴；感燥热之化，故舌上干燥而烦。推其燥而与烦之情形，欲饮水数升而后快者，必以白虎加人参汤，清阳明之络热而主之。张钱塘云：邪之中人，必先于皮毛，次入于肌，次入于络。肺主皮毛，脾主肌，阳明主络。太阳病气在于皮毛，即内合于肺，故麻黄汤所以利肺气。在于肌，即内合于脾，故桂枝汤、越婢汤所以助脾气。在于络，即内合于阳明，故白虎汤所以清阳明之气。然均谓之太阳病者，以太阳为诸阳主气，皮毛肌络，皆统属于太阳也。合下共三节，言太阳病在于络，合于阳明，而为白虎之热证也。

169. 伤寒无大热，口燥渴，心烦，背微恶寒者，白虎加人参汤主之。三十一。用前方。

【语译】

伤寒，发热不高，口干燥而渴，心中烦热，背部微微恶寒，主用白虎加人参汤。

【选注】

成无己 无大热者，为身无大热也。口燥渴心烦者，当作阳明病；然以背微恶寒，为表未全罢，所以属太阳也。背为阳，背恶寒口中和者，少阴病也，当与附子汤；今口燥而渴，背虽恶寒，此里也，则恶寒亦不至甚，故云微恶寒。与白虎汤和表散热，加人参止渴生津。

张隐庵 此病太阳分部，而内合阳明之火燥也。伤寒无大热者，太阳表阳内入也；口燥渴者，阳明火热上承也；心烦者，热邪上逆也；背微恶寒者，太阳之气循背膂而内合阳明也。阳明火热而燥，故以白虎加人参汤主之。愚按太阳分部之表阳止循经上下，在头则头痛而必衄，行于背则为项背强几几，循背膂内入则合阳明而为白虎加人参汤证，循背之皮部而下则为合病下利，循经俞而下入膀胱之血室则为抵当汤证。太阳分部之循经如此，至分部病而合于通体，则从胸出入，又不可以一二端拟之也。

《医宗金鉴》 背恶寒，非阳虚，恶寒乃阳明内热，熏蒸于背，汗出肌疏，故微恶之也，主白虎汤，以直走阳明，大清其热，加人参者，盖有意以顾肌疏也。

陈修园 伤寒病太阳之标热，合阳明之燥气，热盛于内，而外反无大热。阳明络于口，属于心，故口燥渴而心烦。太阳循身之背，阳明循身之面，热俱并于阳明，则阳明实而太阳虚矣。可即于其背之微恶寒者，以知为阳明之燥热益盛焉，白虎加人参汤所以主之。

汪琥 内蒸热而表必多汗，以故恶寒，与上条恶风之义相同。

钱潢 此条之背恶寒，口燥渴而心烦者，乃内热生外寒也，非口中和之背恶寒，可比拟而论也。

丹波元简 按背恶寒，成氏以为表邪未尽，程氏以为阳虚并非也。《伤寒类方》曰：此亦虚燥之症，微恶寒，谓虽恶寒而甚微，又周身不寒，寒独在背，知外邪已解；若大恶寒，则不得用此汤矣。

170. 伤寒脉浮，发热无汗，其表不解，不可与白虎汤。渴欲饮水，无表证者，白虎加人参汤主之。三十二。用前方。

【语译】

伤寒，脉浮，发热无汗，其表证未解除的，不可用白虎汤。如果口渴欲饮水，没有表证，主用白虎加人参汤。

【选注】

成无己 伤寒脉浮，发热无汗，其表不解，不渴者宜麻黄汤，渴者宜五苓散，非白虎所宜。大渴欲水，无表证者，乃可与白虎加人参汤，以散里热。临病之工，大宜精别。

张隐庵 此言白虎汤治阳明之燥渴火热，而不治太阳之表证，故伤寒表不解者，不可与；渴欲饮水无表证者，方可与之。亦诫慎之意也。

《医宗金鉴》 其表不解者，虽有燥渴，乃大青龙汤证，不可与白虎汤。……加人参者……于大解热中，速生其津液也。

山田正珍 白虎汤与白虎加人参汤，均之阳明解热之剂，唯于渴不渴上而判矣。凡阳明病，大渴引饮者，多汗亡津液故也，是以必加之人参，以复其津液也。若其不烦渴者，津液不亏，故无取乎人参也。世医不察，虽遇渴者，概去人参不用，终归罪其方，可胜叹哉。

171. 太阳少阳并病，心下硬，颈项强而眩者，当刺大椎、肺俞、肝俞，慎勿下之。三十三。

【语译】

太阳病未愈又并发少阳病，胃脘痞硬，颈项僵硬而头目眩晕，应当针刺大椎、肺俞、肝俞，应谨慎而勿用下法。

【选注】

成无己 心下痞硬而眩者，少阳也；颈项强者，太阳也。刺大椎、肺俞以泻太阳之邪，以太阳脉下项侠脊故尔；肝俞以泻少阳之邪，以胆为肝之腑故尔。太阳为在表，少阳为在里，即是半表半里证。前第八证云：不可发汗，发汗则谵语。是发汗攻太阳之邪，少阳之邪益甚干胃，必发谵语。此云慎勿下之，攻少阳之邪，太阳之邪乘虚入里，必作结胸。经曰：太阳少阳并病，而反下之，成结胸。

张隐庵 上三节言太阳合阳明，此合下三节言太阳合少阳，是为三阳，少阳有在经、在气之不同。此节词意，已见小结胸章，言太阳、少阳并病，涉于经脉而宜刺之意，前言慎不可发汗，此言慎勿下之，其义一也。

方有执 颈项，亦头项之互词，前条言眩冒，此有眩无冒，差互详略耳。

汪琥 大椎一穴，实合太少而齐泻，诸家注皆不明用针之理，竟置大椎而不论，大误之极。

陈修园 小结胸篇，戒勿汗者，恐其谵语，此戒勿下者，恐其成真结胸也。……同学周镜园曰：此言太少并病，证在经脉不在气化，病经脉者当刺，少阳经脉下颈合缺盆，太阳经脉还出别下项，故颈项强。太阳起于目内眦，少阳起于目锐眦，故目眩。太阳之经隧在膀胱，其都会在胸肺，肺脉还循胃上口，上通心膈之间，胆脉由胸贯于膈，脉络不和，则心下硬。故刺大椎以通经隧之太阳，刺肺俞以通都会之太阳，又刺肝俞以通少阳之脉络。谆谆戒以勿下者，以病在经脉，宜刺不宜下也。

山田正珍 结胸证，有心下硬而项亦强者，大陷胸丸下之则愈。此条见证略同，而不痛不满，其非结胸可知矣，故曰慎勿下之。又按前一百二条曰：伤寒四五日，身热恶风，颈项强胁下满，手足温而渴者，小柴胡汤主之。乃知此条亦小柴胡证矣。若夫刺法者，兼施之术耳，然"慎"一字，不似仲景氏辞气，则恐亦王叔和撰次之文矣。

172. 太阳与少阳合病，自下利者，与黄芩汤；若呕者，黄芩加半夏生姜汤主之。三十四。

黄芩汤方

黄芩三两　芍药二两　甘草二两，炙　大枣十二枚，擘

右四味，以水一斗，煮取三升，去滓，温服一升，日再夜一服。

黄芩加半夏生姜汤方

黄芩三两　芍药二两　甘草二两，炙　大枣十二枚，擘　半夏半升，洗　生姜一两半（一方，三两），切

右六味，以水一斗，煮取三升，去滓，温服一升，日再夜一服。

【语译】

太阳与少阳同时发病，出现自行下利，给予黄芩汤；如出现呕吐，主用黄芩加半夏生姜汤。

煎服法：

黄芩汤：上四味药，用水一斗，煮到三升，去药渣，温服，每次一升，白天服二次，夜间服一次。

黄芩加半夏生姜汤：上六味药，用水一斗，煮到三升，去药渣，温服，

每次一升，白天服二次，夜间服一次。

【选注】

成无己 太阳阳明合病，自下利为在表，当与葛根汤发汗。阳明少阳合病，自下利，为在里，可与承气汤下之。此太阳少阳合病，自下利，为在半表半里，非汗下所宜，故与黄芩汤以和解半表半里之邪。呕者，胃气逆也，故加半夏、生姜，以散逆气。

钱潢 太少两阳经之证，并见而为合病，太阳虽在表，而少阳逼处于里，已为半表半里，以两经之热邪内攻，令胃中之水谷下奔，故自下利。

汪琥 太少合病，而至自利，则在表之寒邪，悉郁而为里热矣。里热不实，故与黄芩汤以清热益阴，使里热清而阴气得复，斯在表之阳热自解。所以此条病，不但太阳桂枝，在所当禁，并少阳柴胡，亦不须用也。

《医宗金鉴》 太阳与少阳合病，谓太阳发热头痛，或口苦咽干目眩，或胸满，脉或大而弦也。若表邪盛，肢节烦疼，则宜与柴胡桂枝汤，两解其表矣。今里热盛，而自下利，则当与黄芩汤清之，以和其里也。

汪昂 昂按二经合病，何以不用二经之药，盖合病而兼下利，是阳邪入里，则所重者在里，故用黄芩以彻其热，而以甘、芍、大枣和其太阴，使里气和，则外证自解，和解之法，非一端也。仲景之书，一字不苟，此证单言下利，故此方亦单治下利，《机要》用之治热痢腹痛，更名黄芩芍药汤，洁古因之加木香、槟榔、大黄、黄连、归尾、官桂，更名芍药汤，治下痢，仲景此方，遂为万世治痢之祖矣。本方除大枣，名黄芩芍药汤，治火升鼻衄，及热痢。黄芩加半夏生姜汤，亦治胆腑发咳，呕苦水如胆汁。

173. 伤寒胸中有热，胃中有邪气，腹中痛，欲呕吐者，黄连汤主之。方三十五。

黄连三两　甘草三两，炙　干姜三两　桂枝三两，去皮　人参二两　半夏半升，洗　大枣十二枚，擘

右七味，以水一斗，煮取六升，去滓，温服，昼三夜二。疑非仲景方。

【语译】

伤寒，胸中有热邪，肠胃有寒邪，腹部疼痛，如想呕吐，主用黄连汤。

煎服法：上七味药，用水一斗，煮到六升，去药渣，温服，白天服三次，夜间服二次。

【选注】

成无己 湿家下后，舌上如苔者，以丹田有热，胸上有寒，是邪气入里，而为下热上寒也；此伤寒邪气传里，而为下寒上热也。胃中有邪气，使阴阳不交，阴不得升，而独治于下，为下寒腹中痛；阳不得降而独治于上，为胸中热，欲呕吐。与黄连汤，升降阴阳之气。……上热者，泄之以苦，黄连之苦以降阳；下寒者，散之以辛，桂、姜、半夏之辛以升阴；脾欲缓，急食甘以缓之，人参、甘草、大枣之甘以益胃。

程应旄 此等证，皆本气所生之寒热，无关于表，故着二“有”字。

《医宗金鉴》 伤寒未解，欲呕吐者，胸中有热邪上逆也；腹中痛者，胃中有寒邪内攻也。此热邪在胸，寒邪在胃，阴阳之气不和，失其升降之常，故用黄连汤，寒温互用，甘苦并施，以调理阴阳，而和解之也。伤寒邪气入里，因人脏气素有之寒热而化，此则随胃中有寒，胸中有热而化，腹中痛欲呕吐，故以是方主之。君黄连以清胸中之热，臣干姜以温胃中之寒，半夏降逆，佐黄连呕吐可止，人参补中，佐干姜腹痛可除，桂枝所以安外，大枣所以培中也。然此汤寒温不一，甘苦并投，故必加甘草，协和诸药，此为阴阳相格，寒热并施之治法也。

刘完素 腹痛欲呕吐者，上热下寒也，以阳不得降，而胸热欲呕，阴不得升，而下寒腹痛，是升降失常也。

174. 伤寒八九日，风湿相搏，身体疼烦，不能自转侧，不呕不渴，脉浮虚而涩者，桂枝附子汤主之；若其人大便硬一云脐下心下硬，小便自利者，去桂加白术汤主之。三十六。

桂枝附子汤方

桂枝四两，去皮　附子三枚，炮，去皮，破　生姜三两，切　大枣十二枚，擘　甘草二两，炙

右五味，以水六升，煮取二升，去滓，分温三服。

去桂加白术汤方

附子三枚，炮，去皮，破，　白术四两　生姜三两，切　甘草二两，

炙　大枣十二枚，擘

右五味，以水六升，煮取二升，去滓，分温三服。初一服，其人身如痹，半日许复服之，三服都尽，其人如冒状，勿怪，此以附子、术并走皮内，逐水气未得除，故使之耳。法当加桂四两，此本一方二法。以大便硬，小便自利，去桂也；以大便不硬，小便不利，当加桂。附子三枚恐多也，虚弱家及产妇，宜减服之。

【语译】

伤寒，已经八九日，风、湿之邪互相搏结，身体疼痛，不能自己翻侧身体，不呕，不渴，脉象浮虚而涩，主用桂枝附子汤；如果病人大便干硬（有一版本是作心下、脐下硬），小便自利，则主用去桂加白术汤。

煎服法：

桂枝附子汤：上五味药，用水六升，煮到二升，去药渣，分三次温服。

去桂加白术汤：上五味药，用水六升，煮到二升，去药渣，分三次温服。第一次服药后，此病人身体似麻痹不仁，约半日以后再服第二次，三次都服下后，此病人出现如眩晕之状，不要惊怪，这是附子、白术的药力在皮内驱逐水气而尚未除尽之故。按理是应当加桂枝四两，这本来就是一个方子的两种用法。因为出现大便干硬，小便自利，所以要去桂枝；因为大便不干硬而小便不利，所以应当加桂枝。附子三枚恐怕多了，虚弱体质及产妇，宜减量服用。

【选注】

成无己　伤寒与中风家，至七八日再经之时，则邪气多在里，身必不苦疼痛，今日数多，复身体疼烦，不能自转侧者，风湿相搏也。烦者，风也；身疼不能自转侧者，湿也。经曰：风则浮虚。《脉经》曰：脉来涩者，为病寒湿也。不呕不渴，里无邪也；脉得浮虚而涩，身有疼烦，知风湿但在经也，与桂枝附子汤，以散表中风湿。……桂，发汗，走津液。此小便利，大便硬，为津液不足，去桂，加术。……风在表者，散以桂枝、甘草之辛甘；湿在经者，逐以附子之辛热；姜、枣辛甘行荣卫，通津液，以和表也。

张隐庵　上六节言病白虎汤之火燥热，而并论三阳，此合下两节言病风寒湿，而及于三阴。三阳三阴六气之正也，风寒湿热燥火六气之邪也，以邪气而伤正气，必干经脉。故末三节言浮滑结代之脉，以终此章之义。此节与下节已见《金匮要略》，彼论杂证，此论伤寒。伤寒八九日，当阳明、少阳主气之期；若更加风湿相搏，则三邪合而成痹，痹证必身体疼烦不能自转侧，然在伤寒而身体疼烦者，乃太阳不能合神气而游行于节交也；不能自转侧者，少阳枢转不利也；不呕、不渴，则阳明中土自和；脉浮虚而涩为少阳经脉血气之不足。故用桂枝、附子壮火气而调经脉，甘草、姜、枣和荣卫而资气血。若其人大便硬，乃阳明土气之不和；小便自利者，小肠三焦之气通也。故去解肌腠之桂枝，加和中土之白术汤主之。

陈修园 此节合下节，皆言风湿相搏之病也。但此节宜分两截看，“风湿相搏”至“桂枝附子汤主之”作一截，言风湿相搏于外也，“若其人”至“去桂加白术汤主之”又作一截，言风湿相搏于内也。要知此节，桂枝附子汤，是从外驱邪之表剂；去桂加白术汤，是从内撤邪之里剂；下节甘草附子汤，是通行内外之表里剂也。

曹颖甫 伤寒八九日，已过一候，或病从表解，或传阳明，其常也。若表汗不彻，水气留著肌肉而为湿；风乘皮毛之虚，入犯肌肉而凝闭其腠理，则有风湿相搏之变。寒湿伤其肌肉而腠理不通，故身疼；风湿困于外，血热抗于内，故身烦。凡人以阳气通彻为生机，阴寒凝冱为死兆。无病之人身轻者，为其近阳也；垂死之人身重者，为其无阳也。风湿相搏，至于不能自转侧，身之无阳而重可知矣。是故不呕不渴，外既不达少阳之阳枢，内更不得阳明之燥化。其证为独阴无阳，脉必浮虚而涩。不惟不见邪正交争之浮紧，并不见邪正并居之浮缓，为其正气衰也。病情至此，非重用透发肌理之桂枝，不足以疏外风；非重用善走之附子，不足以行里湿。外加生姜、甘草、大枣以扶脾而畅中，使之由里达表，而风湿解矣。顾同为风湿相搏之证，惟大便坚、小便自利者，最难辨识。合之身体疼烦不能自转侧，似当在先解其表、后攻其里之例。但寒湿留著肌肉，外风束之，既非若伤寒中风之始病，发表解肌，可一汗而见功。设汗之而不得汗而妄行攻下，湿邪且乘虚以下利不止而死。究其所以大便坚、小便自利者，与阳明实证，正自有别。阳明证小溲当赤，此则独清，一也；外无潮热，二也；不谵语，三也；脉不见实大而滑，四也；不渴饮，五也；阙上不痛，右膝下经络，不牵髀肉而痛，六也；痛在周身肌肉，而中脘未尝拒按，七也。有此七端，则此证不当攻下明矣。然则大便之所以坚者可知矣。湿困脾脏，则脾阳停而胃纳沮，水谷既失运输之路，则肠中谷气愈少，而日渐干涸，反胃证粪如羊矢者，实与此同。加以太阳寒水以表气不通，独有下行之路，正如潦水赴谷，一去不还。不似发汗太过，阳气行于肌表，津液自外而内，尚得还入胃中也。白术附子汤，用白术四两，取其化燥以祛肌表之湿；用附子三枚，取其善走以收逐湿之功；仍用甘草、生姜、大枣以助脾阳，使得从皮中而运行于肌表。一服觉身痹者，附子使人麻也；半日许再服者，惧正气之不支也；三服后其人如冒状者，阳气欲达而不得也。故必于加术外更加桂四两，然后阳气迸肌表而出，寒湿得从汗解。表阳既通，脾气自畅，新谷既入，陈气自除，大便之坚，正不需治耳。

175. 风湿相搏，骨节疼烦，掣痛[1]不得屈伸，近之则痛剧，汗出短气，小便不利，恶风不欲去衣，或身微肿者，甘草附子汤主之。方三十七。

甘草二两，炙　附子二枚，炮，去皮，破　白术二两　桂枝四两，去皮

右四味，以水六升，煮取三升，去滓，温服一升，日三服。初服得微汗则解，能食，汗止复烦者，将服五合。恐一升多者，宜服六七合为始。

【注释】

[1] 掣痛：疼痛并有牵引感。

【语译】

风湿之邪相互搏结，全身骨骼关节疼痛，使人难以耐受，疼痛有牵引感，使关节不能自由屈伸活动，稍稍触近都觉得疼痛加剧，自汗出，气短，小便不利，惧怕风而不愿减少衣服，有的病人还出现身体微微浮肿，以上证候主用甘草附子汤。

煎服法：上四味药，用水六升，煮到三升，去药渣，温服一升，一日服三次。第一次服后，如能微微汗出则病解；如果出现能食，汗也止了，但后来又烦躁的，可以只服五合（半升）。如果担心服一升的量多了，可以从服六七合开始（慢慢增加）。

【选注】

成无己　风则伤卫，湿流关节，风湿相搏，两邪乱经，故骨节疼烦，掣痛，不得屈伸，近之则痛剧也。风胜则卫气不固，汗出，短气，恶风不欲去衣，为风在表；湿胜则水气不行，小便不利，或身微肿，为湿外搏也。与甘

草附子汤，散湿固卫气。……桂枝、甘草之辛甘，发散风邪而固卫；附子、白术之辛甘，解湿气而温经。

张隐庵 上节病风寒湿而涉于三阳，此节病风寒湿而涉于三阴。承上文伤寒八九日，风湿相搏，意谓八九日则三阳为尽，三阴当受邪，故风湿相搏而病三阴之气也。少阴主骨，故骨节疼烦掣痛；厥阴主筋，故不得屈伸；太阴主肌肉，故近之则痛剧。夫肾为生气之原，汗出短气者，少阴生气虚于内而表气脱于外也；小便不利或身微肿者，太阴脾土之气不化也；厥阴乃风木主气，而为阴之极，恶风不欲去衣者，厥阴阴寒之象也。甘草附子汤主之，用桂枝以助上焦之君火，附子以助下焦之生阳，甘草、白术补中焦之土气，上中下之阳气盛而三阴之邪自解矣。

周扬俊 此证较前条更重，且里已受伤，曷为反减去附子耶？前条风湿尚在外，在外者利其速去。此条风湿半入里，入里者妙在缓攻，仲景止恐附子多，则性猛且急，筋节之窍，未必骤开，风湿之邪，岂能托出？徒使汗大出，而邪不尽耳。君甘草也，欲其缓也，和中之力短，恋药之用长也。此仲景所以前条用附子三枚者，分三服，此条止二枚者，初服五合，恐一升为多，宜服六七合，全是不欲尽剂之意。学者于仲景书有未解，即于本文中，求之自得矣。

钱潢 虽名之曰甘草附子汤，实用桂枝去芍药汤，以汗解风邪，增入附子、白术，以驱寒燥湿也。

汪琥 后条辨云：以上三方，俱用附子者，以风伤卫而表阳已虚，加寒湿而里阴更胜，凡所见证，皆阳气不充，故经络关节得著湿，而卫阳愈虚耳。愚以此言，实发仲景奥义。

丹波元简 按《千金方》脚气门，四物附子汤，即是。方后云：体肿者，加防己四两，悸气小便不利，加茯苓三两。《三因方》六物附子汤，即是。

176. 伤寒脉浮滑，此以表有热，里有寒，白虎汤主之。方三十八。

知母六两　石膏一斤，碎　甘草二两，炙　粳米六合

右四味，以水一斗，煮米熟汤成，去滓，温服一升，日三服。

臣亿等谨按：前篇云热结在里，表里俱热者，白虎汤主之。又云其表不解，不可与白虎汤。此云脉浮滑，表有热，里有寒者，必“表”“里”字差矣。又阳明一

证云脉浮迟，表热里寒，四逆汤主之。又少阴一证云里寒外热，通脉四逆汤主之。以此表里自差明矣。《千金翼》云白通汤，非也。

【语译】

伤寒，脉象浮滑，这是因为表有热，里有寒，主用白虎汤。

煎服法：上四味药，用水一斗，煮到米熟即为汤成，去药渣，温服一升，一日服三次。

【选注】

程应旄 读厥阴篇中，脉滑而厥者，里有热也，白虎汤主之。则知此处“表”“里”二字，为错简。

山田正珍 林亿、程应旄二说考证明备，引援详确，宜拳拳服膺。张璐《缵论》，遵而奉之，可谓见善能徙矣。表有寒，以时时恶风，背微寒，及厥冷等证；言里有热，以脉滑大，谵语腹满，发热汗出，身重而喘，咽燥口苦等证言。盖举因略证者也。后进诸家不察，强为之分疏，不思之甚。

177. 伤寒，脉结代[1]，心动悸[2]，炙甘草汤主之。方三十九。

甘草四两，炙　生姜三两，切　人参二两　生地黄一斤　桂枝三两，去皮　阿胶二两　麦门冬半升，去心　麻仁半升　大枣三十枚，擘

右九味，以清酒七升，水八升，先煮八味，取三升，去滓，内胶烊消尽，温服一升，日三服。一名复脉汤。

【注释】

[1] 脉结代：结脉、代脉并见。178 条对此有具体解释。

[2] 心动悸：感到心脏跳动并有惊惧感。

【语译】

伤寒，结脉、代脉并见，心中跳动不宁的，主用炙甘草汤。

煎服法：上九味药，用清酒七升，水八升，先煮八味药（除阿胶），熬煮到三升时，去药渣，加入阿胶使其烊化尽，温服一升，一日服三次。（此汤）另一个名字是复脉汤。

【选注】

成无己 结代之脉，动而中止能自还者，名曰结；不能自还者，名曰

代。由血气虚衰，不能相续也。心中悸动，知真气内虚也，与炙甘草汤，益虚补血气而复脉。又方解曰：补可以去弱，人参、甘草、大枣之甘，以补不足之气；桂枝、生姜之辛，以益正气。《圣剂经》曰：津耗散为枯，五脏痿弱，荣卫涸流，温剂所以润之。麻仁、阿胶、麦门冬、地黄之甘，润经益血，复脉通心也。

178. 脉按之来缓，时一止复来者，名曰结。又脉来动而中止，更来小数，中有还者反动，名曰结阴也。脉来动而中止，不能自还，因而复动者，名曰代阴也。得此脉者必难治。

【语译】

脉象按之来势缓慢，不时停止然后又再搏动，此脉名为结。脉象搏动而中止，再搏动时脉稍频数，但能自还而恢复搏动，名为结阴。脉来搏动而中止，不能自还而恢复，良久而重新搏动的，名为代阴。诊得这种脉象的病证必然难治。

辨阳明病脉证并治

179. 问曰：病有太阳阳明，有正阳阳明，有少阳阳明，何谓也？答曰：太阳阳明者，脾约[1]一云络是也；正阳阳明者，胃家实[2]是也；少阳阳明者，发汗利小便已，胃中燥烦实，大便难是也。

【注释】

［1］脾约：胃热肠燥，因脾不能为胃行其津液，而致大便秘结之证。

［2］胃家实：因肠胃素有热邪积滞，邪入里后，化燥成实之证。

【语译】

问：病证有太阳阳明，有正阳阳明，有少阳阳明，如何理解？

答：所谓太阳阳明，就是脾约。所谓正阳阳明，就是肠胃实证。所谓少阳阳明，就是发汗利小便后胃燥烦而实，大便难解。

【选注】

成无己 阳明胃也。邪自太阳经传之入腑者，谓之太阳阳明。经曰：太阳病，若吐、若下、若发汗后，微烦，小便数，大便因硬者，与小承气汤。即是太阳阳明脾约病也。邪自阳明经传入腑者，谓之正阳阳明。经曰：阳明病，脉迟，虽汗出不恶寒，其身必重，短气，腹满而喘，有潮热者，外欲解可攻里也。手足濈濈然汗出者，此大便已硬也，大承气汤主之。即是正阳阳明胃家实也。邪自少阳经传之入腑者，谓之少阳阳明。经曰：伤寒，脉弦细，头痛发热者，属少阳。少阳不可发汗，发汗则谵语，此属胃。即是少阳阳明病也。

张隐庵 阳明者，火燥热之气也，天有此阳明之气，人亦有此阳明之气。经云：阳明之上，燥气治之，不从标本，从中见太阴之湿化。又云：两阳合于前，故为阳明；两火合并，故为阳明。夫阴阳皆从少而太，太少两阳相合，则阳明居其中，设太阳阳明、正阳阳明、少阳阳明之问者，所以明阳明从太少而生也。脾约者，太阳阳热之气入于太阴脾土所主之地中，阳热盛而阴湿消亡，则土顽燥而脾脏穷约矣，此为太阳阳明也。阳明以燥气为本，而胃腑水谷之气乃阳明之正气，今燥气在上，胃家则实，此为正阳阳明也。少阳三焦之气外通肌腠，内行水道，发汗利小便，则津液不能还入胃中，故胃中燥，上烦下实而大便难，此为少阳阳明也。阳明从太少两阳而生，故有三者之阳明。

钱潢 脾约以胃中之津液言，胃无津液，脾气无以转输，故如穷约，而不能舒展也，所以有和胃润燥之法。正阳阳明，乃热邪宿垢，实满于胃，而有荡涤之剂。少阳阳明，以少阳证而发其汗，且利其小便，令胃中之津液干燥而烦，是少阳之邪，并归于胃，故曰燥烦实，实则大便难也，其治当与太阳阳明之脾约不远矣。

汪琥 愚以大抵太阳阳明，宜桂枝加大黄汤。正阳阳明，宜三承气汤选用。少阳阳明，宜大柴胡汤。此为不易之法。

山田正珍 刘栋曰：此条后人所记也，举阳明之三证，非古义也。若有此说，则合病及转属之目，皆为无谓也，故不采用矣。

180. 阳明之为病，胃家实一作寒是也。

【语译】

阳明之证，就是肠胃实证。

【选注】

成无己 邪传入胃，热毒留结，则胃家为实。华佗曰：热毒入胃要须下去之，不可留于胃中。是知邪在阳明，为胃家实也。

柯韵伯 阳明为传化之腑，当更实更虚，食入胃实而肠虚，食下肠实而胃虚，若但实不虚，斯为阳明之病根矣。胃实不是阳明病，而阳明之为病，悉从胃实上得来，故以胃家实，为阳明一经之总纲也。然致实之由，最宜详审，有实于未病之先者，有实于得病之后者，有风寒外束，热不得越而实者，有妄汗吐下，重亡津液而实者，有从本经热甚而实者，有从他经转属而实者，此只举其病根在实耳。按阳明提纲，与内经热论不同，热论重在经络，病为在表，此以里证为主，里不和，即是阳明病。是二经所由分也。

方有执 实者，大便结为硬满，而不得出也。作于迟早不同，非日数所可拘。

181. 问曰：何缘得阳明病？答曰：太阳病，若发汗，若下，若利小便，此亡津液，胃中干燥，因转属阳明。不更衣[1]，内实大便难者，此名阳明也。

【注释】

［1］更衣：登厕大便，古人雅称更衣。

【语译】

问：什么缘由导致了阳明病？

答：太阳病，如果发汗，或攻下，或利小便，而引起津液耗亡，使得肠胃干燥，便会使太阳病转到阳明。如果出现不解大便，说明已经内里实，大便难解，就成了阳明病。

【选注】

汪琥 或问，太阳病若下，则胃中之物已去，纵亡津液，胃中干燥，未必复成内实。余答云：方其太阳初病时，下之不当，徒亡津液，胃中之物，依然不泄，必转属阳明，而成燥粪，故成内实之证。

182. 问曰：阳明病外证云何？答曰：身热，汗自出，不恶寒，反恶热也。

【语译】

问：阳明病的表现是怎样的？

答：身热，汗自出，不恶寒反而恶热。

【选注】

成无己 阳明病，为邪入腑也。邪在表，则身热，汗出而恶寒；邪既入腑，则表证已罢，故不恶寒，但身热，汗出，而恶热也。

张隐庵 此假外证，以明阳明自受之邪。身热，汗自出者，腠理发泄，汗出溱溱；不恶寒，反恶热者，阳明之气化也。

汪琥 上言阳明病，系胃家内实，其外见证，从未言及，故此条又设为问答。夫身热与发热异，以其热在肌肉之分，非若发热之翕翕然，仅在皮肤以外也。汗自出者，胃中实热，则津液受其蒸迫，故其汗自出。与太阳中风，汗虽出而不能透，故其出甚少，亦有异。此条病，则汗由内热蒸出，其出必多，而不能止也。不恶寒者，邪不在表也；反恶热者，明其热在里也。伤寒当恶寒，故以恶热为反，夫恶热虽在内之证，其状必见于外，或扬手掷足，迸去覆盖，势所必至。因外以征内，其为阳明胃实证无疑矣。《尚论篇》以此条病辨阳明中风证兼太阳，若以其邪犹在于经，大误之极。大抵此条病，乃承气汤证。

柯韵伯 四证，是阳明外证之提纲，故胃中虚冷，亦得称阳明病者，因其外证如此也。

丹波元简 按方氏、魏氏、《金鉴》，并以此条证，为阳明病由太阳中风而传入者，非也。

183. 问曰：病有得之一日，不发热而恶寒者，何也？答曰：虽得之一日，恶寒将自罢，即汗出而恶热也。

【语译】

问：患阳明病的第一日，有不发热而恶寒的情况，为什么？

答：虽然得病第一日有恶寒症状，但很快就会自动消失而出现汗出恶热。

【选注】

成无己 邪客在阳明，当发热而不恶寒，今得之一日，犹不发热而恶寒者，即邪未全入腑，尚带表邪；若表邪全入，则更无恶寒，必自汗出而恶热也。

周扬俊 按承上言，虽云反恶热，亦有得之一日而恶寒者，曰此尚在太阳居多耳。若至转阳明，未有不罢而恶热者。

程应旄 阳明恶寒终是带表，至于腑病，不唯不恶寒，且恶热，表罢不罢，须于此验之，故从反诘以辨出。

丹波元简 按无热恶寒发于阴，此云不发热而恶寒，恐不得为阳明内实之证，《玉函》作恶热，似极是。

184. 问曰：恶寒何故自罢？答曰：阳明居中，主土也，万物所归，无所复传，始虽恶寒，二日自止，此为阳明病也。

【语译】

问：恶寒为什么会自动消失？

答：阳明位居中央，属土，是万物之所归，不再向其他传变，开始虽然恶寒，第二日肯定停止，这种情况就属于阳明病。

【选注】

成无己 胃为水谷之海，主养四旁。四旁有病，皆能传入于胃。入胃则更不复传，如太阳病传之入胃，则更不传阳明；阳明病传之入胃，则更不传少阳；少阳病传之入胃，则更不传三阴。

张隐庵 上二节，一云不恶寒，一云恶寒将自罢，故此设恶寒、自罢之问。言阳明居中土，土为万物所归，归则无所复传，是以始虽恶寒，乃邪在表而合于太阳，二日阳明主气，病归阳明而不恶寒也。

柯韵伯 太阳病八九日，尚有恶寒证，若少阳寒热往来，三阴恶寒转甚，非发汗温中，何能自罢？惟阳明恶寒，未经表散，即能自止，与他经不同。“始虽恶寒”二句，语意在“阳明居中”句上，夫知阳明之恶寒易止，便知阳明为病之本矣。胃为戊土，位处中州，表里寒热之邪，无所不归，无所不化，皆从燥化而为实。实则无所复传，此胃家实所以为阳明之病根也。

185. 本太阳，初得病时，发其汗，汗先出不彻，因转属阳明也。伤寒发热无汗，呕不能食，而反汗出濈濈然[1]者，是转属阳明也。

【注释】

[1] 濈濈然：濈，音极（jí）。濈濈然，水流出的样子，此处形容汗出不断。

【语译】

本来是太阳病，刚患病时，用发汗法治疗，汗出而不透彻，因而转属阳明。伤寒，发热无汗，呕而不能进食，反而汗出不断，这是转属为阳明病的表现。

【选注】

成无己 伤寒传经者，则一日太阳，二日阳明。此太阳传经，故曰转属阳明。伤寒发热，无汗，呕不能食者，太阳受病也；若反汗出濈濈然者，太阳之邪转属阳明也。经曰：阳明病法多汗。

张隐庵 此言阳明有内外转属之不同。本太阳病发汗不彻，而转属阳明，此转属阳明之在外也；不因发汗反自汗出，而转属阳明，此转属阳明之在内也。则知阳明之转属有内外表里之异矣。

陈修园 过汗亡津液而转属阳明者固多，而汗出不彻，与不因发汗者，亦有转属之证。本太阳病，初得病时，发其汗，汗先出不彻，其太阳标热之气，不能随汗而泄，而即与燥气混为一家，因此而转属阳明也。此外更有伤寒发热无汗，其时即伏胃不和之病机，呕不能食，不因发汗，而反汗出濈濈然者，水液外泄，则阳明内干，是转属之外，又有一转属阳明之证。上文历言阳明本经之自为病，此复申明太阳转属阳明之义，除过汗亡津液外，又有此汗出不彻而转属，不因发汗而转属，合常变而并言之也。

曹颖甫 此节为不敢用麻桂者痛下针砭，以见畏葸太甚者之必遗后患也。予遇恶寒甚者，轻者二三钱，重者四五钱，甚或一剂不愈，连服二剂者，一年中类此者常百数十证，迄未见亡阳之变。盖发汗必期透畅，然后肺与皮毛，乃不至留恋余邪。若汗出不彻，时时发热，久乃有汗不解，津液日损，因而转属阳明。且其证呕不能食，与寒邪初犯太阳者同，发热亦同，惟汗出濈濈然者为独异，知邪传阳明之必有潮热矣。予尝由仲师所未言推阐之。伤寒心下有水气，则为干呕；寒郁肌表，脾阳内停，则不能食。若病传阳明，则下燥上湿；津液被胃热蒸迫，悉化痰涎，胃热与湿邪抗拒，因而病呕；不能食者，胃中本有宿食；胃液因汗而耗，燥结不复下行，胃中壅阻，因不能食。由此观之，呕不能食同，所以呕不能食者异也。太阳标热虽盛，常欲拥被而卧，至一传阳明，则不欲近衣，发热同，而所以发热者异也。此条不过示初学以同中求异之法，使不误于疑似耳。若不于病理求之，则大谬矣。

山田正珍 伤寒无汗，呕不能食者，此为少阳病，小柴胡汤证也。若其人反汗出濈濈然者，此为转属阳明，乃少阳阳明并病也，当与大柴胡、柴胡加芒硝等汤以润下也。

186. 伤寒三日，阳明脉大。

【语译】

伤寒，三日后，（如转属）阳明（则）脉象大。

【选注】

成无己 伤寒三日，邪传阳明之时。经曰：尺寸俱长者，阳明受病，当二三日发。阳明气血俱多，又邪并于经，是以脉大。

曹颖甫 与上节恶寒，二日自止同例。此云三日，传写之误耳。脉为血管中含有动气者，里寒则见缩，故少阴寒证，脉见微细；里热则扩张，故证传阳明，脉见洪大，不独在足之趺阳、喉旁之人迎见大，即手太阴六部之脉亦大。计其时日，皆当在七日以上。虽然，此亦指冬令伤寒言之耳，若春日皮毛渐开，传热较易，则为日亦少。至于夏秋间温病，更有朝见太阳而日中即传阳明者，尤不可以常例论之。

《医宗金鉴》 此云三日阳明脉大者，谓不兼太阳阳明之浮大，亦不兼少阳阳明之弦大，而正见正阳阳明之大脉也。盖由去表传里，邪热入胃，而成内实之诊，故其脉象有如此者。

187. 伤寒脉浮而缓，手足自温者，是为系在太阴。太阴者，身当发黄，若小便自利者，不能发黄。至七八日大便硬者，为阳明病也。

【语译】

伤寒，脉象浮缓，手足温暖，这是病在太阴。太阴病，应出现身体发黄，如果小便畅利则不会发黄，经过七八日出现了大便干硬，则说明已属阳明病。

【选注】

成无己 浮为阳邪，缓为脾脉。伤寒脉浮缓，太阴客热。邪在三阳，则手足热；邪在三阴，则手足寒。今手足自温，是知系在太阴也。太阴土也，为邪蒸之，则色见于外，当发身黄。小便自利者，热不内蓄，不能发黄。至七八日，大便硬者，即太阴之邪入腑，转属阳明也。

张隐庵 此下凡六节，论阳明之气，内合太阴而入于三阴。伤寒脉浮而缓者，在外之寒邪而入于里阴也；手足自温者，脾为孤脏，中央土以灌四旁也，是为系在太阴而不涉阳明矣。但太阴者，阴湿也，身当发黄，若小便自利者，脾能行泄其水湿，故不能发黄。至七八日，当太阳、阳明主气，如大便硬者，为病在阳明而成燥实矣。盖太阴、阳明之气总属中土，而太阴虚系之邪，亦可归于阳明，其为万物所归者如此。

程应旄 脉浮而缓，是为表脉，然无头痛发热恶寒等外证，而只手足温，是邪不在表而在里。但入里有阴阳之分，须以小便别之，小便不利者，湿蒸瘀热而发黄，以其人胃中原来无燥气也；小便自利者，胃干便硬而成实，以其人胃中本来有燥气也。病虽成于八九日，而其始证，却脉浮而缓，手足自温，则实是太阴病转属来也。既已转系阳明，其脉之浮缓者，转为沉大，不必言矣。而手足之温，不止温已也，必濈然微汗出。盖阴证无汗，汗出者，必阳气充于内，而后溢于外，其大便之实可知也。

丹波元简 太阴篇云：伤寒脉浮而缓，手足自温者，系在太阴。太阴当发身黄，若小便自利者，不能发黄，至七八日，虽暴烦下利日十余行，必自止，以脾家实，腐秽当去故也。当与此条互考。

188. 伤寒转系阳明[1]者，其人濈然微汗出也。

【注释】

[1] 转系阳明：即转属阳明之意。

【语译】

伤寒，如果转属阳明病，病人会出现不断微微汗出的症状。

【选注】

成无己 伤寒则无汗，阳明法多汗，此以伤寒邪转系阳明，故濈然微汗出。

张隐庵 此言太阴虚系之邪，转系阳明火热之气，而不归中土，故濈然微汗出也。其曰系者，虚系也，如日月星辰之系于天，而天体居然不动也。

汪琥 此承上文，而申言之。上言伤寒系在太阴，要之既转而系于阳明。其人外证，不但小便利，当濈然微汗出，盖热蒸于内，汗润于外，汗虽微而腑实之证的矣。

189. 阳明中风，口苦咽干，腹满微喘，发热恶寒，脉浮而紧，若下之，则腹满小便难也。

【语译】

阳明中风证，口苦咽干，腹部胀满而微喘，发热恶寒，脉象浮紧，如果用下法治疗，则腹部胀满、小便难解。

【选注】

成无己 脉浮在表，紧为里实。阳明中风，口苦咽干，腹满微喘者，热传于里也；发热恶寒者，表仍未解也。若下之，里邪虽去，表邪复入于里，又亡津液，故使腹满而小便难。

张隐庵 此言阳明中风，风性无定，过在少阳，涉于太阴，太阴主开，仍欲合太阳之开以外出而不可下也。阳明中风，风中阳明之气也；口苦咽干，病在少阳；腹满微喘，病在太阴，夫病在太阴而复发热恶寒，乃太阴合太阳而主开之义也。阳邪内入于太阴，故脉紧，外合太阳，故浮而紧也，是当外散其风邪。若下之，则太阴湿气不舒，故腹满不愈，少阳三焦不和，故小便难也。

陈修园 阳明不特与太阴表里，而且与太阳少阳相合。阳明中风，不涉于本气之燥化，而涉于少阳之热化，故口苦咽干；复涉于太阴之湿化，故腹满微喘；又涉于太阳之寒化，故发热恶寒。阳明脉本浮大，以阳明协于太阳，故脉象浮中不见大，而见紧。浮紧之脉，宜从汗以解之。若误下之，阳邪内陷于中土，则中土不运而腹增满，少阳之三焦不能决渎，复增出小便难之新证也。

丹波元简 按下条云：阳明病能食者，为中风。《金鉴》则云：阳明谓阳明里证，中风谓太阳表证。非也。按此条，常器之云：可桂枝麻黄各半汤，又小柴胡汤。汪氏云：以葛根汤为主，加黄芩等凉药以治之。《金鉴》云：太阳阳明病多，则以桂枝加大黄汤两解之；少阳阳明病多，则以大柴胡汤和而下之。若惟从里治，而遽下之，则表邪乘虚复陷，故腹更满也，里热愈竭其液，故小便难也。

190. 阳明病，若能食，名中风；不能食，名中寒。

【语译】

阳明病，如果能食，病名为（阳明）中风；不能食，病名为（阳明）中寒。

【选注】

成无己 阳明病，以饮食别受风寒者，以胃为水谷之海，风为阳邪，阳邪杀谷，故中风者能食；寒为阴邪，阴邪不杀谷，故伤寒者不能食。

张隐庵 合下三节皆论食，以阳明内合太阴，而脾胃为仓廪之官也。风乃阳邪，主鼓动阳明之气，故能食；寒乃阴邪，主闭拒阳明之气，故不能食。论阳明而及于食，以征胃合于脾，而阳明又以胃气为本之意。

程应旄 本因有热，则阳邪应之，阳化谷，故能食，就能食者，名之曰中风，其实乃瘀热在里证也。本因有寒，则阴邪应之，阴不化谷，故不能食，就不能食者，名之曰中寒，其实乃胃中虚冷证也。

方有执 名，犹言为也。中寒，即伤寒之互词。

191. 阳明病，若中寒者，不能食，小便不利，手足濈然汗出，此欲作固瘕[1]，必大便初硬后溏。所以然者，以胃中冷，水谷不别[2]故也。

【注释】

［1］固瘕：寒部结固，聚而成瘕。

［2］水谷不别：水谷不能泌别，而致大便溏薄。

【语译】

阳明病，如果属中寒，则不能食，小便不利，手足会不断汗出，这种病情说明即将形成固瘕，必将出现大便开始干硬后来稀溏的症状。之所以这样，是因为肠胃虚寒，水谷不能被分清别浊。

【选注】

成无己 阳明中寒不能食者，寒不杀谷也。小便不利者，津液不化也。阳明病法多汗，则周身汗出，此手足濈然汗出，而身无汗者，阳明中寒也。固瘕者，寒气结积也。胃中寒甚，欲留结而为固瘕，则津液不得通行，而大便必硬者，若汗出小便不利者，为实也。此以小便不利，水谷不别，虽大便初硬，后必溏也。

张隐庵 此言不能食，名中寒也。阳明病，若中寒，则胃中冷而不能食，水谷不别而小便不利。手足濈然汗出者，土气外虚也；固瘕，大瘕泄也，乃寒邪内结假气成形而为久泄之病；欲作，乃将成未成之意；初硬者，感阳明之燥气；后溏者，寒气内乘也。所以不能食而小便不利者，以胃中冷，水谷不别故也。

周扬俊："此条，阳明中之变证，着眼只在中寒不能食句，此系胃弱素有积饮之人，兼膀胱之气不化，故邪热虽入，未能实结。况小便不利，则水并大肠，故第手足汗出，不若潮热之遍身漐漐有汗，此欲作固瘕也。其大便始虽硬，后必溏者，岂非以胃中阳气向衰，不能蒸腐水谷。尔时，急以理中温胃，尚恐不胜，况可误以寒下之药乎？仲景惧人于阳明证中，但知有下法，及有结未定俟日而下之法，全不知有不可下反用温之法，故特揭此以为戒。

程应旄 此之手足濈然汗出者，小便不利所致，水溢非胃蒸也。固瘕者，固而成癖，水气所结，其腹必有响声，特以结在胸，为水结胸，结在腹为固瘕，阴阳冷热攸别。

钱潢 愚以“固瘕”二字推之，其为坚凝固结之寒积可知，岂可但以溏泄久而不止为解？况初硬后溏，乃欲作固瘕之征，非谓已作固瘕，然后初硬后溏也。观“欲作”二字，及“必”字之义，皆逆料之词，未可竟以为然也。

曹颖甫 阳明者，热盛之变文。至于中寒，则外阳而内阴，表热而里湿；阴寒凝冱，则机发内停。不能食者，脾不引，胃不磨也。寒湿下注，则水道腐秽。小便不利者，上污浊，下黏滞也。寒湿在里，逼浮阳而外泄，故手足濈然汗出。濈然者，微出沾渍而不挟蒸气也。寒湿渗入肠胃，由脐下痛引少腹，因作固瘕。固瘕即俗名白痢，黏腻凝结如胶痰状。设令外见潮热、渴饮、阙上痛、夜不安寐、不大便诸证，亦当以大承气汤下之。然所下之物，有时初不见粪，但见黏腻之白物，甚有下至二三次而始见粪者。予尝治四明胡姓亲见之。若但见腹痛下重而时出白物一滴，直四逆汤证耳。但以上二证，皆已成固瘕之候。若欲作固瘕而未成者，大便必初硬后溏。大肠禀阳明之燥，中脘受太阴之湿。设攻其下燥，中脘之湿，必且随之俱下，不急温之，恐浸成寒湿下利矣。

192. 阳明病，初欲食，小便反不利，大便自调，其人骨节疼，翕翕如有热状，奄然[1]发狂，濈然汗出而解者，此水不胜谷气，与汗共并，脉紧则愈。

【注释】

［1］奄然：忽然。

【语译】

阳明病，开始时尚有食欲，小便反而不通利，大便调畅，病人骨节疼痛，微微有点热象，突然发狂，汗出涟涟而病解，这种情况是因为水湿之气被正气战胜，化作汗液排出，待脉呈现紧象则说明邪已排尽而病可获愈。

【选注】

成无己 阳病客热，初传入胃，胃热则消谷而欲食。阳明病热为实者，则小便当数，大便当硬，今小便反不利，大便自调者，热气散漫，不为实也。欲食，则胃中谷多，《内经》曰：食入于阴，长气于阳。谷多则阳气盛，热消津液则水少。经曰：水入于经，其血乃成，水少则阴血弱。《金匮要略》曰：阴气不通，即骨疼。其人骨节疼者，阴气不足也。热甚于表者，翕翕发热；热甚于里者，蒸蒸发热。此热气散漫，不专著于表里，故翕翕如有热状。奄，忽也。忽然发狂者，阴不胜阳也。《内经》曰：阴不胜其阳者，则脉流薄疾，并乃狂。阳明蕴热为实者，须下之愈；热气散漫，不为实者，必待汗出而愈，故云濈然而汗出而解也。水谷之等者，阴阳气平也。水不胜谷气，是阴不胜阳也。汗出则阳气衰，脉紧则阴气生。阴阳气平，两无偏胜则愈，故云与汗共并，脉紧则愈。

张隐庵 此言能食，名中风也。阳明病，初欲食者，谓先中于风也。夫风为阳邪，小便当利，大便当燥，今小便反不利，大便自调，乃风邪入于里阴而里气虚寒。其人骨节痛者，里气虚寒也；翕翕如有热状者，风邪入于里阴也。奄，忽也。忽然发狂濈然汗出而解者，阳明谷神之气胜也。所以然者，以里阴寒水之气不胜阳明谷神之气，故与汗共并而出。脉紧则愈者，喻言也，言阳明风热之气得阴气相持而可愈也。马氏曰水不胜谷气，乃少阴肾水不胜阳明谷气；骨节痛者，少阴病也；翕翕奄然者，即翕奄沉而为戊癸合化之意也。盖上节论太阴，此节论少阴也。

丹波元简 汪氏云：脉紧则愈，《补亡论》阙疑，常器之云，一本作脉去则愈。郭白云云，《千金》作坚者则愈，无“脉”字，是误以脉紧为去，为坚者，或漏“脉”字，或漏“者”字，当云脉紧者则愈。愚今校正，当云脉紧去则愈。喻氏云：脉紧则愈，言不迟也，脉紧疾，则胃气强盛，周氏、柯氏并同。程氏云：脉紧则愈者，言脉紧者得此则愈也。张氏宗印云：此直中之寒邪，不能胜谷精之正气，与汗共并而出，故其脉亦如蛇之纡回而欲出也。魏氏云：紧者，缓之对言，脉紧者，言不若病脉之缓而已，非必如伤寒之紧也。钱氏云：紧则浮去，而里气充实也。按以上数说，未审孰是，姑从成注。

193. 阳明病，欲解时，从申至戌上。

【语译】

阳明病即将解除的时候，一般在下午三点以后，晚上九点以前。

【选注】

张隐庵 经云：日西而阳气衰，阳明之所主也。从申至戌上，乃阳明主气之时，表里之邪欲出，必随旺时而解。愚按：六篇欲解，各从六气旺时而解，则六气言正而不言邪，盖可见矣。

柯韵伯 申酉为阳明主时，即日晡也。

曹颖甫 日昃而阳衰，阴气乘之，地中水气为天阳蒸迫，阳盛之时，不能升越，必待阳衰而始见。观夏令暑雨，多在日斜之候，即晴日村落雾霭之气，亦多在傍晚。此可见申至戌上，乃太阴湿土当旺之时。……盖热盛之证，遇阴气而始解，故阳明欲解时，从申至戌上。故有热发于申至戌上者，皆太阴病也。《金匮》云病者一身尽疼，发热，日晡所剧者，此名风湿，是为明证。或言日晡所本篇两见：一为吐下后五六日至十余日不大便，日晡所发潮热；一为病人烦热，汗出则解，又如疟状，日晡所发热者属阳明。似申至戌上，实为阳明主气。不知阳明热证，得日晡所阴气当解；而反剧者，自非本有寒湿，得微阴而增重，必肠胃燥实，而反抗之力强也。然则阳明主气，其在巳至未上乎。

194. 阳明病，不能食，攻其热必哕，所以然者，胃中虚冷故也。以其人本虚，攻其热必哕。

【语译】

阳明病，出现不能进食的表现，如使用攻热之剂必发生呃逆，其原因是胃内虚寒。因为此类病人的体质本来就虚，使用攻热之剂必发生呃逆。

【选注】

成无己 不能食，胃中本寒，攻其热，复虚其胃，虚寒相搏，故令哕也。经曰：关脉弱，胃气虚，有热不可大攻之，热去则寒起。此之谓也。

张隐庵 合下三节，首言胃腑虚，次言经脉虚，末言皮腠虚，意谓胃腑虚而后经脉虚，经脉虚而后皮腠虚，故末结曰此以久虚故也。阳明病者，病阳明胃腑之气也；不能食者，胃气虚也；哕，呃逆也，胃气虚而复攻其热，故哕。所以然者，阳明以胃气为本，以其人本虚，攻其热则胃中虚冷，而必哕。高子曰：遍阅诸经止有哕而无呃，则哕之为呃也，确乎不易。诗云：銮声哕哕。谓呃之发声有序，如车銮声之有节奏也。凡经论之言哕者，俱作呃解无疑。

钱潢 胃阳败绝，而成呃逆，难治之证也。

汪琥 愚谓宜用附子理中汤。

陈修园 此胃气存亡之关头，不得不再为叮咛。

195. 阳明病，脉迟，食难用饱，饱则微烦头眩，必小便难，此欲作谷瘅[1]。虽下之，腹满如故，所以然者，脉迟故也。

【注释】

［1］谷瘅：因食物不得消化，郁阻中焦而致的皮肤发黄证。又作“谷疸”。

【语译】

阳明病，脉象迟缓，吃饭不敢吃饱，吃饱则微烦头眩，一定会出现小便难，这是即将发作谷瘅之证。虽用下法，腹部仍然和原来一样胀满，其病因病机，从脉迟即可透露（是阳明虚寒）。

【选注】

成无己 阳明病脉迟，则邪方入里，热未为实也。食入于阴，长气于阳。胃中有热，食难用饱，饱则微烦而头眩者，谷气与热气相搏也。两热相合，消搏津液，必小便难。利者不能发黄，言热得泄也。小便不利，则热不得泄，身必发黄。疸，黄也。以其发于谷气之热，故名谷疸。热实者，下之则愈；脉迟为热气未实，虽下之，腹满亦不减也。经曰：脉迟尚未可攻。

张隐庵 此节文同《要略》，言阳明经脉虚寒而成谷瘅也。阳明病者，病阳明经脉之气也；脉迟者，所生之血气虚也。经云：食气入胃，淫精于脉，脉气流经。经脉虚，故食难用饱；而饱则微烦，头眩者，气虚于上也；小便难者，气虚于下也。《要略》曰：谷瘅之为病，寒热不食，食即头眩。心胸不安，久久发为谷瘅，故曰其欲作谷瘅，病在经脉，虽下之而腹满如故。所以然者，以脉迟而经脉虚寒故也，此所以谷气留中，而发为瘅黄也。

程应旄 脉迟为寒，寒则不能宣行胃气，故非不能饱，特难用饱耳。饥时气尚流通，饱即填滞，以故上焦不行，而有微烦头眩证；下脘不通，而有小便难证。小便难中，包有腹满证在内。欲作谷疸者，中焦升降失职，则水谷之气不行，郁黩而成黄也。曰谷疸者，明非邪热也。下之，兼前后部言，茵陈蒿汤、五苓散之类也。曰腹满如故，则小便仍难，而疸不得除可知。再出脉迟，欲人从脉上悟出胃中冷来。热蓄成黄之腹满，下之可去，此则谷气不得宣泄，属胃气虚寒使然，下之益虚其虚矣，故腹满如故。

钱潢 若不温中散寒，徒下无益也。

曹颖甫 此证非去其寒而行其湿。虽下以茵陈蒿汤，其腹满当然不减。窃意当于茵陈蒿汤内重加生术、生附以行之。所以然者，则以胃虚脉迟，中阳不运，非如胃实之谷瘅，脉见滑大者，可以一下而即愈也。

丹波元简 按汪氏云：《补亡论》常器之云宜猪苓汤、五苓散。愚以上二方，未成谷疸时，加减出入，可随证选用。郭白云云已发黄者，茵陈蒿汤，此为不可易之剂。张氏云：脉迟胃虚，下之无益，则发汗利小便之法，用之无益，惟当用和法，如甘草干姜汤，先温其中，然后少与调胃，微和胃气，是也。以上二说，似未妥帖，当考。

196. 阳明病，法多汗，反无汗，其身如虫行皮中状者，此以久虚故也。

【语译】

阳明病，按一般规律是多汗，（现在）反而无汗，病人皮肤内如同有小虫在活动，这是久虚造成的。

【选注】

成无己 胃为津液之本，气虚津液少，病则反无汗。胃候身之肌肉，其身如虫行皮中者，知胃气久虚也。

张隐庵 此承上文胃腑、经脉，而及于皮中也。阳明病者，病阳明皮腠之气也。本篇云：阳明外证，身热汗自出，故法多汗。今反无汗，其身如虫行皮中状者，由于胃腑经脉之虚，故曰此久虚故也。由是而知，经脉皮腠之血气，本于胃腑所生矣。

曹颖甫 盖阳明多气多血，皆由水谷入胃蒸化，血多则汗自出，虚则分肉不热，卫阳不达，故汗欲出而不得，如虫行皮中也。此证宜于防己黄芪汤中略加麻黄，使汗从皮中外泄则愈。

丹波元简 按汪氏云：常器之云，可桂枝加黄芪汤。郭白云云，桂枝麻黄各半汤。愚以还当用葛根汤主之。《金鉴》云：宜葛根汤小剂，微汗和其肌表，自可愈也。魏氏云：补虚清热，人参白虎汤之类，并似与经旨相畔矣。

197. 阳明病，反无汗，而小便利，二三日呕而咳，手足厥者，必苦头痛；若不咳不呕，手足不厥者，头不痛一云，冬阳明。

【语译】

阳明病，反而无汗，小便通利，二三日以来都呕吐咳逆，手足厥冷，一定还会出现头痛之苦；如果不出现咳、呕、手足厥冷症状，则也不会出现头痛症状。

【选注】

成无己 阳明病法多汗，反无汗，而小便利者，阳明伤寒，而寒气内攻也。至二三日，呕咳而支厥者，寒邪发于外也，必苦头痛；若不咳不呕，手足不厥者，是寒邪但攻里而不外发，其头亦不痛也。

曹颖甫 阳明胃腑，含厥阴肝液、少阳胆液，以为消融水谷之助，此说发于近代西医。然仲师《伤寒》《金匮》中，往往含有此意，惜注家未有发明耳。夫阳明之病，反无汗而小便利，则湿消于下而热郁于中。胃中有热，则肝阴伤而胆火盛。肝阴伤则手足厥，胆火盛则上逆而病呕与咳。胆火上逆，窜于脑部，则病头痛。此柴胡龙骨牡蛎汤证也。盖厥而呕者，火上逆则为头痛，火下行则便脓血，其证异，其理同也。若但头眩不恶寒，为胃中有热而胆火独盛，胆汁能消水谷，故无水谷不别之变而知饥能食。胆火上逆冲激肺部，故其人咽痛。但欲清炎上之火，必当引热下行，此大黄黄连黄芩汤证也。若失时不治，则其喉必痹，否则亦必待便脓血而后愈。所以然者，阳明热甚则肝阴伤；肝为藏血之脏，肝虚于上，而脓血便于下，所谓铜山西崩，洛钟东应也。

198. 阳明病，但头眩，不恶寒，故能食而咳，其人咽必痛；若不咳者，咽不痛。一云，冬阳明。

【语译】

阳明病，如果只是头眩而不恶寒，那么就不妨碍进食，若咳嗽，必有咽痛，若不咳，就没有咽痛。

【选注】

成无己 咳甚则咽伤，故必咽痛；若胃气不逆，则不咳，其咽亦不痛也。

张隐庵 此言阳明经脉，合肺而上出于咽也。阳明病者，阳明中风病也；风淫经脉，故但头眩；不因于寒，故不恶寒；阳明病能食名中风，故能食；内合于肺，故咳；夫阳明经脉，从大迎下人迎，循喉咙，入缺盆，阳明循经合肺，故其人咽必痛；若不咳者，不循经以合肺，故咽不痛。夫不曰喉痛，而曰咽痛者，以病在阳明而咽接胃本也。

199. 阳明病，无汗，小便不利，心中懊侬者，身必发黄。

【语译】

阳明病，无汗，小便不通利，心胸中非常烦乱的，皮肤必定发黄。

【选注】

成无己 阳明病无汗，而小便不利者，热蕴于内而不得越；心中懊侬者，热气郁蒸，欲发于外而为黄也。

张隐庵 此承上文阳明合肺之意，而言阳明又运行于皮毛，下输于膀胱也。阳明病者，阳明湿热病也，湿热留中不能合肺，而外行于皮毛，故无汗。更不能从皮毛，而下输于膀胱，故小便不利。夫阳明之气，不行于表里上下，则内逆于心中而为懊侬。阳热之气留中，入胃之饮不布，则湿热罯而身必发黄。

柯韵伯 口不渴，腹不满，非茵陈汤所宜，与栀子柏皮汤，黄自解矣。

丹波元简 按《金鉴》云：心中懊侬，湿瘀热郁于里也，宜麻黄连轺赤小豆汤。若经汗吐下后，或小便利，而心中懊侬者，热郁也。便硬者，宜调胃承气汤；便软者，宜栀子豉汤。视之柯注，却似于经旨不切矣。

200. 阳明病，被火，额上微汗出，而小便不利者，必发黄。

【语译】

阳明病，用火攻法治疗，额上微有汗出，而小便不通利，必定会发黄。

【选注】

成无己 阳明病则为内热，被火，则火热相合而甚。若遍身汗出而小便利者，热得泄越，不能发黄；今额上微汗出，而小便不利，则热不得越，郁蒸于胃，必发黄也。

张隐庵 此节假火以申上文之意，言阳明湿热为病而无汗，若被火熏，但额上微汗出而小便仍不利者，气机不能流通出入，亦必发黄也。

柯韵伯 非栀子柏皮汤，何以挽津液于涸竭之余耶。

陈修园 凡误服羌、独、荆、防，及姜、桂、乌、附之类，皆以被火概之。

201. 阳明病，脉浮而紧者，必潮热[1]，发作有时；但浮者，必盗汗出。

【注释】

[1] 潮热：发热有定时，如同潮汛按时而至。

【语译】

阳明病，脉象浮紧的病人，必定出现潮热，即发热时间有一定规律；如果脉象只浮不紧，必定出现盗汗。

【选注】

成无己 浮为在经，紧者里实。脉浮而紧者，表热里实也，必潮热，发作有时。若脉但浮而不紧者，止是表热也，必盗汗出。盗汗者，睡而汗出也。阳明病里热者自汗，表热者盗汗。

张隐庵 此言阳明津液不和于内外，而为潮热盗汗也。阳明病，脉浮而紧者，阳明之邪内干太阴；湿土为病，必潮热而发作有时。脉但浮者，阳气外浮；不干太阴，故必盗汗出。盗汗者，睡中汗觉，阳气不固，而阴液外注也。夫潮热、盗汗，则津液漏泄而不和于内外矣。金氏曰：无病之人，虽日有潮而不觉，病则随潮外现矣。

钱潢 邪在太阳，以浮紧为寒，浮缓为风；在阳明，则紧为在里，浮为在表。脉浮而紧者，言浮而且紧也，谓邪虽在经，大半已入于里也。邪入于里，必发潮热，其发作有时者，阳明气旺于申、酉，故日晡时潮热也。潮热则已成可下之证矣。若但脉浮者，风邪全未入里，其在经之邪未解，必盗汗出，犹未可下也。阳明本多汗多眠，故有盗汗，然不必阳明始有盗汗，如太阳上篇，脉浮而动数，因自汗出之中风，即有盗汗。盖由目瞑则卫气内入，皮肤不阖，则盗汗出矣。此示人当以脉证辨认表里，未可因潮热而轻用下法也。

程应旄 脉浮而紧者，缘里伏阴寒，系阳于外故也。阴盛阳不敢争，仅乘旺时而一争，故潮热发作有时也。但浮者，胃阳虚，而中气失守也，睡则阴气盛，阳益不能入，而盗汗出也。夫潮热汗出，皆阳明里实证，而今属之虚寒，则于其脉辨之，更可互参及能食不能食之内法也。

陈修园 阳明原主里病，今诊其脉浮而紧者，仍见太阳表实无汗之脉，阳明被太阳之寒邪外束，则阳气不能宣发而为热，故必乘其所旺申酉时而潮热，如潮水之发作有定时。若脉但浮而不紧者，是见太阳表虚自汗之脉，阳明被太阳之风邪外涣，则阳气尽浮于表，及卧而阴血归肝之顷，两不相顾，必为浮阳盗去而汗出。

丹波元简 按《补亡论》，与柴胡桂枝汤。汪氏及《金鉴》云桂枝加葛根汤。《补亡论》为是。

202. 阳明病，口燥但欲漱水，不欲咽者，此必衄。

【语译】

阳明病，口中干燥，但只想以水含漱而不想咽下，这种情况必会发生鼻衄。

【选注】

成无己 阳明之脉起于鼻，络于口。阳明里热，则渴欲饮水；此口燥但欲漱水不欲咽者，是热在经而里无热也。阳明气血俱多，经中热甚，迫血妄行，必作衄也。

张隐庵 此言阳明津液不濡于经脉，而为衄病也。口燥者，病阳明之燥气也；津液不荣于经脉，故但欲漱水；不涉火热之气化，故不欲咽；夫胃足阳明之经脉主血所生病，又主汗出鼽衄，此必衄者，经脉不得津液以相滋也。

魏荔彤 漱水，非渴也，口中黏也。

丹波元简 周氏云：使此时以葛根汤汗之，不亦可以夺汗而无血乎？此必衄者，仲景正欲人之早为治，不致衄后更问成流与否也。汪氏云：常器之曰，可黄芩芍药地黄汤。一云当作黄芩芍药甘草汤。愚以此二汤，乃衄后之药，于未衄时，还宜用葛根等汤加减主之。柯氏云，宜桃仁承气、犀角地黄辈。按本条下一“必”字，宜衄前防衄，犀角地黄之类，盖为的对矣。

203. 阳明病，本自汗出，医更重发汗，病已差，尚微烦不了了者，此必大便硬故也。以亡津液，胃中干燥，故令大便硬。当问其小便日几行，若本小便日三四行，今日再行，故知大便不久出，今为小便数少，以津液当还入胃中，故知不久必大便也。

【语译】

阳明病，本来就有自汗出的症状，医生又再次发汗治疗，病已见愈，但仍有微烦尚未彻底痊愈，这一定是大便干硬的缘故。因为津液耗伤，肠胃中干燥，所以使得大便干硬。临床应当询问病人，小便一日几次，如果本来小便一日三四次，现在一日两次，那么就可以知道大便很快可以排出，因为现在小便次数减少了，津液应当返还肠胃中，所以知道不久大便就润通了。

【选注】

成无己 先亡津液，使大便硬，小便数少，津液分别，大便必自下也。

张隐庵 本自汗出而重发汗，则津液外亡，以致大便硬而津液内竭，外内之相通也。小便多则津液下泄，小便少则还入胃中，上下之相济也，此犹海水与天气相应，而复入于地中之义。

汪琥 病家如欲用药，宜少与麻仁丸。

柯韵伯 以此见津液素盛者，虽亡津液，而津液终自还，正以见胃家实者，每踌躇顾虑，示人以勿妄下与妄汗也。历举治法，脉迟不可攻，心下满不可攻，呕多不可攻，小便自利与小便数少不可攻，总见胃家实不是可攻证。

204. 伤寒呕多，虽有阳明证，不可攻之。

【语译】

伤寒，呕逆，虽有阳明病见症，不可以用攻下法。

【选注】

成无己 呕者，热在上焦，未全入腑，故不可下。

张隐庵 伤寒呕多，胃气虚也，虽有阳明实热之证，不可攻之。此下凡六节，前三节言不可攻，后三节言三承气之证，而属可攻。大意谓阳明乃燥热之证，可与攻下，然必以胃气为本，详审邪正虚实，当知攻邪所以救正，若因攻而反伤其正气，何异攻贼而并害其良民。高子曰：太阳篇多从升降出入上体认，阳明篇多从邪正虚实上体认。若胃气虚者，虽有实热不可妄攻，盖人以胃气为本，是乃阳明之大关也。

沈明宗 呕多则气已上逆，邪气偏侵上脘，或带少阳，故虽有阳明证，慎不可攻也。

柯韵伯 呕多，是水气在上焦，虽有胃实证，只宜小柴胡以通液，攻之恐有利遂不止之祸。要知阳明病，津液未亡者，慎不可攻。盖腹满呕吐，是太阴阳明相关证；胃实胃虚，是阳明太阴分别处。胃家实，虽变证百出，不失为生阳，下利不止，参、附不能挽回，便是死阴矣。

喻嘉言 呕多，诸病不可攻下，不特伤寒也。

曹颖甫 此上湿下燥之证，必当先治其呕，而后可行攻下。盖即《金匮》病人欲吐者不可下之之说也。胃中郁热上泛，湿痰壅于上膈，便当用瓜蒂散以吐之；胃中虚气上逆而胸满者，则吴茱萸汤以降之。否则无论何药，入咽即吐。虽欲攻之，乌得而攻之，故必先杀其上逆之势，然后可行攻下。予每遇此证，或先用一味吴萸汤，间亦有肝胆郁热而用萸连汤者。呕吐既止，然后以大承气汤继之，阳明实热乃得一下而尽。须知“有阳明证”四字，即隐示人以可攻；若不于无字处求之，但狃于胃气之虚，视芒硝、大黄如蛇蝎，真磕睡汉耳。

丹波元简 常氏云，宜小柴胡汤。汪氏云，兼有阳明证，宜用葛根加半夏汤。按汪以葛根为阳明药，不可从。

205. 阳明病，心下硬满者，不可攻之。攻之利遂不止者死，利止者愈。

【语译】

阳明病，胃上脘坚硬胀满，不可用攻下法。如果攻下，导致下利不能停止的，是死证，利止的可愈。

【选注】

成无己 阳明病腹满者，为邪气入腑，可下之。心下硬满，则邪气尚浅，未全入腑，不可便下之。得利止者，为邪气去，正气安，正气安则愈，若因下利不止者，为正气脱而死。

汪琥 结胸证，心下硬满而痛，此为胃中实，故可下，此证不痛，当是虚硬虚满，故云不可攻也。常器之云：未攻者，可与生姜泻心汤，利不止者，四逆汤。愚以须理中汤救之。

陈修园 心下硬满者，止在心下，尚未及腹，止是硬满而不兼痛。

丹波元简 程氏云：心下硬满者，邪聚阳明之膈，膈实者腹必虚，气从虚闭，亦见阳明假实证，攻之是为重虚。锡驹云：心下硬满者，胃中水谷空虚，胃无所仰，虚气上逆，反硬满也。故太阳篇曰：此非结热，但以胃中空虚，客气上逆，故使硬也。按以上二说，以心下硬满，为虚满假证，此证世多有之。然今考经文，唯云心下硬满，并不拈出虚候，故难信据焉。

206. 阳明病，面合色赤[1]，不可攻之，必发热，色黄者，小便不利也。

【注释】

[1] 面合色赤：整个面部通红。

【语译】

阳明病，面部通红，不可用攻下法，（如误下）必定会发热而肌肤发黄，并且出现小便不利。

【选注】

成无己 合，通也。阳明病面色通赤者，热在经也，不可下之。下之虚其胃气，耗其津液，经中之热，乘虚入胃，必发热色黄，小便不利也。

张隐庵 阳明病，面合赤色，此阳气怫郁在表，当解之熏之。若攻其里，则阳热之邪不能外解，必发热；肌表之热内乘中土，故色黄。夫表气外达于皮毛而后小便行；今表气怫郁，湿热发黄，则小便不利也。

柯韵伯 总因津液枯涸，不能通调水道而然。须栀子柏皮，滋化源而致津液，非渗泄之剂所宜矣。

汪琥 郭白云曰：既不可攻，但茵陈蒿汤调五苓散服之，太谬之极。此与二阳并病，面色缘缘正赤相同，可小发汗，宜桂枝加葛根汤，以微汗之。

曹颖甫 此节太阳篇二阳并病之证也。太阳篇云：汗出先不彻，因转属阳明，续自微汗出，不恶寒。若太阳病证不罢者，不可下，下之为逆；如此可小发汗。设面色缘缘正赤者，阳气怫郁在表，当解之熏之。盖此证不惟表热无汗，两太阳穴必痛。或用麻杏石甘汤表里双解，或并用药汁烧沸取下，俯首药甑之上，蒙衣物而熏之，则表汗出而头痛愈矣。若阳郁于表而反攻其里，于是汗液欲从外泄者，反挟表阳内陷而成湿热。夫水以清洁而流，流则小便利，小便利者不能发黄。湿以胶黏而滞，滞则小便不利，小便不利者，故热郁而发黄。设因误攻而见此证，欲救其失，惟茵陈五苓散差为近之。若湿热太甚者，栀子柏皮汤，亦当可用也。

207. 阳明病，不吐不下，心烦者，可与调胃承气汤。方一。

甘草二两，炙　芒硝半升　大黄四两，清酒洗

右三味，切，以水三升，煮二物至一升，去滓，内芒硝，更上微火一二沸，温顿服之，以调胃气。

【语译】

阳明病，未经吐法或下法治疗而心烦的，可给予调胃承气汤治疗。

煎服法：上三味药，切片，用三升水煮两味药（甘草和大黄），水耗至一升，去药渣，加入芒硝，再置于小火上煮一二沸，温热时一次服尽，用以调和肠胃之气。

【选注】

成无己　吐后心烦，谓之内烦；下后心烦，谓之虚烦。今阳明病不吐不下心烦，即是胃有郁热也，与调胃承气汤，以下郁热。

张隐庵　此明调胃承气主调少阴火热之气于中胃也。阳明病，不吐、不下，则阳明胃气不虚；心烦者，少阴君火受邪而逆于中胃也。故可与调胃承气汤上承火热之气而调胃中之实邪，用芒硝承君火之热以解心烦，甘草调中，大黄行热，从肠胃而出。曾氏曰：太阳篇云若胃气不和谵语者，少与调胃承气汤，言胃络上通于心，君火亢极而然也。若汗多亡阳，则主四逆汤，少阴之为热为寒如此。

柯韵伯　言阳明病，则身热汗出，不恶寒反恶热矣，若吐下后而烦，为虚邪，宜栀子豉汤。

汪琥　不吐不下者，热邪上不得越，下不得泄，郁胃腑之中，其气上熏于膈则心烦。烦，闷而热也。

钱潢 但心烦，不若潮热便硬之胃实，所以不必攻下，而可与调胃承气汤也。

张璐 可与者，欲人临病裁酌，不可竟行攻击也。

舒诏 按心烦一证，阴阳互关，宜加细察，而后用药，调胃承气不可轻试。

曹颖甫 不吐不下，似胃气尚和。然不吐不下而见不恶寒反恶热、濈然汗出之阳明病，则胃中已燥。胃系上通于心，胃中燥热，故心烦，恶人多言，不耐久视书籍，不欲见生客，似愠非愠，似怒非怒，烦出于心，而所以致烦者，则本于胃中燥热。故见此证者，譬犹釜中沸水，釜底之薪不去，则沸必不停。此其所以宜调胃承气汤也。独怪近人遇此证，动称邪犯心包，犀角、羚羊角、至宝丹等，任意杂投，卒至胃中燥热，日甚一日，以至枯槁而死，可哀也已。

山田正珍 病人呕吐而心烦者，少阳柴胡证也；下利而心烦者，少阴猪肤汤证也。今不吐不下而心烦，乃阳明热烦，但未至潮热谵语，便秘腹满，大渴引饮诸候，故先与调胃承气汤，以解内热也，盖一时权用之方耳。又按，成无己诸人，皆谓未经吐下而心烦也，其说颇凿，不可从矣。

208. 阳明病，脉迟，虽汗出不恶寒者，其身必重，短气，腹满而喘，有潮热者，此外欲解，可攻里也。手足濈然汗出者，此大便已硬也，大承气汤主之；若汗多，微发热恶寒者，外未解也，一法与桂枝汤。其热不潮，未可与承气汤；若腹大满不通者，可与小承气汤，微和胃气，勿令至大泄下。大承气汤方二。

大黄四两，酒洗　厚朴半斤，炙，去皮　枳实五枚，炙　芒硝三合

右四味，以水一斗，先煮二物，取五升，去滓，内大黄，更煮取二升，去滓，内芒硝，更上微火一两沸，分温再服，得下，余勿服。

小承气汤方

大黄四两，酒洗　厚朴二两，炙，去皮　枳实三枚，大者，炙

右三味，以水四升，煮取一升二合，去滓，分温二服。初服汤当更衣，不尔者尽饮之；若更衣者，勿服之。

【语译】

阳明病，脉呈迟象，虽有汗出但不恶寒，身体懒重，气短，腹满而喘，并有潮热症状的，这是外证欲解，可以用攻里之法。手足不断出汗的，说明大便已经干结，主用大承气汤；如果汗出较多并且微发热恶寒的，这是外证尚未解除，还没有出现潮热，所以还不能用承气汤；如果腹部胀大痞满不适，可用小承气汤，稍微调和一下肠胃之气，但不能攻下到大泄泻的程度。

煎服法：

大承气汤：上四味药，用一斗水先煮两味（厚朴和枳实），耗至五升，去药渣，加入大黄，再煮，耗至二升，去药渣，加入芒硝，再置于小火上煮一二沸，分两次温服，大便得下即可，剩下的药就不要再服了。

小承气汤：上三味药，用四升水，煮到一升二合，去药渣，分两次温服。第一次服药液后，应当能解大便，不能解则全部服尽；如果能解大便，即不要再服。

【选注】

成无已 阳明病脉迟，若汗出多，微发热恶寒者，表未解也；若脉迟，虽汗出而不恶寒者，表证罢也。身重，短气，腹满而喘有潮热者，热入腑也。四肢诸阳之本，津液足，为热蒸之，则周身汗出；津液不足，为热蒸之，其手足濈然而汗出，知大便已硬也，与大承气汤以下胃热。经曰：潮热者，实也。其热不潮，是热未成实，故不可便与大承气汤，虽有腹大满不通之急，亦不可与大承气汤，与小承气汤，微和胃气。……《内经》曰燥淫所胜，以苦下之，大黄、枳实之苦以润燥除热。又曰燥淫于内，治以苦温，厚朴之苦下结燥。又曰热淫所胜，治以咸寒，芒硝之咸，以攻蕴热。……大热结实者，与大承气汤，小热微结者，与小承气汤，以热不大甚，故于大承气汤去芒硝，又以结不至坚，故不减厚朴、枳实也。

张隐庵 阳明病，脉迟，病阳明而内干太阴之气化也；虽汗出不恶寒者，言虽有阳明汗自出不恶寒之证；内干太阴，故其身必重，短气腹满而喘。兼有潮热，此阳明外证欲解，可攻里也。若手足濈然汗出，乃土中湿气外注，此大便已硬也，大承气汤主之，上承火热之气，下行腐秽之邪。若汗多，微发热恶寒者，乃津液外注，而肌腠之邪未解，其热不潮者，不随太阴之气以出入，故未可与大承气汤，此亦审证诫慎之意也。若腹大满不通者，实在阳明肠胃，故可与小承气汤微和其胃气。若更衣勿服，而勿令大泄下也。

魏荔彤 汗出，太阳所有，而不恶寒，则太阳所无也。身疼体痛，太阳所有，而身重，则太阳所无也。兼以短气腹满，喘而潮热，纯见里证，而不见表证，知此外之太阳病，欲解而非解也，乃转属阳明，而阳明之胃实将成也。考验于此入者，乃可攻里，无疑矣。但攻里又非一途，更必于汗于热辨之，如手足濈然而汗出者，胃热盛而逼汗于四末，津液知其内亡矣，大便必已干硬，胃实之成，确乎不易。大承气汤，荡积通幽，何容缓乎？若汗虽多，而发热反微，且带恶寒，仍存于表可知矣。再谛之于热，汗出虽多，热却不潮，则阳明之病未尽全，仍当从太阳表治可也，或病人患腹大满不通者，则胃家已有闷塞之征，小承气调和胃气，下而非下，勿令大泄下，以伤正气也。

张璐 仲景既言脉迟尚未可攻，而此证首言脉迟，复言可攻者，何也？夫所谓脉迟，尚未可攻者，以腹中热尚未甚，燥结未定，故尚未宜攻下。攻之必胀满不食，而变结胸痞满等证，须俟脉实结定，后方可攻之。此条虽云脉迟，而按之必实，且其证一一尽显胃实，故当攻下无疑，若以脉迟，妨碍一切下证，则大陷胸之下证最急者，亦将因循缩手待毙乎？

程应旄 身重者，经脉有所阻也。表里邪盛，皆能令经脉阻，邪气在表而喘者，满或在胸，而不在腹，此则腹满而喘，知外欲解，可攻里也。

舒诏 吾家有时宗者，三月病热，予与仲远同往视之，身壮热而谵语，苔刺满口，秽气逼人，少腹硬满，大便闭，小便短，脉实大而迟，仲远谓热结在里。其人发狂，小腹硬满，胃实而兼蓄血也，法以救胃为急。但此人年已六旬，证兼蓄血，下药中宜重加生地黄，一以保护元阴，一以破瘀行血。予然其言，主大承气汤，硝、黄各用八钱，加生地一两，捣如泥，先煠数十沸，乃纳诸药同煎，连进五剂，得大下数次，人事贴然，少进米饮，一二口辄不食，呼之不应，欲言不言，但见舌苔干燥异常，口内喷热如火，则知里燥尚未衰减，复用犀角地黄汤加大黄，三剂又下胶滞二次，色如败酱，臭恶无状。于是口臭乃除，里燥仍盛，三四日无小便，忽自取夜壶，小便一回，予令其子取出视之，半壶鲜血，观者骇然，经言血自下，下者愈，亦生地之功也。复诊之，脉转浮矣，此溃邪有向表之机，合以柴胡汤，迎其机而导之，但此时表里俱还热极，阴津所存无几，柴胡亦非所宜，惟宜白虎汤加生地、黄芩以救里，倍用石膏之质重气轻，专达肌表而兼解外也，如是二剂，得微汗，而脉静身凉，舌苔退，而人事清矣。再用清燥养荣汤，二十剂而全愈。

《医宗金鉴》 诸积热结于里，而成满痞燥实者，均以大承气汤下之也。满者，腹胁满急䐜胀，故用厚朴，以消气壅；痞者，心下痞塞硬坚，故用枳实，以破气结；燥者，肠中燥屎干结，故用芒硝，润燥软坚；实者，腹痛大便不通，故用大黄，攻积泻热。然必审四证之轻重，四药之多少适其宜，始可与也。若邪重剂轻，则邪气不服；邪轻剂重，则正气转伤。不可不慎也。

柯韵伯 诸病皆因于气，秽物之不去，由气之不顺也，故攻积之剂，必用气分之药，故以承气名汤。煎法更有妙义，大承气用水一斗，煮朴、枳取五升，去滓，内大黄，再煮取二升，内芒硝。何哉？盖生者气锐而先行，熟者气纯而和缓。仲景欲使芒硝先化燥屎，大黄继通地道，而后枳、朴除其痞满。若小承气，以三味同煎，不分次第，同一大黄，而煎法不同，此可见仲景微和之意也。

209. 阳明病，潮热，大便微硬者，可与大承气汤，不硬者，不可与之。若不大便六七日，恐有燥屎，欲知之法，少与小承气汤，汤入腹中，转失气[1]者，此有燥屎也，乃可攻之，若不转失气者，此但初头硬，后必溏，不可攻之，攻之必胀满不能食也。欲饮水者，与水则哕，其后发热者，必大便后硬而少也，以小承气汤和之。不转失气者，慎不可攻也。小承气汤。三。用前第二方。

【注释】

［1］失气：又称“矢气”，俗言放屁。

【语译】

阳明病，发热如潮，有时间规律，大便微硬的，可给予大承气汤；大便不硬的，不可给予。如果不大便已六七日，可能大便已燥结，可用下法试探：少量服用小承气汤，药入腹中，如果矢气频转，即为有燥屎，便可攻下，若不转矢气，这只是开头硬，后来必稀，不可用攻法，如果误攻下必导致胀满而不能进食。虽然想饮水，但给水即哕，以后又发热的，其大便一定既硬又少，可用小承气汤调和一下。如不转矢气，则不能攻下。

【选注】

成无己 潮热者实，得大便微硬者，便可攻之；若便不硬者，则热未成实，虽有潮热亦未可攻。若不大便六七日，恐有燥屎，当先与小承气汤渍之，如有燥屎，小承气汤药势缓，不能宣泄，必转气下矢；若不转矢气，是胃中无燥屎，但肠间少硬尔，止初头硬，后必溏，攻之则虚其胃气，致腹胀满不能食也。

210. 夫实则谵语，虚则郑声。郑声[1]者，重语也。直视谵语，喘满者死，下利者亦死。

【注释】

[1] 郑声：声音低弱，语言重复。

【语译】

一般来说，实证出现谵语，虚证出现郑声。郑声，就是言语重复。直视而谵语，有喘满的属死证，兼有下利的亦属死证。

【选注】

成无己 《内经》曰：邪气盛则实，精气夺则虚。谵语，由邪气盛，而神识昏也；郑声，由精气夺，而声不全也。

王肯堂 谵语者，谓乱言无次，数数更端也；郑声者，谓郑重频烦也，只将一句旧言，重叠频言之，终日殷勤，不换他声也。盖神有余则能机变，而乱语数数更端，神不足则无机变，而只守一声也。成氏谓郑卫之声，非是。

张璐 重语者，字句重叠，不能转出下语，真气夺之征也。

程应旄 直视谵语，尚非死证，即带微喘，亦有脉弦者生一条，唯兼喘满，兼下利，则真气脱而难回矣。

《医宗金鉴》 直视者，精不注乎目也。

山田正珍 盖此条主谵语立论。所谓下利者，亦谵语而下利也。大抵病人谵语而下利也，多属死证，然间亦有得而治者。厥阴篇所载下利谵语者，有燥屎也，宜小承气汤是也。故曰下利者亦死，"亦"字有味。

211. 发汗多，若重发汗者，亡其阳，谵语，脉短者死，脉自和者不死。

【语译】

发汗治疗，出汗已多，若再发汗，就会造成亡阳之证，谵语，脉短促则为死证，如脉象调和则不属死证。

【选注】

张隐庵 此言汗多，亡阳，谵语，凭脉而决其死生也。发汗多，则亡中焦之津液矣；若重发汗，更亡心主之血液矣；夫汗虽阴液，必由阳气蒸发而出，故汗多、重汗则亡其阳，表阳外亡，心气内乱故谵语。脉者，心之所主也，脉短则血液虚而心气内竭，故死。脉自和则心气调而血液渐生，故不死。

山田正珍 亡阳，谓损元气，详见太阳上篇。凡病人谵语，其脉洪大滑数者，是脉与证不相龃龉，是以谓之和也，非无病之平脉也。短乃微弱，为亡阳之诊，故为死证。若其自和者，邪热炽乎内之候，其阳不亡，故为不死，宜与承气汤矣。

212. 伤寒若吐若下后不解，不大便五六日，上至十余日，日晡所发潮热，不恶寒，独语如见鬼状，若剧者，发则不识人，循衣摸床，惕而不安，一云，顺衣妄撮，怵惕不安。微喘直视，脉弦者生，涩者死。微者，但发热谵语者，大承气汤主之。若一服利，则止后服。四。用前第二方。

【语译】

伤寒，用吐法或下法治疗后，病不能解，不大便五六日，甚至十余日，傍晚时分发潮热，不恶寒，自言自语如同见鬼一般，病情严重时，发作起来神识不清，不认识人，两手捻衣或摸床，惊惕不安，微喘，眼睛直视，出现以上病情，如果脉弦则可活，脉涩则为死证。病情较轻微的表现是只有发热谵语，主用大承气汤。如果服一次就解下大便了，余下的药液就不要再服用。

【选注】

成无己 其邪热微而未至于剧者，但发热谵语，可与大承气汤以下胃中热。

赵嗣真 “弦”字，当是“滑”字，若是“弦”字，弦为阴负之脉，岂有必生之理？惟滑脉为阳，始有生理。……玩上条脉滑而疾者，小承气主之。脉微涩者，里虚为难治。

钱潢 独语，谵言妄语也。……剧者，病之甚也。发，发作之时也。……直视，目光直而睛不转动也。

山田正珍 “伤寒”下疑脱“若发汗”三字。又引刘栋曰：谵语者之“者”，当作“也”。又曰此证也，胃中邪实有燥屎者，剧者宜大承气，微者宜小承气。

213. 阳明病，其人多汗，以津液外出，胃中燥，大便必硬，硬则谵语，小承气汤主之。若一服谵语止者，更莫复服。五。用前第二方。

【语译】

阳明病，病人汗出多，因此而造成津液外泄，肠胃干燥，大便必定干硬，大便干硬则可能出现谵语，主用小承气汤。如果服一次谵语便停止，则不要再服。

【选注】

成无己 亡津液胃燥，大便硬而谵语，虽无大热内结，亦须与小承气汤和其胃气。得一服谵语止，则胃燥以润，更莫复与承气汤，以本无实热故也。

张隐庵 此言汗多津液竭，胃燥便硬而谵语者，小承气汤主之。更莫复服者，即上文一服利，止后服，而为诚慎之意也。

山田正珍 此即前条所谓微者。

214. 阳明病，谵语，发潮热，脉滑而疾者，小承气汤主之。因与承气汤一升，腹中转气者，更服一升，若不转气者，勿更与之。明日又不大便，脉反微涩[1]者，里虚也，为难治，不可更与承气汤也。六。用前第二方。

【注释】

[1] 脉反微涩：脉象反而既微弱又涩滞。

【语译】

阳明病，谵语，发作潮热，脉象滑数，主用小承气汤。病人服小承气汤一升后，腹内有矢气转动，就再服一升；如果没有矢气转动，不要再服第二次。如果病人第二日仍不大便，脉象反而转为微弱而涩滞，说明内里已虚，属难治之症，不可以再给承气汤攻下了。

【选注】

成无己 阳明病谵语，发潮热，若脉沉实者，内实者也，则可下；若脉滑疾，为里热未实，则未可下，先与小承气汤和之。汤入腹中转矢气者，中有燥屎，可更与小承气汤一升以除之；若不转矢气者，是无燥屎，不可更与小承气汤。至明日邪气传时，脉得沉实紧牢之类，是里实也；反得微涩者，里气大虚也。若大便利后，脉微涩者，止为里虚而犹可；此不曾大便，脉反微涩，是正气内衰，为邪气所胜，故云难治。

张隐庵 此言谵语潮热之有虚实，审证而更须凭脉也。谵语发潮热，病阳明而兼太阴之气化也，滑疾为实，故主小承气汤。胃气清而潮热可愈，与之转矢气则宜，不转则不宜。脉微涩而里虚，则为难治，小承气之不可轻与如此。

山田正珍 “不可更与承气汤也”八字，古注文搀入，亦当删之。承气汤不言大小者，要在随证辨用也。言阳明病谵发潮热，不大便，脉滑而疾者，此为里实，承气汤主之。本文虽不及不大便，脉证既已若斯，则其不大便者，可从而知也。因与承气汤一升，汤入腹中，转矢气者，是有燥屎，可更与一升以下之。若其不转矢气者，是无燥屎，不可更与之。如是者，宜与柴胡加芒硝汤辈以和之也。阳明病不大便者，其脉当滑疾，今反为涩者，此为里虚，故为难治也。前举谵语潮热，而略不大便，后举不大便，而略谵语潮热，本论错综之妙若斯。当考古今诸注传，并皆随文作解，而不知其有错误，是其所以愈辨而愈不明也。

215. 阳明病，谵语，有潮热，反不能食者，胃中必有燥屎五六枚也；若能食者，但硬耳。宜大承气汤下之。七。用前第二方。

【语译】

阳明病，谵语，发作潮热，反而不能食，说明肠中肯定有燥屎五六枚，宜用大承气汤；如果能食，说明只是大便干硬。

【选注】

山田正珍 “反”当作“烦”，因声近而误，所谓心中懊憹而烦，胃中有燥屎者可攻，及烦躁发作有时者，此有燥屎，及烦不解，腹满痛者，此有燥屎，皆可以征矣。凡伤寒谵语，有潮热者，固应不能食，岂得谓反乎？《金匮》产后病篇曰：病解能食，七八日更发热者，此为胃实，大承气汤主之。可见病之未解乃不能食，此为其法也。成无已谓，胃热当消谷引食，殊不知胃热消谷，本以内因之病言之，而与伤寒外邪入胃者，毫无关涉，可谓牵强矣。燥屎五六枚者，以腹诊言之，此证诊其腹，则必有粪块五六枚应于手也。后藤省所著《伤风约言》中，所谓若夫里结必有里热，硬粪多少，阻住去路，脐下底如著饼，或如杏核鸡卵者是也。如是者，宜以大承气汤下之。若其不烦且能食者，但硬而已，与小承气汤可也。大承气汤一句，当在“也”字下，而在于此者，乃本论属辞之法也耳。《金鉴》以为错置，非也。或问曰：尝详《和兰解体》之实说，所谓胃腑，唯是容受水谷之所，而非燥屎所留也。水谷之作秽物，必在入肠之后也，今谓胃中有燥屎者何也？予曰：凡阳明病，大便不通者，皆由邪之聚胃中也。屎虽则在肠中，使之硬且燥者，实由邪之入胃，且也肠胃原是一腑，胃为本，肠为末，固非他物，故举胃隶肠，概言胃中有燥屎已。

216. 阳明病，下血谵语者，此为热入血室。但头汗出者，刺期门，随其实而泻之，濈然汗出则愈。

【语译】

阳明病，出现下血、谵语的表现，这属于热入血室。仅仅头部出汗的，针刺期门穴，根据邪实情况而用泻的手法，使病人能不断汗出则病愈。

【选注】

成无已 阳明病热入血室，迫血下行，使下血谵语。阳明病法多汗，以夺血者无汗，故但头汗出也。刺期门以散血室之热，随其实而泻之，以除阳明之邪热，散邪除热，荣卫得通，津液得复，濈然汗出而解。

汪琥 按此条，当亦是妇人病，邪热郁于阳明之经，迫血从下而行，血下则经脉空虚，热得乘虚而入其室，亦作谵语。后条辨云：血室，虽冲脉所属，而心君实血室之主，室被热扰，其主必昏故也。但头汗出者，血下夺则无汗，热上扰则汗蒸也，刺期门以泻经中之实，则邪热得除，而津液回复，遂濈然汗出而解矣。或问此条病，仲景不言是妇人，所以尚论诸家，直指为男子。今子偏以妇人论之，何也？余答云：仲景于太阳篇中，一则曰，妇人中风云云，经水适来，此为热入血室；再则曰，妇人中风云云，经水适断，此为热入血室；三则曰，妇人伤寒云云，经水适来，此为热入血室。则是热入血室，明系妇人之证，至此实不待言而可知矣。且也此条，言下血，当是经水及期，而交错妄行，以故血室有亏，而邪热得以乘之，故成热入血室之证。考之《灵枢·海论》云：冲脉为十二经之海。注云：此即血海也，冲脉起于胞中。又考《素问·天真论》云：女子二七而天癸至，任脉通，太冲脉盛，月事以时下。夫任也，冲也，其经脉皆行于腹，故其血必由前阴而下，斯血室有亏，邪热方得而入，则是仲景云下血，乃经水交错妄行，又不问而自明矣。

丹波元简 按此条证，喻氏断为男子病，方氏、三阳、志聪、锡驹、柯氏、周氏皆为男女俱有之证，《金鉴》则与喻同，特汪氏以妇人论之，可谓超卓之见矣。然不知血室即是胞，殊可惜耳。程氏、魏氏、钱氏并无男女之说，疑是疑而不决欤。

山田正珍 此论妇人阳明病，热入血室者也。病状如是，当必自愈，以热随血而下也。详见太阳下篇。若其但头汗出者，瘀热在里，而不得越故也。当刺期门以泻其郁热，则热得发越，遍身濈然汗出而愈。其不用茵陈蒿汤者，以未及腹满、烦渴、小便不利等，自无发黄之势也。按太阳下篇，妇人中风刺期门者，以胸胁下满也；此条刺期门者，以瘀热在里也。注家皆谓期门肝之募，肝主血，故刺之以泻血室之热。果如此说乎？凡热入血室诸条，何不及刺法乎？成无己谓夺血者无汗，故但头汗出也。不知伤寒发黄证，其先致头汗者，亦以为夺血之由乎？王三阳云：此男子亦有之。夫下血谵语者，男子固当有之，虽然，所谓血室，即是子宫，男子岂有之乎？方有执、《金鉴》亦皆以为丈夫之病，不可从矣。再按《金匮》以此章入妇人杂病篇，《脉经》亦然。

217. 汗一作卧出谵语者，以有燥屎在胃中，此为风也，须下者过经乃可下之。下之若早，语言必乱，以表虚里实故也。下之愈，宜大承气汤。八。用前第二方，一云大柴胡汤。

【语译】

汗出而谵语的原因，是肠中有燥屎，这属风，如须用下法，应等到过经才可以下，下之后可得愈，宜用大承气汤。如果下之过早，必出现言语妄乱，因为病机是表虚里实。

【选注】

成无己 胃中有燥屎则谵语，以汗出为表未罢，故云风也。燥屎在胃则当下，以表未和则未可下，须过太阳经，无表证，乃可下之。

王三阳 故头过经可下，若早，燥屎虽除，表邪乘虚复陷，又将为表虚里实矣。“下之则愈”二句，又申明“乃可下之”一句耳。

钱潢 若下早，则胃气一虚，外邪内陷，必至热盛神昏，语言必乱。盖以表间之邪气，皆陷入于里，表空无邪，邪皆在里，故谓之表虚里实也。

丹波元简 魏氏以此条证，为《内经》所谓胃风肠风，汪氏则为风燥证，并非也。

山田正珍 “风”当作“实”，传写之误也。本篇有之，大便难，身微热者，此为实也，急下之，宜大承气汤。辨可下篇亦言病腹中满痛者，此为实也，当下之，宜大承气汤是也。魏荔彤以《内经》肠风胃风牵强立论，可谓妄也。“下之若早，语言必乱”八字，错简也，当在“宜大承气汤”句下始合。言汗出谵语者，此燥屎在胃中为实也，须下之。虽然，表证未尽解者，不可下之。过经谓表解也，邪气去表入里，是以表虚里实也。惟其表虚里实，故下之则愈，宜大承气汤。下之若早，语言必乱，以表未虚，里未实故也。“虚”“实”二字，当作邪气之去来看焉。再按魏荔彤过经解，曰过经者，去经入腑也，不知柴胡条，亦有称过经者矣。

218. 伤寒四五日，脉沉而喘满，沉为在里，而反发其汗，津液越出，大便为难，表虚里实，久则谵语。

【语译】

伤寒已四五日，脉沉而气喘胀满，这是因为脉沉本说明病在里，治疗误发其汗，使津液外越，大便难解，所以造成表虚里实之证，时间一久还会发展成谵语。

【选注】

成无己 邪气入内之时，得脉沉而喘满，里证具也，则当下之；反发其汗，令津液越出，胃中干燥，大便必难，久则屎燥胃实，必发谵语。

张隐庵 此言寒邪入于阴分，始病太阴，而后及少阴也。伤寒四五日，当太阴少阴主气之期；寒邪内入，故脉沉；手足太阴不相通贯，故喘满。

……此太阴脾土为病，久则少阴心主之神机不能出入，故谵语，此先病太阴而后及少阴也。合上两节同是表虚里实、汗出谵语之证，一言过经乃下，一言久则谵语，其虑终谋始之意，为何如耶？

舒诏 脉沉而喘满，则知为阳明宿燥阻滞，浊气上干而然也。故曰沉为在里，明非表也，而反发其汗，则津越便难，而成实矣。至久则谵语者，自宜大承气汤，此因夺液而成燥者，原非大热入胃者比。故仲景不出方，尚有微甚之斟酌耳。

219. 三阳[1]合病，腹满身重，难以转侧，口不仁[2]，面垢[3]又作枯，一云向经，谵语遗尿。发汗则谵语，下之则额上生汗，手足逆冷。若自汗出者，白虎汤主之。方九。

知母六两　石膏一斤，碎　甘草二两，炙　粳米六合

右四味，以水一斗，煮米熟汤成，去滓，温服一升，日三服。

【注释】

［1］三阳：指太阳、阳明、少阳三条经脉。

［2］口不仁：口的感觉不灵，出现语言不利、味觉消失等表现。

［3］面垢：面部失去光泽，如有污垢。

【语译】

太阳、阳明、少阳三阳经同时发病，出现腹满身重，难以转身，口中感觉迟钝，面部似有灰尘污垢，谵语，遗尿，如兼有自汗出的，主用白虎汤。应注意不要误治，发汗则加重谵语，攻下则额头上出汗，手足逆冷。

煎服法：上四味药，用水一斗，煮到米熟即为汤成，去药渣，温服一升，一日服三次。

【选注】

成无己 腹满身重，难以反侧，口不仁谵语者，阳明也。《针经》曰：少阳病甚则面微尘。此面垢者，少阳也；遗尿者，太阳也。三者以阳明证多，故出阳明篇中。三阳合病，为表里有邪，若发汗攻表，则燥热益甚，必愈谵语；若下之攻里，表热乘虚内陷，必额上汗出，手足逆冷；其自汗出者，三阳经热甚也。

张隐庵 此言三阳合病于太阴，不宜汗下，宜从里阴而发越于外也。三

阳合病，在太阴所主之地中，外肌腠而内坤土，是以见在内之腹满，在外之身重。经云：少阳是动病，不能转侧。难以转侧者，病少阳之气也。经云：浊气出于胃，走唇舌而为味。阳明之脉起于鼻，交頞中，口不仁，面垢者，病阳明之气也。或曰：面垢者，少阳也，乃少阳面微有尘之义，亦通。谵语者，太阳合神气而虚于上；遗尿者，下挟膀胱而虚于下也。此三阳之气合病于太阴所主之地中，宜从里阴而发越三阳之气于外。若发汗则伤其心主之神血而谵语，下之则逆其中土之阳气而额上生汗，土气不达，故手足逆冷。若自汗出者，乃太阴湿土蒸发阳气外出，故宜白虎汤从里阴而清达三阳之气于肌表，土气升而阳气外达矣。按石膏质重入里，纹理似肌，主从里以达肌；甘草、粳米助其中土，知母内黄白而外皮毛，主从里阴而中土，中土而皮毛，则三阳邪热俱从太阴而出矣。

《医宗金鉴》 三阳合病者，必太阳之头痛发热，阳明之恶热不眠，少阳之耳聋寒热等证，皆具也。太阳主背，阳明主腹，少阳主侧。今一身尽为三阳热邪所困，故身重难以转侧也。胃之窍出于口，热邪上攻，故口不仁也。阳明主面，热邪蒸越，故面垢也。热结于里，则腹满，热盛于胃，故谵语也。热迫膀胱，则遗尿，热蒸肌腠，故自汗也。证虽属于三阳，而热皆聚胃中，故当从阳明热证主治也。若从太阳之表发汗，则津液愈竭，而胃热愈深，必更增谵语。若从阳明之里下之，则阴益伤，而阳无依则散，故额汗肢冷也。要当审其未经汗下，而身热自汗出者，始为阳明的证，宜主以白虎汤，大清胃热，急救津液，以存其阴可也。

柯韵伯 里热而非里实，故当用白虎，而不当用承气。若妄汗则津竭而谵语，误下则亡阳而额汗出，手足厥也。此自汗出，为内热甚者言耳。接遗尿句来，若自汗，而无大烦大渴证，无洪大浮滑脉，当从虚治，不得妄用白虎。若额上汗出，手足冷者，见烦渴谵语等证，与洪滑之脉，亦可用白虎汤。

山田正珍 此证虽以三阳命焉，腹满身重谵语，皆属阳明内热之病，故不发汗、不和解，唯用大寒以挫其壮热也。“发汗则谵语”下似脱一“甚”字，当补之。若其发汗，则谵语甚者，由津液越出，大便燥结也。如斯者，当议大小承气汤也。若其下之，则额上生汗，手足逆冷，或自汗出者，大便未硬，其里未实，而下之颇早故也。如是者急可救之，宜通脉四逆汤。

220. 二阳并病，太阳证罢，但发潮热，手足漐漐汗出，大便难而谵语者，下之则愈，宜大承气汤。十。用前第二方。

【语译】

太阳病归并阳明病，太阳病已解除，只剩下潮热，手足不断汗出，大便难解而且谵语的，攻下则愈，宜用大承气汤。

【选注】

成无己 本太阳病并于阳明，名曰并病。太阳证罢，是无表证；但发潮热，是热并阳明。一身汗出为热越，今手足漐漐汗出，是热聚于胃也，必大便难而谵语。经曰：手足漐然而汗出者，必大便已硬也，与大承气汤，以下胃中实热。

柯韵伯 太阳症罢，是全属阳明矣，先揭二阳并病者，见未罢时便有可下之症，今太阳一罢，则种种皆下症。

221. 阳明病，脉浮而紧，咽燥口苦，腹满而喘，发热汗出，不恶寒反恶热，身重，若发汗则躁，心愦愦[1]公对切反谵语；若加温针，必怵惕[2]烦躁不得眠；若下之，则胃中空虚，客气动膈，心中懊憹。舌上苔者，栀子豉汤主之。方十一。

肥栀子十四枚，擘　香豉四合，绵裹

右二味，以水四升，煮栀子取二升半，去滓，内豉，更煮取一升半，去滓，分二服，温进一服。得快吐者，止后服。

【注释】

［1］愦愦：愦，音溃（kuì）。愦愦，心中烦乱。

［2］怵惕：恐惧，心悸不安。

【语译】

阳明病，脉象浮紧，咽燥口苦，腹满而气喘，发热汗出，不恶寒反恶热，身体沉重，如果误用发汗法治疗则会烦躁，心中烦乱而出现谵语；如果加用温针法治疗，必导致心悸恐惧、烦躁而不能睡眠；如果误用下法治疗则会使肠胃之气虚耗而邪客之气扰动胸膈，使心中更加烦闷不可言状。前述病情，如兼有舌苔厚腻，主用栀子豉汤。

煎服法：上两味药，用水四升，煮栀子耗到二升半，去药渣，加入豆豉，再煮到一升半，去药渣，分两份，温服一份。得以快吐，则停止服用。

【选注】

成无己 脉浮发热，为邪在表；咽燥口苦，为热在经；脉紧腹满而喘，汗出，不恶寒，反恶热，身重，为邪在里。此表里俱有邪，犹当和解之。若发汗攻表，表热虽除，而内热益甚，故躁而愦愦，反谵语。愦愦者，心乱。经曰：荣气微者，加烧针则血不行，更发热而躁烦。此表里有热，若加烧针，则损动阴气，故怵惕烦躁不得眠也；若下之，里热虽去，则胃中空虚，表中客邪之气乘虚陷于上焦，烦动于膈，使心中懊侬而不了了也。舌上苔黄者，热气客于胃中；舌上苔白，知热气客于胸中，与栀子豉汤，以吐胸中之邪。

张隐庵 此言阳明太阴合病于内外，不宜汗、下、温针，更伤少阴水火之神气也。阳明病，脉浮而紧乃阳明病气而内搏于太阴；阳明热气上承，故咽燥口苦；太阴脾肺不交，故腹满而喘，此病阳明太阴之气于内也。阳明热气外陈，故发热汗出，不恶寒，反恶热；太阴土气不和，故身重，此病阳明太阴之气于外也。夫内外皆病不宜汗、下、温针，若发汗则躁者，动少阴肾脏之气也；心愦愦反谵语者，动少阴君火之气也。若加温针，则心肾两虚，故怵惕烦躁；阴阳不和，故不得眠。若下之，则胃中土气空虚，客气乘虚动膈，心中懊侬者，火气上炎也；舌上苔者，膈热内盛也，故以栀子豉汤主之，夫君火之气虚则舌上白苔滑，火热盛则舌上苔。

柯韵伯 连用五“若”字，见仲景设法御病之详，栀豉汤所不及者，白虎汤继之，白虎汤不及者，猪苓汤继之，此阳明起手之三法。所以然者，总为胃家惜津液，既不肯令胃燥，亦不肯令水渍入胃耳。

程应旄 热在上焦，故用栀子豉汤。热在中焦，故用白虎加人参汤。热在下焦，故用猪苓汤。

汪琥 陈亮斯云：按本文，汗下烧针，独详言误下治法者，以阳明一篇，所重在下，故辨之独深悉焉。又曰：白虎汤证，即或有小便不利者，但病人汗出多，水气得以外泄。今观下条云，汗出多，不可与猪苓汤，乃知此证，其汗亦少，汗与溺俱无，则所饮之水，安得不停？故用猪苓汤，上以润燥渴，下以利湿热也。又云：今人病热，大渴引饮，饮愈多则渴愈甚，所饮之水既多，一时小便岂能尽去？况人既病热，则气必偏胜，水自趋下，火自炎上，此即是水湿停而燥渴之征，故猪苓汤，润燥渴而利湿热也。

喻嘉言 汗出、不恶寒、反恶热、身重、四端，则皆阳明之见症。

钱潢 舌上苔，当是邪初入里，胃邪未实，其色犹未至于黄黑焦紫，必是白中微黄耳。

山田正珍 “阳明病”至“身重”二十七字，乃热结在里，而无燥屎之证，与前三阳合病条同焉。宜与白虎汤，以挫其热。若认其脉之浮，以为表未解而发其汗，则津液越出，大便为硬，令人烦躁心乱而反谵语，乃承气证也。谓之反者，以其发汗不徒无益，反使之增剧也。若加温针，则致火逆，怵惕烦躁不得眠，所谓太阳伤寒者，加温针必惊是也。乃桂枝去芍药加蜀漆牡蛎龙骨汤、桂枝甘草龙骨牡蛎汤等证也。若认其腹满汗出恶热，以为有燥屎而下之，则胃中空虚，客气动膈，令人心下痞硬。所以然者，以本无燥屎也。乃甘草泻心汤证也。

222. 若渴欲饮水，口干舌燥者，白虎加人参汤主之。方十二。

知母六两　石膏一斤，碎　甘草二两，炙　粳米六合　人参三两

右五味，以水一斗，煮米熟汤成，去滓，温服一升，日三服。

【语译】

如果口渴欲饮水，而且口干舌燥，主用白虎加人参汤。

煎服法：上五味药，用水一斗，煮到米熟即为汤成，去药渣，温服一升，一日服三次。

【选注】

成无己 若下后，邪热客于上焦者为虚烦；此下后，邪热不客于上焦而客于中焦者，是为干燥烦渴，与白虎加人参汤，散热润燥。

张隐庵 此承上文栀子豉汤而言，若渴欲饮水，口干舌燥而属于阳明之虚热者，白虎加人参汤主之。盖火热上乘于心，则心中懊憹，而为栀子豉汤证；若火热入于阳明之胃络，则为白虎加人参证。

223. 若脉浮发热，渴欲饮水，小便不利者，猪苓汤主之。方十三。

猪苓去皮　茯苓　泽泻　阿胶　滑石碎，各一两

右五味，以水四升，先煮四味，取二升，去滓，内阿胶烊消，温服七合，日三服。

【语译】

如果脉象浮，发热，口渴想喝水而小便不通利的，主用猪苓汤。

煎服法：上五味药，用四升水先煮四味（猪苓、茯苓、泽泻、滑石），药液减耗至二升时，去药渣，加入阿胶烊化，温服七合，一日服三次。

【选注】

成无己 此下后，客热客于下焦者也。邪气自表入里，客于下焦，三焦俱带热也。脉浮发热者，上焦热也；渴欲饮水者，中焦热也；小便不利者，邪客下焦，津液不得下通也。与猪苓汤利小便，以泻下焦之热也。……甘甚而反淡，淡味渗泄为阳，猪苓、茯苓之甘，以行小便；咸味涌泄为阴，泽泻之咸，以泄伏水；滑利窍，阿胶、滑石之滑，以利水道。

张隐庵 此承上文白虎加人参汤，而言若脉浮发热，亦渴欲饮水而小便不利者，则以猪苓汤主之。夫脉浮发热，乃心肺之阳热外浮；小便不利，乃脾胃之水津不化。泽泻、猪苓助脾土之水津以上行，滑石、茯苓导胃腑之阳热以下降，阿胶乃阿井之济水煎驴皮而成胶，夫心合济水，肺主皮毛，能解心肺之热气以和于阴。夫心气和则脉浮可愈，肺气和则发热自除，水津上行而渴止，阳热下降而小便利也。

224. 阳明病，汗出多而渴者，不可与猪苓汤，以汗多胃中燥，猪苓汤复利其小便故也。

【语译】

阳明病，汗出多而口渴的，不可用猪苓汤，因为汗多则使肠胃干燥，用猪苓汤则又利其小便，会更伤其津液。

【选注】

张隐庵 此承上文猪苓汤，而言病属阳明汗出多而渴者，乃津液外注，胃中燥竭而渴，非如上文之阳热浮而水津不化，故不可与猪苓汤。所以不可，以猪苓汤复利其小便故也。以上三节乃承栀子豉汤而反覆申明之意。

225. 脉浮而迟，表热里寒，下利清谷者，四逆汤主之。方十四。

甘草二两，炙　干姜一两半　附子一枚，生用，去皮，破八片右三味，以水三升，煮取一升二合，去滓，分温二服。强人可大附子一枚，干姜三两。

【语译】

脉象浮而且迟，说明表有热里有寒，再有下利清冷、完谷不化的，主用四逆汤。

煎服法：上三味药，以水三升，煮到一升二合，去药渣，分二次温服。强壮的人可用大的附子一枚，干姜三两。

【选注】

成无己 浮为表热，迟为里寒。下利清谷者，里寒甚也。与四逆汤，温里散寒。

张隐庵 此论阳明之有虚寒也。脉浮而迟，浮为表虚，迟为里寒，乃下焦生气不上合于阳明，故表有阳明之热，里有少阴之寒。生气不升，故下利清谷，宜四逆汤启少阴之生阳，助阳明之土气。

钱潢 此与少阴厥阴里寒外热同义。若风脉浮而表热，则浮脉必数。今表虽热而脉迟，则知阴寒在里，阴盛格阳于外，而表热也。虚阳在外，故脉浮，阴寒在里，故脉迟，所以下利清谷，此为真寒假热，故以四逆汤祛除寒气，恢复真阳也。若以为表邪，而汗之则殆矣。

魏荔彤 此虽有表证，且不治表而治里，则虽有阳明假热之证，宁容不治真寒，而治假热乎？是皆学者所宜明辨，而慎出之者也。

226. 若胃中虚冷，不能食者，饮水则哕。

【语译】

如果因肠胃虚冷而不能进食，那么喝水也会呕哕。

【选注】

成无己 哕者，咳逆是也。《千金》曰：咳逆者，哕逆之名。胃中虚冷，得水则水寒相搏，胃气逆而哕。

张隐庵 此承上文生气不升，而言戊癸不能合化，火气衰微。若胃中虚冷不能食者，乃土虚不纳，故饮水则哕，此胃气虚寒而为败呃也。盖三焦火气蒸泌水谷于腑外，少阴生气上合戊土于胃中。

张锡驹 此论阳明中焦虚冷也。若者，承上文而言也。言不特下焦生阳不启，而为虚寒，即中焦火土衰微，而亦虚冷也。夫胃气壮，则谷消而水化，若胃中虚冷，则谷不消，而不能食，夫既不能食，则水必不化，两寒相得，是以发哕。

汪琥 武陵陈氏云：法当大温。上节已用四逆，故不更言治法。愚按常器之云，宜温中汤，然不若用茯苓四逆汤，即四逆汤中，加人参以补虚，茯苓以利水也。

《医宗金鉴》 宜理中汤，加丁香、吴茱萸，温而降之可也。

曹颖甫 此时急需半夏干姜散以温之。如独阴上僭，将成反胃者，尤当用吴茱萸汤以抑之，附子理中以和之。

227. 脉浮发热，口干鼻燥，能食者则衄。

【语译】

脉浮而发热，口干鼻燥，能进食者，有可能发生鼻衄。

【选注】

成无己 脉浮发热，口干鼻燥者，热在经也；能食者，里和也。热甚于经，迫血为衄。

张隐庵 此反结上文两节之意。阳明胃脉起于鼻，交頞中，挟口，环唇，脉浮发热，阳明之表热也；口干鼻燥，经脉之里热也。但病阳明而无脉迟里寒下利清谷之阴证矣，能食则阳明胃气自和，故经脉充溢而为衄，衄乃解，复无胃中虚冷饮水则哕之寒证矣，此所以反结上文两节之意也。

魏荔彤 脉浮发热，太阳病尚有存者，而口干鼻燥能食，虽阳明里证未全成，阳明内热已太盛，热盛则上逆，上逆则引血，血上则衄，此又气足阳亢之故，热邪亦随之而泄。

张锡驹 能食者则衄，言病不在胃，非因能食而致衄也。

汪琥 常器之云：可与黄芩汤。愚云：宜犀角地黄汤。

曹颖甫 脉浮发热，太阳之病多有之，未可决为阳明病也。阳明为病，要以大渴引饮为候。胃中燥热，势不得不借助于外，于是有口干引饮之证。阳明之脉起于鼻交頞中。阳明之热由肠胃上逆，则阙上痛。阙上者，頞上也。故误下胃虚，浮热上冒，頞上生汗。热在于经，郁而不达，于是有鼻燥之证。

然犹恐客热不能消谷也，必验其能食与否。若能食者，则胃中谷气不虚，而初非客热，但此证大便不硬，胃中无燥实之证，承气汤既不当用。热上于头，无热结在里之变，白虎汤又不宜用。阳热之上浮者，无所发泄必至上搏于脑。颅骨受蒸，合缝处当有微隙，血之溢出者，乃由鼻交頞中下注鼻孔，于是热随衄解。凡遇此证，頞上不可早拍凉水，诚恐热泄未尽，转为他证。近世医家以衄为红汗者，正以其泄郁热故也。

228. 阳明病，下之，其外有热，手足温，不结胸，心中懊侬，饥不能食，但头汗出者，栀子豉汤主之。十五。用前第十一方。

【语译】

阳明病，用下法治疗后，病人体表有热，手足温暖，未发生结胸，但心胸烦闷懊恼，知饥却不能进食，只有头部汗出，这种情况主用栀子豉汤。

【选注】

张隐庵 此下凡五节，论阳明之气内通于心、胸、腹、胃，凭胁而枢转于外内之义，此言阳明中土之气不能上交于心，而为心中懊侬之证也。阳明病下之，则中土已虚；其外有热而手足温，则外邪未尽；邪在外故不结胸；土气虚不能上交于心，故心中懊侬；饥不能食者，心气内逆也；但头汗出者，心气不下交于中土而心液上蒸也。宜栀子豉汤解心中之虚热以下交，则上下调和，而在外之热亦清矣。

汪琥 此亦阳明病误下之变证。阳明误下，邪热虽应内陷，不比太阳病误下之深，故其身外犹有余热，手足温，不结胸。手足温者，征其表和而无大邪；不结胸者，征其里和而无大邪。表里已无大邪，其邪但在胸膈之间，以故心中懊侬；饥不能食者，言懊侬之甚，则似饥非饥，嘈杂不能食也；但头汗出者，成注云热自胸中，熏蒸于上，故但头汗出，而身无汗也。

山田正珍 此阳明病下后，大邪已去，而余热少伏于内，而不得越者，与栀子豉汤以解余热则愈。

229. 阳明病，发潮热，大便溏，小便自可，胸胁满不去者，与小柴胡汤。方十六。

柴胡半斤　黄芩三两　人参三两　半夏半升，洗　甘草三两，炙

生姜三两，切 大枣十二枚，擘

右七味，以水一斗二升，煮取六升，去滓，再煎取三升，温服一升，日三服。

【语译】

阳明病，发热如潮，大便稀溏，小便尚可，胸胁部胀满不能解除的，给予小柴胡汤治疗。

煎服法：上七味药，用水一斗二升，煮到六升，去药渣，再煎耗到三升，温服一升，一日服三次。

【选注】

成无己 阳明病潮热，为胃实，大便硬而小便数；今大便溏，小便自可，则胃热未实，而水谷不别也。大便溏者，应气降而胸胁满去；今反不去者，邪气犹在半表半里之间。与小柴胡汤，以去表里之邪。

张隐庵 合下三节言阳明中土之气不能从胸胁以外出，而为小柴胡汤证也。夫阳明中土之气下合脾土，上连胸膈，凭枢胁而转输于内外。阳明病，发潮热，大便溏者，阳明病气陷于脾土，故见太阴潮热便溏之湿化；小便自可者，脾土之气犹能为胃行其津液；胸胁满而不去者，阳明之气下陷，不能上出于胸，而枢胁不利，故以小柴胡汤主之。夫小柴胡汤能从中土而达太阳之气于肌表，亦能从枢胁而达阳明之气于内外也。

王肯堂 阳明为病，胃实是也。今便溏，而言阳明病者，谓有阳明外症，身热汗出，不恶寒，反恶热之病也。

《医宗金鉴》 阳明病，发潮热当大便硬，小便数也。今大便溏，小便如常，非阳明入腑之潮热可知矣，况有胸胁满不去之少阳证乎？故不从阳明治而从少阳，与小柴胡汤主之也。

山田正珍 阳明病有潮热者，大便当硬，小便当数赤。今反大便溏小便可者，知其人脏腑有虚寒，而邪未实矣。此与柴胡加芒硝条，证全同而因稍有异，故先与小柴胡以解少阳余邪。凡云“与”者，皆权用之义，与“主”字不同也。满，懑也，胸胁满不去者，是邪犹在少阳，而未全归于里也。故仍与柴胡，解之于中位也。若与柴胡而不解，当与柴胡加芒硝汤。此条宜与柴胡加芒硝汤条参考。

230. 阳明病，胁下硬满，不大便而呕，舌上白苔者，可与小柴胡汤，上焦得通，津液得下，胃气因和，身濈然汗出而解。十七。用上方。

【语译】

阳明病，胁肋下面胀满而硬，不解大便而呕恶，舌上有白苔的，可给予小柴胡汤，使其上焦通畅，津液布下，肠胃之气因此而调和，自然会出身透汗而病得解除。

【选注】

成无己 阳明病，腹满，不大便，舌上苔黄者，为邪热入腑，可下；若胁下硬满，虽不大便而呕，舌上白苔者，为邪未入腑，在表里之间，与小柴胡汤以和解之。上焦得通，则呕止；津液得下，则胃气因和，汗出而解。

张隐庵 此承上文言小柴胡汤治胁下硬满，更调和胸胃之气于上下而流通于内外也。阳明病胁下硬满者，气机内逆不能从枢开合也；不大便者，土气不和于下也；呕者，土气不和于上也；舌上白苔者，少阳枢转不利而火气虚微也。故可与小柴胡汤，从胁下出中胃而上达于膺胸，故上焦得通于上，津液得行于下，胃气得和于中，上中下气机旋转，则身濈然汗出，内外交通，而病解矣。

程应旄 胁下硬满，不大便而呕，自是大柴胡汤证也。其用小柴胡汤者，以舌上白苔，犹带表寒故也。若苔不滑而涩，则所谓舌上干燥而烦，欲饮水数升之谓，热已耗及津液，此汤不可主矣。

钱潢 此亦阳明兼少阳之证也。上文虽潮热，而大便反溏，小便自可也，此虽不大便而未见潮热，皆为阳明热邪未实于胃之证。……不大便，为阳明里热，然呕则又少阳证也。……若热邪实于胃，则舌苔非黄即黑，或干硬，或芒刺矣。舌上白苔为舌苔之初现，若夫邪初在表，舌尚无苔，既有白苔，邪虽未必全在于表，然犹未尽入于里，故仍为半表半里之证。

231. 阳明中风，脉弦浮大，而短气，腹都满，胁下及心痛，久按之气不通，鼻干，不得汗，嗜卧，一身及目悉黄，小便难，有潮热，时时哕，耳前后肿，刺之小差，外不解，病过十日，脉续浮者，与小柴胡汤。十八。用上方。

【语译】

阳明中风证，脉象弦浮而大，气短，腹部满，胁下及心胃部分疼痛，即使久久按压，仍是气不通畅而不能减轻疼痛，鼻干，不出汗，总想躺着，全身皮肤及眼睛都出现黄疸，小便难解，有潮热，不时呕哕，耳朵前后都肿，用针刺治疗稍稍好一些，但外证不能解除，病已经过十日，脉仍然呈浮象的，给予小柴胡汤治疗。

【选注】

张隐庵 上三节论心胸胁胃而涉于三阳，此节言三阳受病逆于三阴，内干腹分得少阳之枢转可出，得少阴之机旋可出，得太阳之开浮可出，三者不能则逆死矣。阳明中风，脉弦浮大者，少阳之脉弦，太阳之脉浮，阳明之脉大，此病阳明而见三阳之脉象也；短气者，三阳之气逆于中土而上下内外枢机不利也；腹都满者，内干太阴也；胁下及心痛者，内干厥阴、少阴也；久按之气不通者，三阳之气并逆于地中，短气而不相通也；鼻干不得汗者，风中阳明，入于里阴而无汗也；嗜卧者，阳气留阴而不得外出也；一身及面目悉黄者，土气病于内而黄色见于外也；小便难有潮热者，太阴之脾土不和于内外也；时时哕者，少阴之神机不和于上下也；耳前后肿者，厥阴之气合病于少阳也；刺之小差者，少通少阳经脉之气而小差，乃得少阳之枢转而可出也。

方有执 弦，少阳；浮，太阳；大，阳明；胁下痛，少阳也；小便难，太阳之膀胱不利也；腹满，鼻干，嗜卧，一身及面目悉黄，潮热，阳明也；时时哕，三阳俱见，而气逆甚也；耳前后肿，阳明之脉，出大迎，循颊车，上耳前，太阳之脉，其支者，从巅至耳，少阳之脉，下耳后，其支者，从耳后，入耳中，出走耳前也，然则三阳俱见证，而曰阳明者，以阳明居多，而任重也。

钱潢 久按之，气不通者，言不按已自短气，若久按之，则气愈不通，盖言其邪气充斥也；嗜卧，阳明里邪也；小便难者，邪热闭塞，三焦气化不行也，若小便利，则不能发黄矣。

程应旄 此条证，以“不得汗”三字为主，盖风热两壅，阳气重矣。怫郁不得越，欲出不得出，欲入不得入，经缠被扰，无所不至，究竟无宣泄处，故见证如此。刺法，从经脉中，泄其热耳。其风邪被缠者固未去也，故纾而缓之，乃酌量于柴胡麻黄二汤间，以通其久闭，总是要得汗耳。不尿、腹满、加哕，胃气已竭，而三焦不复流通，邪永无出路矣。

柯韵伯 本条不言发热，看“中风”二字，便藏表热在内，外不解，即指表热而言，即暗伏内已解句。病过十日，是内已解之互文也，当作外不解句上，无余证句，接外不解句来。刺之，是刺足阳明，随其实而泻之。少差句，言内能俱减，但外证未解耳，非刺耳前后，其肿少差之谓也。脉弦浮者，向之浮大减小，而弦尚存，是阳明之脉证已罢，惟少阳之表邪尚存，故可用小柴胡以解外。若脉但浮，而不弦大，则非阳明少阳脉。无余证，则上文诸证悉罢，是无阳明少阳证，惟太阳之表邪未散，故可与麻黄汤以解外。若不尿，腹满，加哕，是接耳前后肿来，此是内不解，故小便难者竟至不尿，腹部满者竟不减，时时哕者，更加哕矣，非刺后所致，亦非用柴胡、麻黄后变证也。

《医宗金鉴》 此等阴阳错杂、表里混淆之证，但教人俟其病势所向，乘机而施治也，故用刺法，待其小差。

232. 脉但浮，无余证者，与麻黄汤。若不尿，腹满加哕者，不治。麻黄汤。方十九。

麻黄三两，去节　桂枝二两，去皮　甘草一两，炙　杏仁七十个，去皮尖

右四味，以水九升，煮麻黄，减二升，去白沫，内诸药，煮取二升半，去滓，温服八合，覆取微似汗。

【语译】

脉呈浮象，没有其他症状表现者，给予麻黄汤治疗。如果不解小便，腹部满又加上呕哕，此为不治之症。

煎服法：上四味药，用水九升，先煮麻黄，水减耗二升时，撇去白沫，加入其他药，煮到二升半，去药渣，温服八合，覆盖衣被，使其人微微似有汗出。

【选注】

方有执 但浮无余证者，风虽外向，终为微寒持也。故发之以麻黄。不尿腹满加哕者，邪盛于阳明而关格，所以无法可治也。

（另请参阅上条程应旄、柯韵伯注解的后半部分，因在有的版本中此条与上条为一条。）

233. 阳明病，自汗出，若发汗，小便自利者，此为津液内竭，虽硬不可攻之，当须自欲大便，宜蜜煎导而通之，若土瓜根，及大猪胆汁，皆可为导。二十。

蜜煎方

食蜜七合

右一味，于铜器内，微火煎，当须凝如饴状，搅之勿令焦著，欲可丸，并手捻作挺，令头锐，大如指，长二寸许，当热时急作，冷则硬，以内谷道中，以手急抱，欲大便时乃去之。疑非仲景意，已试甚良。又大猪胆一枚，泻汁，和少许法醋，以灌谷道内，如一食顷，当大便出宿食恶物，甚效。

【语译】

阳明病，有自汗出的症状，如果治疗用发汗法，而小便畅利，这会导致津液内竭，（大便）虽硬不可用攻下法，必须使病人自行产生便意，宜用蜜煎导法而使大便通下，或者土瓜根及大猪胆汁，都可应用于导法。

煎服法：上一味药，置于铜器内，用微火煎熬，必须使它凝结得像饴糖一样，不断搅拌，不使它焦糊结底，熬到可制作丸剂的状态，两手将熬过的蜜捻制成梃剂，使梃有一头作尖锐状，大小如手指，长二寸左右，要趁热制作，冷却了则变硬。将梃纳入肛门之内，并马上用手托抱住，等到大便急迫时才可以松开手。怀疑不是仲景原作，已经试用过，效果很好。又有一法，取大猪胆一枚，泻下胆汁，拌和少许醋，用以灌进肛门内，大约有一顿饭时间，应当大便出积食等秽恶之物，很见效。

【选注】

成无己 津液内竭，肠胃干燥，大便因硬，此非结热，故不可攻，宜以药外治而导引之。

《医宗金鉴》 阳明病自汗出，或发汗，小便自利者，此为津液内竭，虽大便硬，而无满痛之苦，不可攻之。当待津液还胃，自欲大便，燥屎已至直肠，难出肛门之时，则用蜜煎，润窍滋燥，导而利之，或土瓜根，宣气通燥，或猪胆汁，清热润燥，皆可为引导法，择而用之可也。

柯韵伯 连用三“自”字，见胃实而无变证者，当任其自然，而不可妄治。更当探苦欲之情，于欲大便时，因其势而利导之，不欲便者，宜静以俟之矣。

234. 阳明病，脉迟，汗出多，微恶寒者，表未解也，可发汗，宜桂枝汤。二十一。

桂枝三两，去皮　芍药三两　生姜三两　甘草二两，炙　大枣十二枚，擘

右五味，以水七升，煮取三升，去滓，温服一升，须臾啜热稀粥一升，以助药力取汗。

【语译】

阳明病，脉迟，汗出多，微有恶寒症状，说明表证未解，可以发汗，宜用桂枝汤。

煎服法：上五味药，用水七升，煮到三升，去药渣，温服一升，片刻后喝热稀粥一升，以助药力而发汗。

【选注】

成无己 阳明病脉迟，汗出多，当责邪在里，以微恶寒知表未解，与桂枝汤和表。

张隐庵 此下凡四节，论阳明之气外合于太阳。前二节言病气在于肌表而为桂枝麻黄汤证，后二节言病气沉以内薄而为瘀热蓄血之证也。阳明病脉迟者，荣卫血气本于阳明所生，故病则脉迟也；汗出多者，气机在表，开发毛窍，内干肌腠而津液外泄也；微恶寒者，表邪未尽，故曰表未解也。宜桂枝汤解肌以达表。

汪琥 此条言阳明病，非胃家实之证，乃太阳病，初传阳明，经中有风邪也。脉迟者，太阳中风缓脉之所变，传至阳明，邪将入里，故脉变迟；汗出多者，阳明热而肌腠疏也；微恶寒者，太阳在表之风邪未尽解也。治宜桂枝汤以解肌发汗，以其病从太阳经来，故仍从太阳经例治之。

陈修园 此节合下节，言阳明病在肌表，而可以汗解也。盖阳明以肌腠为表，在太阳则谓之解肌，在阳明则谓之发汗也。

235. 阳明病，脉浮，无汗而喘者，发汗则愈，宜麻黄汤。二十二。用前第十九方。

【语译】

阳明病，脉浮，无汗而喘，这种情况发汗治疗则可痊愈，宜用麻黄汤。

【选注】

陈修园 此阳明之表证表脉也，二证俱是太阳，而属之阳明者，不头痛项强故也。要知二方，全为表邪而设，不为太阳而设，见麻黄证，即用麻黄汤，见桂枝证，即用桂枝汤，不必问其为太阳、阳明也。若恶寒已罢，则二方所必禁矣。

236. 阳明病，发热汗出者，此为热越[1]，不能发黄也；但头汗出，身无汗，剂颈而还，小便不利，渴引水浆者，此为瘀热在里，身必发黄，茵陈蒿汤主之。方二十三。

茵陈蒿六两　栀子十四枚，擘　大黄二两，去皮

右三味，以水一斗二升，先煮茵陈，减六升，内二味，煮取三升，去滓，分三服。小便当利，尿如皂荚汁状，色正赤，一宿腹减，黄从小便去也。

【注释】

[1] 热越：里热发泄于外。

【语译】

阳明病，出现发热汗出，这是热随汗泄，不会发生黄疸；如果只是头部汗出，身体无汗，汗至颈部即收，小便不通利，口渴而不断索取水或饮料喝，这说明郁热在里，身体一定会发黄疸，主用茵陈蒿汤。

煎服法：上三味药，用水一斗二升，先煮茵陈，使水减耗六升，加入其余两味，煮到三升，去药渣，分三次服。（服后）小便应当通利，尿如同皂荚汁般，颜色深黄而红，一夜之间，腹部即减小，黄疸都从小便排掉。

【选注】

成无己 但头汗出，身无汗，剂颈而还者，热不得越也；小便不利，渴

引水浆者，热甚于胃，津液内竭也；胃为土而色黄，胃为热蒸，则色夺于外，必发黄也。与茵陈汤逐热退黄。

张隐庵 此承上文言阳明病气不在太阳之肌表，留于中土而瘀热发黄也。阳明病发热汗出者，此为病在肌表；热气发越于外，不涉中土，故不能发黄。若其汗但上出于头，不周于身，剂颈而还，此热邪内留于中土，土气不能输津于下，是以小便不利；土气不能散津于上，是以渴饮水浆。此阳明合太阳之热留于中土，津液不行则湿热相罯，身必发黄，茵陈蒿汤主之。经云：春三月，此为发陈。茵陈感春生发育之气，因旧本而生，盖能启冬令水阴之气以上行，栀子导君火之气以下降，大黄推荡中土之邪热，此太阳内热之邪，当从小便而出，气化水行则中土之湿热除矣。愚按此节乃阳明合太阳而逆于中土，故发黄；下节乃阳明合太阳而热入胞中，故下血。

钱潢 茵陈，性虽微寒，而能治湿热黄疸，及伤寒滞热通身发黄，小便不利。栀子苦寒，泻三焦火，除胃热时疾黄病，通小便，解消渴心烦懊侬，郁热结气更入血分。大黄苦寒下泄，逐邪热通肠胃。三者皆能蠲湿热，去郁滞，故为阳明发黄之首剂云。

陈修园 此言热郁气分，而为茵陈蒿汤证也。合下节言阳明为燥热之经，总统气血，故可病于气，而亦可病于血也。

山田正珍 阳明病，发热汗出而渴者，白虎加人参汤证也。若发热汗多而不渴者，此为有燥屎，大承气汤证也。二证俱不能发黄，以其热发扬也。越，犹言发，剂，犹言限，详见于前。瘀盖与菸通用，衣虚切，音于。《说文》云：菸，郁也。瘀热即郁热也已。先辈诸家不达此义，或谓热之不得越，譬犹瘀血之不行，是以谓之瘀热。吁，迂亦甚矣！若其但头汗出者，郁热不越，上蒸攻头也。其身发黄者，其热外薄肌肤而郁蒸也。茵陈蒿汤以通大便，则郁从而解矣。《金鉴》云：小便不利，湿蓄膀胱也。非也。何者？湿是外邪之名，犹风之与暑也，故曰中湿、中风、中暑则可，若谓湿蓄某处、风蓄某处、暑蓄某处则不可。况非此证，本从中湿而来乎。又曰："小便当利"以下二十三字，后人所搀，当删之。何则？此证小便不利者，因瘀热熬津液，而不因停饮，故方中无一品之主利水者，则小便当利之语，颇失主当，征一也。夫服大黄者，虽无病之人，其尿皆赤，岂惟黄病而然耶，又其黄从小便去一语，尤为无谓。盖黄之解于此汤，病根已去也，岂在从小便去乎？果是，则表病面赤，发汗而去，亦谓赤从此汗去乎？征二也。一宿腹减之语，依后之茵陈蒿汤腹微满文而言，然诸治腹满方，俱未见方后有腹减之文者，岂独于其微满者而言乎？征三也。三征既得，搀其可掩邪？一说云，黄从小便去之黄，指大黄而言，凿矣。

237. 阳明证，其人喜忘者，必有畜血[1]，所以然者，本有久瘀血，故令喜忘。屎虽硬，大便反易，其色必黑者，宜抵当汤下之。方二十四。

水蛭熬　虻虫去翅足，熬，各三十个　大黄三两，酒洗　桃仁二十个，去皮尖及两仁者

右四味，以水五升，煮取三升，去滓，温服一升。不下，更服。

【注释】

[1] 畜血：畜，此处音义同蓄。蓄血，即瘀血停蓄。

【语译】

阳明证，病人出现善忘，必有蓄血在里，其病机是本来久有瘀血，所以使人善忘。粪便虽硬，大便起来却反而容易解出，而且大便必然是黑色，宜用抵当汤下其瘀血。

煎服法：上四味药，用水五升，煮到三升，去药渣，温服一升。未得泻下，则再服一升。

【选注】

成无己　《内经》曰血并于下，乱而喜忘，此下本有久瘀血，所以喜忘也。津液少，大便硬，以蓄血在内。屎虽硬，大便反易，其色黑也。与抵当汤，以下瘀血。

陈修园　热有郁于血分者，《内经》云上气不足，下气有余，久之不以时上，则善忘。今阳明证，其人善忘者，乃血随气行，俱并于下，故必有蓄血，所以然者，本有久瘀之血。又曰：师辨太阳蓄血证，必验其小便利，辨阳明蓄血证，必验其大便易，亦各从其腑而言之。

钱潢　喜忘者，语言动静，随过随忘也。言所以喜忘者，以平日本有积久之瘀血在里故也。前太阳证中，因郁热之表邪不解，故随经之瘀热，内结膀胱，所以有如狂、发狂之证，此无瘀热，故但喜忘耳。《素问·调经论》云

血气未并，五脏安定，血并于下，气并于上，乱而喜忘者，是也。

程应旄 血蓄于下，则心窍易塞，而识智昏……应酬问答，必失常也。病属阳明，故屎硬；血与粪并，故易而黑。

曹颖甫 凡病蓄血者必发狂。《太阳篇》：太阳病不解，热结膀胱，其人如狂，血自下，下者愈。又云：太阳病，表证仍在，脉微而沉，反不结胸，其人发狂者，以热在下焦，少腹当硬满，小便自利者，下血乃愈。一为桃核承气证，一为抵当汤证，皆明言发狂。然则喜妄者，即发狂之变文。今人于妄自尊大，无故怒詈者谓之狂妄，足为旁证。

山田正珍 喜忘，谓数忘。畜，蓄同。《韵会小补》“蓄”字注云：敕六切。《说文》：积也，通作畜。是也。“所以然”以下二十五字，王叔和释文，当删之。此论阳明证下焦有蓄血之证，凡论中称少阴证、阳明证者，皆于章中言之。其以为冒首，特斯一条已。“阳明”二字，以其久不大便而言。言病人久不大便，喜忘前言往事者，以下焦有久瘀血也，抵当汤下之则愈也。程应旄谓血与粪并，故易而黑。张璐谓大便色黑，虽曰瘀血，而燥结亦黑，但瘀血则黏如漆，燥结则晦如煤，此为明辨也。吁！二子者，何其为叔和所欺之甚。

238. 阳明病，下之，心中懊侬而烦，胃中有燥屎者，可攻。腹微满，初头硬，后必溏，不可攻之。若有燥屎者，宜大承气汤。二十五。用前第二方。

【语译】

阳明病，用下法致心中烦闷懊恼，肠中有燥屎者，可用攻下法。如果腹部微满，（大便）开头硬、解到后来却溏稀，则不可以用攻法。攻下燥屎宜用大承气汤。

【选注】

成无己 下后，心中懊侬而烦者，虚烦也，当与栀子豉汤。若胃中有燥屎者，非虚烦也，可与大承气汤下之。其腹微满，初硬后溏，是无燥屎，此热不在胃而在上也，故不可攻。

张隐庵 若无燥屎而腹微满，乃太阴脾土内虚，初虽硬后必溏，不可攻之。

《医宗金鉴》 阳明病下之后，心中懊侬而烦者，若腹大满，不大便，小便数，知胃中未尽之燥屎复硬也，乃可攻之。

239. 病人不大便五六日，绕脐痛，烦躁，发作有时者，此有燥屎，故使不大便也。

【语译】

病人不解大便已五六日，脐周围痛，烦躁，呈阵发性发作的，说明有燥屎，所以才不大便。

【选注】

成无己 不大便五六日者，则大便必结为燥屎也。胃中燥实，气不得下通，故绕脐痛，烦躁，发作有时也。

张隐庵 不言大承气汤者，省文也。上文云若有燥屎者宜大承气汤，此接上文而言，此有燥屎则亦宜大承气汤明矣。

240. 病人烦热，汗出则解，又如疟状，日晡所发热者，属阳明也。脉实者，宜下之，脉浮虚者，宜发汗。下之与大承气汤，发汗宜桂枝汤。二十六。大承气汤用前第二方，桂枝汤用前第二十一方。

【语译】

病人烦闷而热，汗出以后解除、但又发作如同疟疾症状，傍晚时分发热，此属阳明病。脉象实的宜用下法，脉浮虚的宜用发汗法。用下法给予大承气汤，发汗法宜用桂枝汤。

【选注】

成无己 虽得阳明证，未可便为里实，审看脉候，以别内外。其脉实者，热已入腑为实，可与大承气汤下之；其脉浮虚者，是热未入腑，犹在表也，可与桂枝汤，发汗则愈。

张隐庵 此言阳明病在肌腠，发热似疟，凭脉而施汗下之法也。病人烦热，阳明火热之证也，汗出而阴液相滋，则病当解；设不解而又如疟状，日晡所发热者，乃阳明中土之潮热，病属阳明也。如病干中土而脉实者，宜大承气汤下之，以解阳明之潮热；病在肌腠而脉虚浮者，宜桂枝汤以解肌而发汗，不得概与大承气汤也。

241. 大下后，六七日不大便，烦不解，腹满痛者，此有燥屎也，所以然者，本有宿食故也，宜大承气汤。二十七。用前第二方。

【语译】

峻下之后，病人六七日不大便，烦而病不能解除，腹满而痛，这说明有燥屎，之所以如此，是因为本来有宿食，宜用大承气汤。

【选注】

成无己 大下之后，则胃弱不能消谷，至六七日不大便。则宿食已结不消，故使烦热不解而腹满痛，是知有燥屎也。与大承气汤以下除之。

张隐庵 大下后则过亡其津液，而胃中干燥，故六七日不大便；烦不解者，火热仍炽于上也；腹满痛者，脾不磨而胃家实也，此有燥屎也。所以然者，胃为阳明所生之本，本有宿食故也，宜大承气汤上解烦热而下行其燥屎。

方有执 烦不解，则热未退可知，腹满痛，则胃实可诊，故曰有燥屎。

《医宗金鉴》 下之未尽，仍当下之。

曹颖甫 此即吴又可所谓温病下后不妨再下之证也。大下后六七日不大便，设中无所苦，但得小便减少，即大便当下；惟烦热不解，腹满痛者，乃可决为阳明燥实之证。盖以本有宿食，下后未尽与阳明燥气并居，郁久而复炽故也。此惟大承气汤，足以彻其余邪而不嫌猛峻。设畏承气猛峻，而漫用焦谷、麦芽、炒莱菔子、焦六曲及瓜蒌、麻仁等味，则阳明伏热，既不能除，肠中燥屎，又不能尽，有精气日渐消耗而至死者，为可恨也。

242. 病人小便不利，大便乍难乍易，时有微热，喘冒[1]一作息不能卧者，有燥屎也，宜大承气汤。二十八。用前第二方。

【注释】

[1] 喘冒：喘闷而欲昏眩。

【语译】

病人小便不畅，大便忽而困难，忽而容易，不时微微发热，气喘昏蒙致使不能平卧，这说明有燥屎，宜用大承气汤。

【选注】

张隐庵 此承上文大下后亡津液而言。病人小便不利致大便乍难乍易者，津液内亡，则大便乍难，小便不利而津液当还入胃中，则大便乍易；时有微热者，随阳明气旺之时而微发其热也；喘冒者，火热之气逆于上而不能下；不能卧者，胃不和则睡不安。此有燥屎也，宜大承气汤上清喘冒，而下行其燥屎。愚按：以上五节，前四节言烦，末节言喘，皆病燥屎而有上焦烦热之证，故以大承气汤主之。

山田正珍 燥屎乃日外所食之糟粕，牢结而干着肠内者。大便乃现今所食之糟粕，润软而顺下肛门者。今病人小便不利，大便乍难乍易者，燥屎横道，为之障碍也，况微热喘冒不能卧，是烦躁谵狂之渐乎？虽无满痛，亦必有燥屎，故宜大承气汤下之。《金鉴》云：大便乍难乍易者，盖热将欲作结，而液未竭也。吁！果如是，则硬已，岂谓之燥屎哉？钱潢云：乍难，大便燥结也；乍易，旁流时出也。虽然，本文“难”“易”二字，唯于一大便上而言，岂分配燥与润而言乎？

243. 食谷欲呕，属阳明也，吴茱萸汤主之，得汤反剧者，属上焦也。吴茱萸汤。方二十九。

吴茱萸一升，洗　人参三两　生姜六两，切　大枣十二枚，擘

右四味，以水七升，煮取二升，去滓，温服七合，日三服。

【语译】

进食以后就想呕吐，属阳明病，主用吴茱萸汤，服汤药后反而呕吐加剧的，说明病尚在上焦。

煎服法：上四味药，用七升水，煮到二升，去药渣，温服，每服七合，一日服三次。

【选注】

成无己 得汤反剧者，上焦不内也，以治上焦法治之。

方有执 食谷欲呕，胃寒也。

程应旄 食谷欲呕者，纳不能纳之象，属胃气虚寒，不能消谷使下行也。曰属阳明者，别其少阳喜呕之兼半表，太阳干呕不呕食之属表者不同，温中降逆为主。

汪琥 得汤反剧者，成注云以治上焦法治之，而无其方。《准绳》云葛根半夏汤，误矣。《尚论篇》云仍属太阳热邪，而非胃寒。《条辨》云上焦以膈言，戒下之意，此又泥于伤寒呕多，虽有阳明证，不可攻之，皆大谬之极。穷思先贤用药，岂如今医之鲁莽，误以胃家虚寒为实热证？但虚寒在膈以上，不与胃腑之中混同一治。上条证，治以吴茱萸汤，寒热虚实，原无误也。其有得汤反剧者，《补亡论》常器之云宜橘皮汤。注云：《类要方》，用橘皮二两，甘草一两，生姜四两，人参三两，水煎服，斯言庶得之矣。……呕为气逆，气逆者必散之，吴茱萸辛苦，味重下泄，治呕为最，兼以生姜，又治呕圣药，非若四逆中之干姜，守而不走也。武陵陈氏云：其所以致呕之故，因胃中虚生寒，使温而不补，呕终不愈，故用人参补中，合大枣，以为和脾之剂焉。

丹波元简 魏氏云，何以得汤反剧耶？不知者，以为胃热而非胃寒矣。仲师示之曰：此固有热也，而热不在胃脘之中焦，乃在胸膈之上焦，惟其中焦有寒，所以上焦有热，吴茱萸、人参之辛温，本宜于中焦之寒者，先乖于上焦之热，此吴茱萸之所以宜用而未全宜耳。主治者，见兹上热下寒之证，则固有黄连炒吴茱萸，生姜易干姜一法，似为温中而不僭上。一得之愚，不知当否？喻谓得汤转剧，属太阳，谬矣。程谓仍与吴茱萸，亦胶柱之见也。热因寒用，以猪胆为引，如用于理中汤之法，或亦有当乎。按柯氏云服汤反剧者，以痰饮在上焦为患，呕尽自愈，非谓不宜服也。钱氏云得汤反剧者，邪犹在胸，当以栀子豉汤涌之，庶几近似。二氏并失经旨矣。

244. 太阳病，寸缓关浮尺弱，其人发热汗出，复恶寒，不呕，但心下痞者，此以医下之也。如其不下者，病人不恶寒而渴者，此转属阳明也。小便数者，大便必硬，不更衣十日，无所苦也。渴欲饮水，少少与之，但以法救之。渴者，宜五苓散。方三十。

猪苓去皮　白术　茯苓各十八铢　泽泻一两六铢　桂枝半两，去皮

右五味，为散，白饮和，服方寸匕，日三服。

【语译】

太阳病，脉象寸缓、关浮、尺弱，病人发热汗出接着又恶寒，不呕，只是胃脘痞闷的，这是被医生攻下所致。如果未经攻下，病人不恶寒而口渴，

说明病已转属阳明。小便次数多的，大便必硬，不解大便十日，也无痛苦。口渴想饮水的，可少量给予，只需根据病情相应处理即可。口渴较甚的，宜用五苓散。

煎服法：上五味药，制成散剂，用白开水调和，一次服用方寸匕的量，一日服三次。

【选注】

成无己 太阳病脉阳浮阴弱，为邪在表；今寸缓、关浮、尺弱，邪气渐传里，则发热汗出，复恶寒者，表未解也。传经之邪入里，里不和者必呕；此不呕但心下痞者，医下之早，邪气留于心下也。如其不下者，必渐不恶寒而渴，太阳之邪转属阳明也。若吐、若下、若发汗后，小便数，大便硬者，当与小承气汤和之；此不因吐、下、发汗后，小便数，大便硬，若是无满实，虽不更衣十日无所苦也，候津液还入胃中，小便数少，大便必自出也。渴欲饮水者，少少与之，以润胃气，但审邪气所在，以法救之。如渴不止，与五苓散是也。

吴仪洛 寸缓，风伤卫也；关浮，邪犹在经，未入腑也；尺弱，其人阴精素亏也。

《医宗金鉴》 “但以法救之”五字，当是“若小便不利”，方与上文小便数、下文渴者之义相合。此条病势不急，救之之文，殊觉无谓，必有遗误。

汪琥 “渴欲饮水”，至“救之”十三字，当在“小便数者”之前。“不恶寒而渴者”，“者”字可删。吴仪洛删“渴欲”以下十九字，注云：旧本多衍文，今删之。

山田正珍 “寸缓关浮尺弱，其人”八字，叔和所搀，当删之。发热汗出，复恶寒者，太阳中风也；不呕，为其里未受邪也；但心下痞者，此以医下之也。如是者，当先与桂枝以解表，表解已而后，与大黄黄连泻心汤以治其痞。例见前百七十三条。如不下之，其人不恶寒而渴者，此为转属阳明也。当俟其表悉解，而与白虎加人参汤也。“小便数”以下似有阙文，不可强解，姑存疑云。

245. 脉阳微而汗出少者，为自和一作如也，汗出多者，为太过。阳脉实，因发其汗，出多者，亦为太过。太过者，为阳绝[1]于里，亡津液，大便因硬也。

【注释】

［1］阳绝：此处因阴液耗损，而致阳气盛极不能与阴气共平衡。

【语译】

脉象浮弱而汗出不多，说明正气已自行调和，而汗出多，就属于太过。脉象浮而盛实，因此便发汗，汗出过多，也属于太过。所谓太过，是指阳气太过，阴津耗伤，使大便干结而硬。

【选注】

张隐庵 此言汗少为阴阳自和，汗多则阳盛阴虚，故为太过。阳绝于里者，以阴液外亡，表阳内陷，如绝于里而不行于外者然，是以土炎燥，而大便因硬也。

《医宗金鉴》 脉阳微，谓脉浮无力而微也。阳脉实，谓脉浮有力而盛也。凡中风伤寒，脉阳微则热微，微热蒸表作汗，若汗出少者，为自和欲解，汗出多者，为太过不解也。阳脉实则热盛，因热盛而发其汗出多者，亦为太过，则阳极于里，亡津液，大便因硬，而成内实之证矣。

魏荔彤 经文阳绝之义，似是阻绝，盖谓阳盛阻阴也，非断绝之绝。《内经》言绝多如此。

程应旄 阳绝于里者，燥从中起，阳气闭绝于内，而不下通也。下条其阳则绝，同此。

246. 脉浮而芤，浮为阳，芤为阴，浮芤相搏，胃气生热，其阳则绝。

【语译】

脉象浮而芤大无力，脉浮表明阳浮，脉芤表明阴虚，既浮且芤说明肠胃阴虚则生热，最终会导致阳热极度亢盛而与阴气断绝。

【选注】

钱潢 浮为阳邪盛，芤为阴血虚，阳邪盛则胃气生热，阴血虚则津液内竭，故其阳则绝。绝者，非断绝、败绝之绝，言阳邪独治，阴气虚竭，阴阳不相为用，故阴阳阻绝，而不相流通也。即《生气通天论》所谓阴阳离决，精气乃绝之义也。

沈明宗 此辨阳明津竭之脉也。若见此脉，当养津液，不可便攻也。

张隐庵 愚按其阳则绝者，即太阳阳热之气入于地中，阴津消亡而成脾约之意也。

247. 趺阳[1]脉浮而涩，浮则胃气强，涩则小便数，浮涩相搏，大便则硬，其脾为约，麻子仁丸主之。方三十一。

麻子仁二升　芍药半斤　枳实半斤，炙　大黄一斤，去皮　厚朴一尺，炙，去皮　杏仁一升，去皮尖，熬，别作脂

右六味，蜜和丸，如梧桐子大，饮服十丸，日三服。渐加，以知为度。

【注释】

[1] 趺阳：即冲阳穴处脉搏。冲阳为足阳明胃经穴，位于足背。

【语译】

趺阳脉浮而涩，浮表明肠胃之气邪实，涩表明小便频数而津液利泄，既浮且涩，大便则干硬，（这是因为）脾不能布行津液，主用麻子仁丸。

煎服法：上六味药，以蜜调和为丸剂，大小如梧桐子，以水送服，每服十丸，一日服三次。分量可逐渐增加，以有效果为准。

【选注】

成无己 趺阳者，脾胃之脉。诊浮为阳，知胃气强；涩为阴，知脾为约。约者，俭约之约，又约束之约。《内经》曰：饮入于胃，游溢精气，上输于脾，脾气散精，上归于肺，通调水道，下输于膀胱，水精四布，五经并行。是脾主为胃行其津液者也。今胃强脾弱，约束津液，不得四布，但输膀胱，致小便数，大便难，与脾约丸，通肠润燥。

汪琥 趺阳者，胃脉也。在足趺上五寸骨间，去陷谷三寸，即足阳明经冲阳二穴。按之其脉应手而起。按成注，以胃强脾弱，为脾约作解。推其意，以胃中之邪热盛为阳强，故见脉浮，脾家之津液少为阴弱，故见脉涩。

程应旄 脾约者，脾阴外渗，无液以滋。脾家先自干槁了，何能以余阴荫及肠胃，所以胃火盛而肠枯，大便坚而粪粒小也。麻仁丸，宽肠润燥，以

软其坚，欲使脾阴从内转耳。

丹波元简 《伤寒选录》曰：愚按趺阳脉，一名会元，又名冲阳，在足背上去陷谷三寸，脉动处是也，此阳明胃脉之用由出。夫胃者，水谷之海，五脏六腑之长也，若胃气以惫，水谷不进，谷神以去，脏腑无所禀受，其脉不动而死也。故诊趺阳脉，以察胃气之有无，仲景又谓趺阳脉，不惟伤寒，虽杂病危急，亦当诊此以察其吉凶。……按喻氏讥成氏脾弱之说云，脾弱即当补矣，何为麻仁丸中，反用大黄、枳实、厚朴乎？汪氏则暗为成注解纷，大是。又按胃强脾弱，究竟是中焦阳盛而阴弱之义，不必拘拘脾与胃也。

山田正珍 麻仁丸，疑非仲景氏之方，厚朴一尺，枳实半斤，杏仁一升，炼蜜和丸，皆非本论文法也。

248. 太阳病三日，发汗不解，蒸蒸发热[1]者，属胃也，调胃承气汤主之。三十二。用前第一方。

【注释】

［1］蒸蒸发热：热从内发，如蒸笼中热气向外蒸腾。

【语译】

患太阳病已三日，发汗治疗不能解除，并且出现蒸蒸发热，说明病已转属阳明肠胃，主用调胃承气汤。

【选注】

钱潢 蒸蒸发热，犹釜甑之蒸物，热气蒸腾，从内达外，气蒸湿润之状，非若翕翕发热之在皮肤也。

程应旄 此即大便已硬之征，故曰属胃也。热虽聚于胃，而未见潮热谵语等证，主以调胃承气汤者，于下法内，从乎中治，以其为日未深故也。

249. 伤寒吐后，腹胀满者，与调胃承气汤。三十三。用前第一方。

【语译】

伤寒，用过吐法后，出现腹部胀满的，给予调胃承气汤治疗。

【选注】

程应旄 吐法为膈邪而设，吐后无虚烦等证，必吐其所当吐者。只因胃家素实，吐亡津液，燥气不能下达，遂成土郁，是以腹胀，其实无大秽浊之在肠也。

250. 太阳病，若吐若下若发汗后，微烦，小便数，大便因硬者，与小承气汤和之愈。三十四。用前第二方。

【语译】

太阳病，如果用吐法、下法或发汗法治疗后，出现微烦，小便频数，大便因此而变得干硬，给予小承气汤，调和肠胃则愈。

【选注】

喻嘉言 微烦小便数，大便因硬，皆是邪渐入里之机，故用小承气汤和之。

《医宗金鉴》 太阳病，若吐若下，若发汗后不解，入里微烦者，乃栀子豉汤证也。今小便数，大便因硬，是津液下夺也，当与小承气汤和之，以其结热未甚，入里未深也。

251. 得病二三日，脉弱，无太阳柴胡证，烦躁，心下硬；至四五日，虽能食，以小承气汤，少少与，微和之，令小安；至六日，与承气汤一升；若不大便六七日，小便少者，虽不受食一云不大便，但初头硬，后必溏，未定成硬，攻之必溏，须小便利，屎定硬，乃可攻之，宜大承气汤。三十五。用前第二方。

【语译】

得病二三日，脉象弱，没有太阳及柴胡证，烦躁，胃脘痞硬；病至四五日时，虽已能进食，仍应给予少量小承气汤，稍微调和一下，使病情有小的好转；病至第六日，给予小承气汤一升；如果不解大便已六七日，小便少，虽不纳食，大便也只是开头干硬、解到后来却是稀溏的，并未完全坚硬，在这种情况下，峻下必定会使大便溏泄，必须要小便通利，燥屎完全形成，之后才能攻下。攻下宜用大承气汤。

【选注】

方有执 太阳不言药，以有桂枝、麻黄之不同也，柴胡不言证，以专少阳也，凡似此为文者，皆互发也。

钱潢 须，待也。

陈修园 自得之病，不关转属，故无太阳柴胡证。

山田正珍 脉弱者，其热不炽盛可知也。无太阳柴胡证，烦躁心下硬者，其邪已入里可知也。不大便至四五日者，其人虽能食，当以小承气汤，少少与，微和之，令小安也。少少者不过三四合之谓，对一升而言也。若少少与之而不得屎，延至五六日者，乃与小承气汤一升。虽然，若其小便少者，则虽不大便至六七日，且不能食哉，攻之则令人溏，必待其小便数，屎为定硬，始可攻之。宜大承气汤。

252. 伤寒六七日，目中不了了[1]，睛不和，无表里证，大便难，身微热者，此为实也，急下之，宜大承气汤。三十六。用前第二方。

【注释】

[1] 目中不了了：了了，清楚之意。目中不了了，即眼睛视物不清明。

【语译】

伤寒已六七日，视物不清明，眼睛也不柔和灵活，没有表证，亦没有明显的里证，只有大便难解，身微发热，但这也是邪实之证，急须攻下，宜用大承气汤。

【选注】

张隐庵 此言悍热之气循空窍而上炎者急下之。《灵枢·动输》篇曰：胃气上注于肺，其悍气上冲头者，循咽上走空窍，循眼系，入络脑，出顑下客主人，循牙车，合阳明，并下人迎。此卫气别走于阳明，故阴阳上下，其动若一。伤寒六七日，气当来复于高表。目中不了了者，乃悍热之气循眼系而上走于空窍也。睛不和者，脑为精髓之海，而髓之精为瞳子，悍热之气入络于脑故也。无表里证者，言悍热之气止上走空窍，而非在表在里也；即有里证，而大便难，犹无里证也；即有表证，而身微热，犹无表证也。此为空窍不虚而热邪上实也。经云：火热在上，水气承之。亢则害矣，故当急下之，宜大承气汤，若不急下，则髓枯神散矣。

陈修园 此言阳明悍热为病，是当急下，又不可拘于小便利而后下之也。不了了者，病人之目视物不明了也。睛不和者，医者视病人之睛光，或昏暗，或散乱也。按此证，初看似不甚重，至八九日必死。若遇读薛立斋、张景岳书，及老秀才多阅八家书，惯走富贵门者，从中作主，其死定矣。余所以不肯为无益之谈，止令拂衣而去矣。

253. 阳明病，发热汗多者，急下之，宜大承气汤。三十七。用前第二方，一云大柴胡汤。

【语译】

阳明病，出现发热、汗出过多的，急须攻下，宜用大承气汤。

【选注】

成无己 邪热入腑，外发热汗多者，热迫津液将竭，急与大承气汤以下其腑热。

张隐庵 此言悍热之在经脉外内者，急下之。夫胃之悍气合阳明而循行于经脉，其性慓悍滑疾，乘两火之热，故阳明病发热，则荣血之所生，泉之竭矣。汗多，则卫外之津熯其干矣，阳热甚而阴液亡，若不急下，独阳不生矣。愚按此病无白虎汤之渴证，无肠胃实之腑证，止发热汗出多者，病阳明之别气，非阳明之本气也。

254. 发汗不解，腹满痛者，急下之，宜大承气汤。三十八。用前第二方。

【语译】

发汗以后，病仍不解，反而出现腹部满痛的，急须攻下，宜用大承气汤。

【选注】

成无己 发汗不解，邪热传入腑，而成腹满痛者，传之迅也，是须急下之。

程应旄 发汗不解，津液已经外夺，腹满痛者，胃热遂尔迅攻，邪阳盛实而弥漫，不急下之，热毒熏蒸，糜烂速及肠胃矣，阴虚不任阳填也。

255. 腹满不减，减不足言，当下之，宜大承气汤。三十九。用前第二方。

【语译】

腹部持续胀满，即使略有所减轻也非常有限，应当攻下，宜用大承气汤。

【选注】

成无己 若腹满时减，非内实也，则不可下。《金匮要略》曰：腹满时减复如故，此为寒，当与温药。

陈修园 三急下之外，又有不可以言急，而亦不可以姑缓者，医者不可不明。腹虽不痛而常满不减，即偶减一二分，亦不足言，虽不甚危，亦当下之，以其病在阳明无形之悍气，从肓膜而聚，有形之胸腹，又与阳明之本气不同，必宜大承气汤方足以济之也。述：承上文而言，腹满痛者，固宜急下，若不痛而满云云，虽不甚急，而病在悍气，非下不足以济之也。问曰：三急下证，本经并不说出悍气，兹何以知其为悍气也？答曰：阳明有胃气，有燥气，有悍气，悍气者，别走阳明而下循于脐腹。《素问·痹论》云：卫气者，水谷之悍气也，其气慓疾滑利，不入于脉，循皮肤之中，分肉之间，熏于肓膜，散于胸膜。目中不了了，睛不和者，上走空窍也；发热汗多者，循皮肤分肉之间也；腹满痛者，熏肓膜而散胸腹也；慓悍之气伤人甚捷，非若阳明燥实之证，内归中土，无所复传，可以缓治也。故下一“急”字，有急不容待之意焉，所谓意不尽言也。学者得其意而通之，则缓急攸分，轻重立见，庶不临时舛错也。按仲师自序云，撰用《素问》《九卷》，可知《伤寒论》全书，皆《素问》《九卷》之菁华也。钱塘张氏注中，补出“悍气”二字，可谓读书得间，然长沙何以不明提此二字乎？不知《伤寒论》字字皆经，却无一字引经，撰用之所以入神也。

256. 阳明少阳合病，必下利，其脉不负者，为顺也。负者，失也，互相克贼，名为负也。脉滑而数者，有宿食也，当下之，宜大承气汤。四十。用前第二方。

【语译】

阳明和少阳合病，必有下利，其脉象没有克贼之象，其症情为顺。如果有克贼之象，为逆证，互相克贼就叫“负”。脉象滑数的，说明有宿食积滞，应当攻下，宜用大承气汤。

【选注】

成无己 阳明土，少阳木，二经合病，气不相和，则必下利。少阳脉不胜，阳明不负，是不相克为顺也；若少阳脉胜，阳明脉负者，是鬼贼相克，为正气失也。《脉经》曰：脉滑者，为病食也。又曰：滑数则胃气实。下利者，脉当微厥；今脉滑数，知胃有宿食，与大承气汤以下除之。

张隐庵 合下三节论阳明之入于经脉，以征经气相通之义。

257. 病人无表里证，发热七八日，虽脉浮数者，可下之；假令已下，脉数不解，合热则消谷喜饥；至六七日，不大便者，有瘀血，宜抵当汤。四十一。用前第二十四方。

【语译】

病人没有明显的表证和里证，发热七八日，虽然脉象浮数，可以攻下；假使已经攻下，脉仍有数象，说明病已化热，则会导致消化亢进而易饥；化热六七日后不大便的，说明内有瘀血，宜用抵当汤。

【选注】

成无己 七八日，邪入腑之时，病人无表里证，但发热，虽脉浮数，亦可与大承气汤下之。浮为热客于气，数为热客于血，下之，邪热去，而浮数之脉，俱当解。若下后，数脉去而脉但浮，则是荣血间热并于卫气间也，当为邪气独留，心中则饥，邪热不杀谷，潮热发渴之证。此下之后，浮脉去而数不解，则是卫气间热合于荣血间也，热气合并，迫血下行，胃虚协热，消谷善饥。血至下焦，若大便利者，下血乃愈。若六七日不大便，则血不得行，蓄积于下为瘀血，与抵当汤以下去之。

张隐庵 夫急下涉于阳明悍气则曰无表里证，此涉阳明经脉亦曰无表里证，学者所当明辨者也。

258. 若脉数不解，而下不止，必协热便脓血也。

【语译】

如果脉数不解，又下利不止，热邪最后肯定会下迫而导致脓血便。

【选注】

张隐庵 此承上文脉数不解，而言脉络之热邪不随太阳之经而成瘀血，乃入内脏肠胃之中，而下利不止，必协热而便脓血。协热者，肠胃协经脉之热。脓血者，经脉之血，化而为脓也。

259. 伤寒发汗已，身目为黄，所以然者，以寒湿一作温在里不解故也，以为不可下也，于寒湿中求之。

【语译】

伤寒，发汗过后，身体和眼睛发黄，之所以如此，是因为寒湿之邪在里未能解除，这种情况不能用下法，治疗要在祛除寒湿的方法中寻求。

【选注】

张隐庵 此下凡四节皆论伤寒发黄，以见阳明主经脉而外合太阳，阳明主中土而内合太阴之义。伤寒发汗已，则表邪已尽。身目俱黄者，太阴之气主周身，太阳之脉起目眦。所以然者，太阳之上寒气主之，太阴之上湿气主之，以寒湿在里不解故也。非阳明之为病，故为不可下也。于太阳、太阴寒湿中求其义而治之。

山田正珍 右四条叔和所搀，当删之。

260. 伤寒七八日，身黄如橘子色，小便不利，腹微满者，茵陈蒿汤主之。四十二。用前第二十三方。

【语译】

伤寒后七八日，身发黄疸如橘子皮颜色，小便不利，腹部微胀满的，主用茵陈蒿汤。

【选注】

钱潢 此言阳明发黄之色状，与阴黄如烟熏之不同也。伤寒至七八日，邪气入里已深，身黄如橘子色者，湿热之邪在胃，独伤阳分，故发阳黄也。小便不利，则水湿内蓄，邪食壅滞，而腹微满也，以湿热实于胃，故以茵陈蒿汤主之。

张隐庵 身黄如橘子色者，太阳阳明之热与太阴脾土之湿相罯成黄，故如橘色之明亮；小便不利者，脾气之不输也；腹微满者，太阴之气逆也。宜茵陈蒿汤导湿热之邪从小便气分而出。愚按：潮热乃脾家实，故当从腐秽而出；燥硬乃肠胃实，故当从后便而出；湿热成黄乃太阳阳明之热与太阴脾湿相罯，故当从小便而出。

261. 伤寒身黄发热，栀子柏皮汤主之。方四十三。

肥栀子十五个，擘　甘草一两，炙　黄柏二两

右三味，以水四升，煮取一升半，去滓，分温再服。

【语译】

伤寒全身黄疸而且发热，主用栀子柏皮汤。

煎服法：上三味药，用水四升，煮到一升半，去药渣，分两次温服。

【选注】

汪琥　武林陈氏曰：发热身黄者，乃黄证中之发热，而非麻黄桂枝证之发热也。热既郁而为黄，虽表而非纯乎表证，但当清其郁，以退其黄，则发热自愈。

《医宗金鉴》　伤寒身黄发热者，设有无汗之表，宜用麻黄连轺赤小豆汗之可也。若有成实之里，宜用茵陈蒿汤下之亦可也。今外无可汗之表证，内无可下之里证，故惟宜以栀子柏皮汤清之也。

262. 伤寒瘀热在里，身必黄，麻黄连轺赤小豆汤主之。方四十四。

麻黄二两，去节　连轺二两，连翘根是　杏仁四十个，去皮尖　赤小豆一升　大枣十二枚，擘　生梓白皮切，一升　生姜二两，切　甘草二两，炙

右八味，以潦水一斗，先煮麻黄再沸，去上沫，内诸药，煮取三升，去滓，分温三服，半日服尽。

【语译】

伤寒，郁热在里，身必发黄，主用麻黄连轺赤小豆汤。

煎服法：上八味药，用潦水一斗，先煮麻黄两沸，撇去浮沫，再加入其

他药，煮到三升，去药渣，分三次温服，半日内服完。

【选注】

成无己 伤寒身黄，胃有瘀热，须当下去之；此以发热，为热未实，与栀子柏皮汤解散之。

曹颖甫 伤寒为病，起于表寒；血热内抗，因生表热。血为脾所统，散在孙络，而密布于分肉之中。表热不从汗解，与太阴之湿并居，乃为瘀热在里，肌表为之发黄。麻黄连轺赤小豆汤，连轺以清上热，生梓白皮以清相火，赤小豆以去里湿，加麻黄、杏仁以疏肺与皮毛，大枣、生姜、甘草以助脾阳，使里气与表气相接，则湿随汗解，而里热不瘀矣。按此方连轺、赤小豆、生梓白皮合桂枝麻黄各半汤，而去桂枝、芍药。以卫气之阻，表汗不出，而君麻黄；以营气虚而生热，而去桂、芍；以一身上下皆热，而用连轺、生梓白皮；以瘀湿成热，毒留血分，而用赤小豆。又非以上三证之发黄所可混同施治矣。

钱潢 李时珍云，潦水，乃雨水所积。韩退之诗云，潢潦无根源，朝灌夕已除。盖谓其无根而易涸。

山田正珍 连轺，《千金方》及《翼》并作连翘。尝考郭璞《尔雅》连异翘，疏云：一名连苕，又名连草。《本草》云：由此观之，连轺即连翘明甚。注云连翘根是，疑“根”字“即”字讹已。

辨少阳病脉证并治

263. 少阳之为病，口苦咽干目眩也。

【语译】

少阳之病，其症状是口苦，咽喉干燥，头昏目眩等。

【选注】

成无己 足少阳胆经也。《内经》曰：有病口苦者，名曰胆瘅。《甲乙经》曰：胆者，中精之腑，五脏取决于胆，咽为之使。少阳之脉，起于目锐眦。少阳受邪，故口苦、咽干、目眩。

张隐庵 此论少阳风火主气。夫少阳之上，相火主之，标本皆热，故病则口苦、咽干。《六元正纪论》云少阳所至为飘风燔燎，故目眩。目眩者，风火相煽也。

山田正珍 按少阳篇纲领，本亡而不传矣。王叔和患其阙典，补以“口苦咽干目眩也”七字者已，固非仲景氏之旧也。按阳明篇云：阳明病，脉浮而紧，咽燥口苦，腹满而喘。可见口苦咽干，则是阳明属证，而非少阳之正证矣。若夫目眩多逆治所致，如桂苓术甘汤、真武汤证是也，亦非少阳之正证也。况目眩之文，六经篇中无再见乎？又况柴胡诸条，一不及此等证候乎？盖少阳者，指半表半里之号，如其病证则所谓往来寒热，胸胁苦满，默默不欲饮食，心烦喜呕是也。凡伤寒阳证，其浅者为太阳，其深者为阳明，其在浅深间者，此为少阳，是少阳篇当在太阳之后者也。今本论次之阳明后者，盖依《素问》之次序也，其详已见《伤寒考》中。再按少阳篇诸条，今本混入太阳篇中者过半，盖古经篇简错杂，叔和从而为之撰次也。

264. 少阳中风，两耳无所闻，目赤，胸中满而烦者，不可吐下，吐下则悸而惊。

【语译】

少阳中风证，两耳聋闭，眼睛红赤，胸中满闷而烦，不可用吐法、下法，误用则会引起惊悸。

【选注】

成无己 少阳之脉，起于目眦，走于耳中；其支者，下胸中贯膈。风伤气，风则为热。少阳中风，气壅而热，故耳聋，目赤，胸满而烦。邪在少阳，为半表半里。以吐除烦，吐则伤气，气虚者悸；以下除满，下则亡血，血虚者惊。

张隐庵 胸中满而烦者，三焦之气不和也。此少阳风火之气病于上，三焦之气逆于中，故不可吐下，吐下则津液虚而风火内入，留于心包则心悸，合于肝木则发惊，盖少阳木火之气内合于手足厥阴也。

265. 伤寒，脉弦细，头痛发热者，属少阳。少阳不可发汗，发汗则谵语，此属胃，胃和则愈，胃不和，烦而悸。一云躁。

【语译】

伤寒，脉象弦细，头痛发热，病属少阳。少阳病不可以发汗，发汗则会导致谵语，使病转入肠胃，能使肠胃之气调和则能痊愈，肠胃不能调和，则出现烦躁惊悸。

【选注】

成无己 经曰：三部俱弦者，少阳受病。脉细者，邪渐传里，虽头痛、发热，为表未解。以邪客少阳，为半在表半在里，则不可发汗，发汗亡津液，胃中干燥，少阳之邪，因传入胃，必发谵语，当与调胃承气汤下之，胃和则愈；不下，则胃为少阳木邪干之，故烦而悸。

266. 本太阳病不解，转入少阳者，胁下硬满，干呕不能食，往来寒热，尚未吐下，脉沉紧者，与小柴胡汤。方一。

柴胡八两　人参三两　黄芩三两　甘草三两，炙　半夏半升，洗　生姜三两，切　大枣十二枚，擘

右七味，以水一斗二升，煮取六升，去滓，再煎取三升，温服一升，日三服。

【语译】

本来是太阳病不解而转入少阳，两胁下硬满，干呕不能进食，恶寒发热

交替发作，尚未被吐法、下法治疗过，脉沉紧的，给予小柴胡汤。

煎服法：上七味药，用水一斗二升，煮到六升，去药渣，再煎耗到三升，温服一升，一日服三次。

【选注】

成无己 太阳转入少阳，是表邪入于里。胁下硬满，不能食，往来寒热者，邪在半表半里之间。若已经吐下，脉沉紧者，邪陷入腑为里实；尚未经吐下，而脉沉紧为传里，虽深，未全入腑，外犹未解也，与小柴胡汤以和解之。

张隐庵 此太阳受病而转入少阳也。胁下者，少阳所主之分部，病入少阳枢转不得，故胁下硬满；干呕不能食者，上下之气不和也；往来寒热者，开合之机不利也。如吐下而脉沉紧，则病入于阴，今尚未吐下，中土不虚，脉沉紧者，乃太阳本寒，内与少阳火热相搏，故与小柴胡汤从枢转而达太阳之气于外也。小柴胡汤详列太阳篇中，至少阳篇则云本太阳病不解，转入少阳云云，则与小柴胡汤，前人何据，谓小柴胡为少阳之主方耶？

267. 若已吐下发汗温针，谵语，柴胡汤证罢，此为坏病。知犯何逆，以法治之。

【语译】

如果已经用过吐、下、发汗、温针的方法，出现了谵语，柴胡汤的适应证就不存在了，这已成为坏病，弄清是如何治坏的，再以相应的方法治疗纠正。

【选注】

成无己 若妄吐、下、发汗、温针，损耗津液，胃中干燥，木邪干胃，必发谵语。若柴胡证不罢者，则不为逆；柴胡证罢者，坏病也，详其因何治之逆，以法救之。

张隐庵 此总结上文之意。夫少阳不可吐下，吐下则悸而惊，少阳不可发汗，发汗则谵语。若已吐下发汗则温针，谵语。夫温针者，惊也。本论云：太阳伤寒，加温针必惊。故仲祖以温针为惊也。夫惊而谵语，病非少阳，如柴胡汤证罢者，此为里虚自败之病。知犯何逆，随其病之所在而以法治之，又不可与小柴胡汤，所以结上文三节之意也。

268. 三阳合病，脉浮大，上关上，但欲眠睡，目合则汗。

【语译】

三阳经同时发病，脉象浮大、直上关上，只想睡觉，眼睛一闭就出汗。

【选注】

成无己 胆热则睡，少阴病但欲眠睡，目合则无汗，以阴不得有汗。但欲眠睡，目合则汗，知三阳合病，胆有热也。

张隐庵 三阳之气主外，病则反从外而内，是以但欲眠睡。夫阳加于阴谓之汗，目合则阳气归阴，阳盛阴虚，是以目合则汗，而为三阳合病之证也。

钱潢 关上者，指关脉而言也。仲景辨脉篇中，称尺脉曰尺中，关脉曰关上，寸脉曰寸口。

程应旄 大为阳明主脉，太阳以其脉合，故浮大上关上，从关部连上寸口也。少阳以其证合，故但欲眠睡，目合则汗，但欲眠，为胆热，盗汗为半表里也。当是有汗则主白虎汤，无汗则主小柴胡汤也。

吴仪洛 上关上，热势弥漫之象也。

《医宗金鉴》 但欲眠睡，非少阴也，乃阳盛神昏之睡也。

山田正珍 此条后人之所搀也。

269. 伤寒六七日，无大热，其人躁烦者，此为阳去入阴[1]故也。

【注释】

[1] 阳去入阴：此处指邪气自表入里。

【语译】

伤寒已六七日，发热不甚，而病人躁动烦扰的，说明病势欲由表传里。

【选注】

成无己 表为阳，里为阴。邪在表则外有热。六七日，邪气入里之时，外无大热，内有躁烦者，表邪传里也，故曰阳去入阴。

张隐庵 此为去太阳，故无大热；入于少阴，故躁烦也。夫七日乃再经之第一日，盖太阳、少阴标本相合，雌雄相应，故七日而不出乎太阳，即可入乎少阴也。

山田正珍 无大热，无翕翕发热也。躁烦，当作“烦躁”，字之颠倒也。阴阳，乃表里之别称。阳去入阴者，谓其邪去表入里。“阳去”二字，似倒而非倒。

270. 伤寒三日，三阳为尽，三阴当受邪，其人反能食而不呕，此为三阴不受邪也。

【语译】

伤寒第三日，按理三阳传经已尽，三阴经当受邪发病，病人反而能进食而且不呕吐了，这说明三阴经不会受邪发病了。

【选注】

成无已 伤寒四日，表邪传里，里不和，则不能食而呕；今反能食而不呕，是邪不传阴，但在阳也。

271. 伤寒三日，少阳脉小者，欲已也。

【语译】

伤寒三日，少阳脉平静而小的，说明病将自愈。

【选注】

成无已 《内经》曰：大则邪至，小则平。伤寒三日，邪传少阳，脉当弦紧；今脉小者，邪气微而欲已也。

张隐庵 若少阳脉小者，小则病退，其病欲已，不但三阴不受邪也。

272. 少阳病欲解时，从寅至辰上。

【语译】

少阳之病，如果将要解除，时间一般在凌晨三点到上午九点。

【选注】

山田正珍引刘栋 右三条，后人之所搀也。

辨太阴病脉证并治

273. 太阴之为病，腹满而吐，食不下，自利益甚，时腹自痛，若下之，必胸下结硬。

【语译】

太阴病的症状是腹部胀满而呕吐，饮食不下，下利越来越重，不时腹痛，如果用攻下法，势必导致胸腹部痞结硬满。

【选注】

成无己 太阴为病，阳邪传里也。太阴之脉，布胃中，邪气壅而为腹满。上不得降者，呕吐而食不下；下不得上者，自利益甚，时腹自痛。阴寒在内而为腹痛者，则为常痛；此阳邪干里，虽痛而亦不常痛，但时时腹自痛也。若下之，则阴邪留于胸下为结硬。经曰：病发于阴，而反下之，因作痞。

张隐庵 太阳之气若天日，太阴之气犹地土，此言太阴受病，地气不升而自利、自痛也。太阴为病，腹满者，腹为脾土太阴之所居也。脾气不能上交于胃，故腹满；胃气不能下交于脾，故吐；脾胃之气不相通贯，故食不下；自利益甚者，湿气下注也；时腹自痛者，脾络不通也。若下之，则更伤阳明胃土之气，故必胸下结硬。

陈修园 此太阴证之提纲也。……按是后言太阴中风，未言太阴伤寒，至第六节，方言太阴伤寒，学者当知仲景书互文见意。

《医宗金鉴》 此太阴里虚，邪从寒化之证也，当以理中四逆辈温之。

吴人驹 自利有时而腹自痛，非若积蓄而常痛者。

程应旄 腹满而吐，食不下，则满为寒胀，吐与食不下，总为寒格也。阳邪亦有下利，然乍微乍甚，而痛随利减，今下利益甚，时腹自痛，则肠虚而寒益留中也。虽曰邪之在脏，实由胃中阳乏，以致阴邪用事，升降失职，故有此下之则胸下结硬，不顶上文吐利来，直接上太阴之为病句，如后条设当行大黄、芍药者亦是也。曰胸下，阴邪结于阴分，异于结胸之在胸，而且按痛矣。曰结硬，无阳以化气，则为坚阴，异于痞之濡而软矣。彼皆阳从上陷而阻留，此独阴从下逆而不归，寒热大别。

274. 太阴中风，四肢烦疼，阳微阴涩而长者，为欲愈。

【语译】

太阴中风证，四肢烦疼，脉象浮取微小，沉取涩而长，是病将痊愈之兆。

【选注】

成无己 太阴，脾也，主营四末。太阴中风，四肢烦疼者，风淫末疾也。表邪少则微，里向和则涩而长。长者阳也，阴病见阳脉则生，以阴得阳则解，故云欲愈。

张隐庵 此言风为阳邪，得太阴土旺之脉而欲愈也。

275. 太阴病，欲解时，从亥至丑上。

【语译】

太阴病欲解之时，大多在夜晚九点到次日凌晨三点。

【选注】

成无己 脾为阴土，王于丑、亥、子，向王故为解时。

张隐庵 太阴为阴中之至阴，而主开。亥者，阴之极；丑者，地气开辟矣。

276. 太阴病，脉浮者，可发汗，宜桂枝汤。方一。

桂枝三两，去皮　芍药三两　甘草二两，炙　生姜三两，切　大枣十二枚，擘

右五味，以水七升，煮取三升，去滓，温服一升，须臾啜热稀粥一升，以助药力，温覆取汗。

【语译】

太阴病，脉呈浮象的可以发汗，宜用桂枝汤。

煎服法：上五味药，用水七升，煮到三升，去药渣，温服一升，稍后再喝热稀粥一升，用以助药力，并盖衣被发汗。

【选注】

成无己 经曰：浮为在表，沉为在里。太阴病脉浮者，邪在经也，故当

汗散之。

张隐庵 太阴在内主募原，太阴在外主肌腠，故病太阴而脉浮者，宜桂枝汤以解肌而发汗也。《金匮要略》云：腠者，三焦通会元真之处；理者，皮肤脏腑之纹理。盖皮肤有此纹理，而脏腑之募原亦有此纹理，外内相通，太阴主之。程氏曰：纹理即肌腠也，其曰皮肤之纹理，以肌腠外连于皮肤，而脏腑之纹理可意会矣。

277. 自利不渴者，属太阴，以其脏有寒故也，当温之，宜服四逆辈。二。

【语译】

下利而不口渴的，属于太阴病，因为病人内脏虚寒，应当用温里法，宜服用四逆汤之类的方剂。

【选注】

张隐庵 上节病太阴之在外，此节病太阴之在内，在外故宜桂枝汤，在内故宜四逆辈。愚按：上文病太阴在外，此病太阴在内，下文病在外而转系于内，太阴主外主内，而外内相通者如此。

278. 伤寒脉浮而缓，手足自温者，系在太阴。太阴当发身黄，若小便自利者，不能发黄；至七八日，虽暴烦下利日十余行，必自止，以脾家实[1]，腐秽当去故也。

【注释】

［1］脾家实：指脾胃正气恢复。

【语译】

伤寒，脉浮而缓，手足温暖的，属于太阴病。太阴病理当身发黄疸，如果小便通利则不会发黄；第七八日，虽然出现突然烦扰、一日腹泻十余次的表现，也会自动停止，因为此病人脾气旺盛，下利是自动排泄肠胃腐败积滞的表现。

【选注】

张隐庵 上文病太阴而属脏寒，此言系在太阴而为脾实也。“伤寒脉浮而缓”至“不能发黄”，解同阳明篇。七八日，乃太阳阳明主气之期；暴烦下利者，太阴承阳热之邪而下利也；故虽烦利，必自止，所以然者，以脾家受盛实热，而腐秽当去故也。

279. 本太阳病，医反下之，因尔腹满时痛者，属太阴也，桂枝加芍药汤主之；大实痛者，桂枝加大黄汤主之。三。

桂枝加芍药汤方

桂枝三两，去皮　芍药六两　甘草二两，炙　大枣十二枚，擘　生姜三两，切

右五味，以水七升，煮取三升，去滓，温分三服。本云桂枝汤，今加芍药。

桂枝加大黄汤方

桂枝三两，去皮　大黄二两　芍药六两　生姜三两，切　甘草二两，炙　大枣十二枚，擘

右六味，以水七升，煮取三升，去滓，温服一升，日三服。

【语译】

原先是太阳病，医生反而用下法，因此使得病人腹满并不时疼痛，说明病已归属太阴，主用桂枝加芍药汤；如果出现腹部有较重实证，剧烈疼痛的，主用桂枝加大黄汤。

煎服法：

桂枝加芍药汤：上五味药，用水七升，煮到三升，去药渣，分三次温服。本是桂枝汤，现在增加芍药分量。

桂枝加大黄汤：上六味药，用水七升，煮到三升，去药渣，温服一升，一日服三次。

【选注】

成无己　表邪未罢，医下之，邪因乘虚传于太阴，里气不和，故腹满时痛，与桂枝汤以解表，加芍药以和里。……大实大满，自可除下之，故加大黄以下大实。

张隐庵　此承上文腐秽当去之意，而推言本太阳病，医反下之，因尔腹满时痛者，乃太阳之邪入于地土，而脾络不通，故宜桂枝加芍药汤主之，此

即小建中汤治腹中急痛之义也。大实痛者，乃腐秽有余而不能去，故以桂枝加大黄汤主之。

280. 太阴为病，脉弱，其人续自便利，设当行[1]大黄芍药者，宜减之，以其人胃气弱，易动故也。下利者先煎芍药三沸。

【注释】

［1］行：此处为施行、应用之义。

【语译】

太阴病，出现脉弱，病人不断地自行泄泻，如果有病情需要用大黄、芍药的，用时应减其量，因为这种病人的肠胃之气虚弱，容易被损伤而引起不良反应。

【选注】

成无己 腹满痛者，太阴病也。脉弱，其人续自便利，则邪虽在里，未成大实。欲与大黄、芍药攻满痛者，宜少与之，以胃气尚弱，易为动利也。

张隐庵 此因上文加芍药、大黄，而申言胃气弱者，宜减也。太阴为病，脉弱，其人续自便利，乃太阴阴湿为病，土气内虚不得阳明中见之化。设客邪内实而当行大黄、芍药者，亦宜减之。减者，少其分两也，以其人胃气虚弱而易动故也。治太阴者，尤当以胃气为本矣。

辨少阴病脉证并治

281. 少阴之为病，脉微细，但欲寐[1]也。

【注释】

［1］但欲寐：总是想睡觉。

【语译】

少阴病的表现，是脉象微细，精神萎靡，总想闭目而睡。

【选注】

成无己 少阴为病，脉微细，为邪气传里深也。卫气行于阳则寤，行于阴则寐。邪传少阴，则气行于阴而不行于阳，故但欲寐。

张隐庵 合下三节皆论少阴标本水火阴阳之气，少阴之上，君火主之，本热而标阴，火上而水下，火之精为神，水之精为脉。微者，神气微也，细者，精气虚也，此少阴水火为病而见于脉也。少阴主枢，外内出入，但欲寐，则神气不能外浮而阴阳枢转不利，此少阴阴阳为病而见于证也。少阴标本，不外水火阴阳，故此节首论水火阴阳而为少阴病之总纲也。太阳、少阴本于先天一气，并主寒水之精、君火之神，夫精取汁于中焦，神内藏于血脉，是以太阳、少阴为病而言脉也。

山田正珍 但恶寒者，所谓无热恶寒即是也。故麻黄附子细辛汤条云，少阴病始得之反发热。通脉四逆汤条云，少阴病反不恶寒。可见无热恶寒，乃为少阴本证矣。凡外邪之中人，其人素属实热者，则发为太阳；其人素属虚寒者，则发为少阴。寒热虽不同，均是外感初证也已。故太阳篇辨之云：发热恶寒者发于阳也，无热恶寒发于阴也。二“发”字，示其为初证也。今邪从其虚寒而化，故其脉微细，但恶寒而欲寐也，宜与麻黄附子甘草汤，微发其汗也。成无已谓，脉微细，为邪气传里深也，非矣。按六经纲领诸条，脉证兼说者，唯太阳少阴，而其他四经，唯言证而不及脉，可见太阳乃三阳之始，而少阴果为三阴之首矣。

282. 少阴病，欲吐不吐，心烦但欲寐。五六日自利而渴者，属少阴也，虚故引水自救；若小便色白者，少阴病形悉具。小便白[1]者，以下焦虚有寒，不能制水，故令色白也。

【注释】

［1］小便白：小便过于清，没有正常小便的微黄色。

【语译】

少阴病，想吐而吐不出，心烦而只想睡卧。第五六日，出现了自行下利而口渴，说明病属少阴，少阴阳虚不能温化水气上潮，所以饮水自救；如果小便白而清，那么少阴病的症状就全部具备了。小便清白，是因为下焦虚寒，不能温化水气，所以使其色清白。

【选注】

成无己　欲吐不吐，心烦者，表邪传里也。若腹满痛，则属太阴；此但欲寐，则知属少阴。五六日，邪传少阴之时。自利不渴者，寒在中焦，属太阴；此自利而渴，为寒在下焦，属少阴。肾虚水燥，渴欲饮水自救。下焦虚寒，不能制水，小便色白也。经曰：下利欲饮水者，以有热故也。此下利虽渴，然以小便色白，明非里热，不可不察。

张隐庵　此言少阴标本水火之为病也。少阴病欲吐不吐者，病少阴寒水之气则欲吐，得少阴君火之气则不吐；心烦者，水不济其火也；但欲寐者，神气逆于阴也。若至五日，当少阴主气之期，病在少阴不复更传厥阴矣，故五六日自利而渴者，属少阴水火之为病也。夫自利者，水寒；渴者，火热，然由肾气内虚，故引外水以自救。若更小便色白，为少阴病形悉具而无火热之证，夫小便白以下焦虚而有寒，不能壮火之原以制其水，故令色白，由是而知，少阴水火之气上下交济，而后可以无咎也。

283. 病人脉阴阳俱紧，反汗出者，亡阳也，此属少阴，法当咽痛而复吐利。

【语译】

病人脉象寸、尺部俱紧，反而汗出不止，这是亡阳之兆，病属少阴，按理还会出现咽痛及呕吐泄泻的症状。

【选注】

张隐庵 咽痛者，少阴阳热之气也；吐利者，少阴阴寒之气也；法当咽痛而复吐利者，先病阳而后病阴也。

周扬俊 此属少阴，正用四逆急温之，时庶几真阳骤回，里证不作，否则阴邪上逆，则为咽痛，为吐，阴寒下泄，而复为利。种种危候，不一而足也。

魏荔彤 利者，少阴本证，吐而咽痛，则孤阳飞越，欲自上脱也，可不急回其阳，镇奠其肾脏阴寒，以救欲亡之阳乎？真武、四逆、附子等汤，斟酌用之可也。

284. 少阴病，咳而下利谵语者，被火气劫故也，小便必难，以强责[1]少阴汗也。

【注释】

［1］强责：此处指强行发汗。

【语译】

少阴病，出现咳嗽、腹泻、谵语的症状，是被火攻法误治所导致的，定会出现小便难解，因为火攻法强行发汗，耗伤了少阴的阴液。

285. 少阴病，脉细沉数，病为在里，不可发汗。

【语译】

少阴病，脉象细沉而数，这是病在里，不可用发汗法治疗。

【选注】

张隐庵 此病少阴，而中焦心肾之经脉内虚，病在里，不可发汗而更伤其心肾也。

286. 少阴病，脉微，不可发汗，亡阳故也；阳已虚，尺脉弱涩者，复不可下之。

【语译】

少阴病，脉微，不可用发汗法，因为已显亡阳之象；脉微表明阳已虚，如再见尺脉弱而涩，亦不可用下法治疗。

【选注】

张隐庵 平脉篇曰：寸口脉微，亡阳。故少阴病脉微不可发汗者，以亡阳故也。夫阳亡则阳已虚，尺脉弱涩者，乃下焦精血不足，故复不可下之。

287. 少阴病，脉紧，至七八日，自下利，脉暴微，手足反温，脉紧反去者，为欲解也，虽烦下利，必自愈。

【语译】

少阴病，脉紧，到七八日，自行下利，脉突然显出微象，手足反而温暖，紧脉反而消失了，这表明即将痊愈，虽然烦扰不安而下利，肯定会自然痊愈的。

【选注】

张隐庵 此下五节，皆论少阴欲解之证，此言少阴病气得阳明之热化而可愈也。

钱潢 脉紧，见于太阳，则恶热恶寒，而为寒邪在表。见于少阴，则无热恶寒，而为寒邪在里。至七八日，则阴阳相持已久，而始下利，则阳气耐久，足以自守矣。虽至下利而以绞索之紧，忽变而为轻细软弱之微，脉微则恐又为上文不可发汗之亡阳脉矣。为之如何？不知少阴病，其脉自微，方可谓之无阳。若以寒邪极盛之紧脉，忽见暴微，则紧峭化，而为宽缓矣，乃寒邪弛解之兆也。曰手足反温，则知脉紧下利之时，手足已寒，若寒邪不解，则手足不当温，脉紧不当去，因脉本不微，而忽见暴微，故手足得温，脉紧得去，是以谓之反也。反温反去，寒气已弛，故为欲解也。虽其人心烦，然烦属阳，而为暖气已回，故阴寒之利，必自愈也。

288. 少阴病，下利，若利自止，恶寒而蜷卧[1]，手足温者，可治。

【注释】

［1］蜷卧：四肢蜷曲而卧。

【语译】

少阴病，下利，如果下利能自行停止，虽有恶寒和蜷缩而卧，（但）手足温暖，则可以治愈。

【选注】

张隐庵 此病少阴而得火土之生气者，可治也。下利者，病少阴阴寒在下，若利自止，下焦之火气自生矣；恶寒而蜷卧者，病少阴阴寒在外；手足温者，中焦之土气自和矣。火土相生故为可治。

289. 少阴病，恶寒而蜷，时自烦，欲去衣被者，可治。

【语译】

少阴病，恶寒而蜷缩身体，如果不时烦躁，想要去除衣被，可以治愈。

【选注】

张隐庵 上文恶寒蜷卧，手足温而土气和者，可治；此言恶寒而蜷，但得君火之气者，亦可治也。夫恶寒而蜷，病少阴阴寒在外，时自烦而欲去衣被者，自得君火之气外浮也，故为可治。朱氏曰：以上三节，每节中“自”字宜玩，谓少阴之阴寒自得三阳之气化者，皆为可治也。

290. 少阴中风，脉阳微阴浮者，为欲愈。

【语译】

少阴中风证，寸脉微而尺脉呈浮象，是自愈之征。

【选注】

陈修园 少阴中风，风为阳邪，则寸口阳脉当浮，今脉阳寸已微，则知外邪不复入矣。病在少阴，则尺部阴脉当沉，今阴尺反浮者，则内邪尽从外出矣，为欲愈。此言少阴中风欲愈之脉也，少阴伤寒之愈脉，自可类推。

291. 少阴病，欲解时，从子至寅上。

【语译】

少阴病即将解除的时间，一般是从夜晚十一点到次日凌晨五点。

【选注】

张隐庵 少阴秉先天之水火，主后天之阴阳，病则阴阳水火不交，从子至寅乃一阳渐生，三才气合，故邪不能容而病解矣。

292. 少阴病，吐利，手足不逆冷，反发热者，不死，脉不至者至一作足，灸少阴七壮。

【语译】

少阴病，病人呕吐腹泻，手足不但不厥冷反而发热的，不会死亡，脉搏一时接续不上的，可用灸法灸少阴七个艾炷。

【选注】

陈修园 少阴阴寒之病，上吐下利，而手足不逆冷，反发热者，此少阴而得太阳之标阳也，阴病得阳，故为不死。若不得太阳之标热，则少阴之气，反陷于下而脉不至者，当灸少阴之太溪二穴七壮，以启在下之阳，此论少阴病而得太阳标阳之热化也。太溪二穴在足内踝后，五分跟骨上动脉陷中。

293. 少阴病，八九日，一身手足尽热者，以热在膀胱，必便血也。

【语译】

少阴病，已八九日，全身及手足都是温热的，这说明热邪在膀胱，必定会出现脓血便。

【选注】

张隐庵 此言少阴得三阳之气而热入膀胱也。少阴病八九日，当阳明少阳主气；一身手足尽热者，阳明少阳之气合并于太阳通体而为热也；夫太阳秉膀胱之气而周遍一身，今一身手足尽热，以热在太阳之膀胱，膀胱受热，散入胞中，故必便血也。

陈修园 此言少阴热化太过，脏病干腑而为便血也。

294. 少阴病，但厥无汗，而强发之，必动其血，未知从何道出，或从口鼻，或从目出者，是名下厥上竭，为难治。

【语译】

少阴病，只是厥冷没有汗出，因而强行发汗，必然逼动血分，但妄行之血不一定从哪个部位而出，可能会从口鼻出，可能会从眼中出，这就是所谓的“下厥上竭”，属于难治之证。

【选注】

成无己 但厥无汗，热行于里也，而强发汗，虚其经络，热乘经虚，迫血妄行，从虚而出，或从口鼻，或从目出。诸厥者，皆属于下，但厥为下厥，血亡于上为上竭，伤气损血，邪甚正虚，故为难治。

陈修园 少阴热化太过，内行于里，热深者，厥亦深，故少阴病但厥无汗，本无发汗之理，医者不知，而强发之，不但不能作汗，反增内热，必动其少阴之血，逆行上窍，然未知从何道之窍而出。少阴之脉循喉咙挟舌本，系目系，或从口鼻，或从目出，是名下厥上竭，然其名亦何所取？考《内经·厥论》云，阳气衰于下则为寒厥，阴气衰于下则为热厥，其起必于足下者，以阳气起于足五指之表，阴气起于足五指之里也。今以但厥无汗之少阴病，因发汗而鼓激少阴热化之邪，自下而逆上，上因失血而竭，少阴原少血之脏，血竭故为难治，此言少阴热化太过，误发少阴汗之变证，难治也。以上三节，皆言少阴热化证。

295. 少阴病，恶寒身蜷而利，手足逆冷者，不治。

【语译】

少阴病，恶寒，身体蜷缩而腹泻，手足厥冷的，不易治愈。

【选注】

张隐庵 此下六节言少阴阴寒为病而涉于外内上下，此节病少阴之在外，二节病少阴之在内，三节在上，四节在下，五节合上下，六节合外内，皆言不得阳热之化者，死不治也。少阴病恶寒者，少阴标阴外呈而不得太阳之表阳也；身蜷者，少阴神机内逆而不得君火之本热也；若更下焦生气不升而利，中焦土气不和而手足逆冷，此病阴寒而不得阳热之化，故为不治。愚按：此节不言死而但言不治者，乃少阴死证之总纲。夫少阴阴寒为病，得太阳之表阳者不死，得君火之本热者不死，下焦生气上升者不死，中焦土气自和者不死，今四者全无，故言不治而为死证之总纲。其下则分言死证之条目。再按手足逆冷者，手足厥逆而冷，与厥冷相同，故逆冷、厥冷，但至腕踝而止，若四逆则冷至肘膝矣。或问恶寒，身蜷手足冷，病少阴之在外，利非在外，何以称焉？曰：仲祖不径言下利，而言身蜷而利，则在外之意，盖可见矣。

296. 少阴病，吐利，躁烦，四逆者，死。

【语译】

少阴病，呕吐腹泻而烦躁不安，并且四肢厥冷的，预后主死。

【选注】

成无已 吐利者，寒甚于里；四逆者，寒甚于表。躁烦则阳气欲绝，是知死矣。

张隐庵 此病少阴在内，而土气内绝者死。少阴病吐利者，阴阳之气不归中土，故上吐而下利也；躁烦者，水火之气不归中土，故下躁而上烦也。夫阴阳水火之神机，皆从中土而交会，今土气内绝而四逆，四逆者，冷至膝肘也，故死。

297. 少阴病，下利止，而头眩，时时自冒[1]者，死。

【注释】

［1］冒：指昏蒙。

【语译】

少阴病，腹泻中止而头目昏眩，并且频繁有虚阳欲上脱而昏蒙不清情况的，预后主死。

【选注】

成无已 下利止则水谷竭，眩冒则阳气脱，故死。

张隐庵 此病少阴在上，而阳气上脱者死。少阴病，下利止者，气机从下而上也；头眩者，阳气虚于上；时时自冒者，迫阳于上而阳气欲脱也；阴寒上承，头眩自冒，则孤阳上出，有上无下，故死。

钱潢 前条利自止，而手足温，则为可治。此则下利止，而头眩，头眩者，头目眩晕也，且时时自冒，冒者，蒙冒昏晕也。虚阳上冒于巅顶，则阳已离根而上脱，下利无因而自止，则阴寒凝闭而下竭。于此可见阳回之利止，则可治；阳脱之利止，则必死矣。正所谓有阳气则生，无阳气则死也。然既曰死证，则头眩自冒之外，或更有恶寒四逆等证，及可死之脉，未可知也，但未备言之耳。

298. 少阴病，四逆恶寒而身蜷，脉不至，不烦而躁者，死。一作吐利而躁逆者死。

【语译】

少阴病，四肢厥逆恶寒而身体蜷缩，脉搏不来，不觉烦热但却躁动不安的，预后主死。

【选注】

成无己 四逆恶寒而身蜷，则寒甚。脉不至则真气绝。烦，热也；躁，乱也。若愤躁之躁，从烦至躁，为热来有渐则犹可；不烦而躁，是气欲脱而争也，譬犹灯将减而暴明，其能久乎。

张隐庵 愚按土气内绝，阳气上脱，生气下陷，皆为死证，不必言矣。然医者知死之所从去，即知生之所从来，得一线生机而挽回之功德莫大矣。

钱潢 恶寒身蜷，而利，手足逆冷者，固为不治，此条但不利耳。上文吐利烦躁四逆者死，此虽不吐利，而已不见阳烦，但见阴躁，则有阴无阳矣，其为死证无疑，况又脉不至乎？前已有脉不至者，因反发热，故云不死。又有脉不出者，虽里寒，而犹有外热，身反不恶寒，而面赤，其阳气未绝，故有通脉四逆汤之治。此则皆现阴极无阳之证，且不烦而躁，并虚阳上逆之烦，亦不可得矣，宁有不死者乎？

299. 少阴病，六七日，息高者，死。

【语译】

少阴病已六七日，呼吸之气不能下沉而浮于上焦的，预后主死。

【选注】

张隐庵 此言少阴不能从下而上，由阴而阳，故六七日息高而死也。夫六七日，乃由阴出阳之期；息高乃肾气绝于下，而肺气脱于上，故死。

程应旄 夫肺主气，而肾为生气之源，盖呼吸之门也，关系人之生死者最巨。息高者，生气已绝于下，而不复纳，故游息仅呼于上，而无所吸也。

死虽成于六七日之后，而机自兆于六七日之前，既值少阴受病，何不预为固护，预为提防，迨今真阳涣散，走而莫追，谁任杀人之咎？

300. 少阴病，脉微细沉，但欲卧，汗出不烦，自欲吐，至五六日自利，复烦躁不得卧寐者，死。

【语译】

少阴病，脉象微、细、沉，只想睡卧，汗出，不觉烦，想呕吐，到第五六日时自行腹泻，并烦躁得不能卧下、不能入眠的，预后主死。

【选注】

成无己 阴气方盛，至五六日传经尽，阳气得复则愈；反更自利，烦躁，不得卧寐，则正气弱，阳不能复，病胜脏，故死。

张隐庵 此言少阴不能从外合内，由阳入阴，故五六日，烦躁不得卧寐而死也。少阴病脉微细沉但欲卧者，少阴神气精气内虚而阴寒外呈之象也；汗出者，阳气外浮也；不烦自欲吐者，不得君火之烦热，自得阴寒之欲吐也；至五六日，乃三阴主气之期；自利者，少阴不得阳热之气而阴津下泄也。其未至五六日之时，少阴阴寒为病，故不烦但欲卧，至此而复烦躁，不得卧寐，乃虚阳外浮，真阴内竭，不能从阳入阴，而外内离脱，故死。莫氏曰：此节死证在复烦躁，不得卧寐二语，乃少阴神机外脱而不内归于阴也。

301. 少阴病，始得之，反发热，脉沉者，麻黄细辛附子汤主之。方一。

麻黄二两，去节　细辛二两　附子一枚，炮，去皮，破八片

右三味，以水一斗，先煮麻黄，减二升，去上沫，内诸药，煮取三升，去滓，温服一升，日三服。

【语译】

少阴病，刚开始得病，就反而发热，脉象为沉的，主用麻黄细辛附子汤。

煎服法：上三味药，用水一斗，先煮麻黄，水减耗二升时，撇去浮沫，加入其他药，再煮耗到三升，去药渣，温服一升，一日服三次。

【选注】

成无己 少阴病，当无热，恶寒；反发热者，邪在表也。虽脉沉，以始

得，则邪气未深，亦当温剂发汗以散之。……《内经》曰：寒淫于内，治以甘热，佐以苦辛，以辛润之。麻黄之甘，以解少阴之寒；细辛、附子之辛，以温少阴之经。

张隐庵 此下八节论少阴始得之，邪不能上合太阳之阳，不能上济君火之热，随其在气、在经而施救治之法也。此言始病少阴而阴阳外内之气贵相接也。少阴病始得之，言寒邪始伤少阴，是当无热，反发热者，太阳标阳外呈也；脉沉者，少阴生气不升也。夫标阳外呈，生气不升，阴阳外内不相接矣，故以麻黄附子细辛汤主之。炮熟附子助太阳之表阳而内合于少阴，细辛、麻黄启少阴之水阴而外合于太阳。按《本草》细辛气味辛温，一茎直上，端生一叶，其色赤黑，黑属水而赤为阳，一主天而辛上达，能启水中之生阳，上与天气相合，植麻黄之地，冬不积雪，其体空通亦主从里阴而外达于毛窍。盖少阴之气主水阴，太阳之气主天表也。少阴篇中凡云反发热者，皆在太阳上看。

钱潢 此言少阴之表证也，曰始得之者，言少阴初感之邪也。始得之，而即称少阴病，则知非阳经传邪，亦非直入中脏，乃本经之自感也。始得之而发热，在阳经则常事耳，然脉沉，则已属阴寒。篇首云：无热而恶寒者，发于阴也，发于阴而又发热，是不当发之热，故云反也。察其发热，则寒邪在表，诊其脉沉，则阴寒在里。表者，足太阳膀胱也；里者，足少阴肾也。肾与膀胱，一表一里，而为一合，表里兼治。故以麻黄发太阳之汗，以解其在表之寒邪；以附子温少阴之里，以补其命门之真阳；又以细辛之气温味辛，专走少阴者，以助其辛温发散。三者合用，补散兼施，虽发微汗，无损于阳气矣，故为温经散寒之神剂云。

程应旄 脉沉者，由其人肾经素寒，虽表中阳邪，而里阳不能协应，故沉而不能浮也。

赵嗣真 仲景太阳篇云：病发热头痛，脉反沉，身体疼痛，当救其里，宜四逆汤。少阴篇云：少阴病，始得之，反发热，脉沉者，麻黄附子细辛汤。均是发热脉沉，以其头痛，故属太阳。阳证脉当浮，而反不能浮者，以里久虚寒，正气衰微，又身体疼痛，故宜救里使正气内强，逼邪外出。而干姜、附子，亦能出汗而散。假令里不虚寒而脉浮，则正属太阳麻黄证矣，均是脉沉发热，以无头痛，故名少阴病。阴病当无热，今反热，寒邪在表，未全传里，但皮肤郁闭为热，故用麻黄、细辛以发表热，附子以温少阴之经。假使寒邪入里，外必无热，当见吐利厥逆等证，而正属少阴四逆汤证矣。由此观之，表邪浮浅，发热之反犹轻，正气衰微，脉沉之反为重，此四逆汤，不为不重于麻黄附子细辛矣。又可见熟附配麻黄，发中有补，生附配干姜，补中有发，仲景之旨微矣。

山田正珍 仲景氏之用附子，其与干姜配者皆生用，四逆、通脉四逆、白通加猪胆汁、茯苓四逆、干姜附子诸剂是也。其与他药配者皆炮用，附子汤、真武汤、麻黄附子细辛汤、麻黄附子甘草汤、甘草附子汤、桂枝附子汤、桂枝加附子汤、桂枝去芍药加附子汤、芍药甘草附子汤、附子泻心汤是也。生用者，其证皆急；炮用者，其证皆缓。可见生则峻烈，炮则和缓，疗体本自有别矣。赵说不可从也。

302. 少阴病，得之二三日，麻黄附子甘草汤微发汗。以二三日无证，故微发汗也。方二。

麻黄二两，去节　甘草二两，炙　附子一枚，炮，去皮，破八片

右三味，以水七升，先煮麻黄一两沸，去上沫，内诸药，煮取三升，去滓，温服一升，日三服。

【语译】

少阴病，患病已二三日，用麻黄附子甘草汤微发其汗，因为患病二三日没有症状表现，所以微微发汗。

煎服法：上三味药，用七升水，先煮麻黄，水沸一二滚后，撇去浮沫，加入其他药，煮至三升，去药渣，温服一升，一日服三次。

【选注】

成无己 二三日，邪未深也。既无吐利厥逆诸里证，则可与麻黄附子甘草汤，微汗以散之。……麻黄、甘草之甘，以散表寒；附子之辛，以温经气。

张隐庵 上文言始得之，此言二三日乃承上文而言也。夫二三日无里证，则病少阴而外合于太阳，故以麻黄附子甘草汤微发其汗也。夫少阴之气外合太阳，三日在外，三日在内，少阴之汗乃心肾精血所化，故用熟附以资肾脏之精，麻黄以开心脏之血，合并于中胃而为汗，故用炙草和中以滋其微汗。上节麻黄附子细辛汤主助太阳之阳，内归于少阴，少阴之阴外通于太阳，非为汗也；此麻黄附子甘草汤主开通心肾之精血，合于中土而为汗，故此则

曰微发汗，而上文不言也。宋元诸家谓麻黄配细辛乃发汗之重剂，麻黄配甘草乃发汗之轻剂，又谓生附配干姜补中有发，熟附配麻黄发中有补，是皆不明撰论本义，不体立方大旨而妄生臆说，后人从而和之，此又不能探本澄源，而随人颦笑耳。夫舍正路而不由，蔽其心而不知求，哀哉！

周扬俊："按此条，当与前条合看，补出"无里证"三字，知前条原无吐利躁渴里证也。前条已有"反发热"三字，而此条专言无里证，知此条亦有发热表证也。少阴证见，当用附子，太阳热见，可用麻黄，已为定法，但易细辛以甘草，其义安在？只因得之二三日，津液渐耗，比始得者不同。故去细辛之辛散，益以甘草之甘和，相机施治，分毫不爽耳。

程应旄 既云微发汗矣，仍用"以"字、"故"字推原之，足见郑重之意。

柯韵伯 要知此条是微恶寒微发热，故微发汗也。

303. 少阴病，得之二三日以上，心中烦，不得卧，黄连阿胶汤主之。方三。

黄连四两　黄芩二两　芍药二两　鸡子黄二枚　阿胶三两，一云三挺

右五味，以水六升，先煮三物，取二升，去滓，内胶烊尽，小冷，内鸡子黄，搅令相得，温服七合，日三服。

【语译】

少阴病，患病二三日以上，心中烦，难以躺卧，主用黄连阿胶汤。

煎服法：上五味药，用水六升，先煮黄连、黄芩、芍药，煮到二升，去药渣，加入阿胶使其完全熔化，稍稍放冷，加入鸡子黄，搅拌使其混合均匀，温服七合，一日服三次。

【选注】

张隐庵 首节言始得之，次节言二三日，此言二三日以上，乃通承上文而亦始得之之意也。少阴病，得之二三日以上，则始病少阴而少阴之气不能上济，君火之阳热伤经脉，故心中烦，烦则不得卧，故以黄连阿胶汤主之。黄芩、黄连清心中之烦热，芍药、阿胶养心主之神血，卵乃未分之形，白象天而主气，黄象地而主血，用鸡子黄二枚合地二之数，以资中土，助其四散，心气和而脉络通，不致有下文下利脓血之证矣。

柯韵伯 此少阴之泻心汤也。凡泻心，必藉连、芩而导引，有阴阳之别。病在三阳，胃中不和，而心下痞硬者，虚则加参、甘补之，实则加大黄下之。病在少阴，而心中烦不得卧者，既不得用参、甘以助阳，亦不得用大黄以伤胃也，故用芩、连以直折心火，用阿胶以补肾阴，鸡子黄佐芩、连，于泻心中补心血，芍药佐阿胶，于补阴中敛阴气，斯则心肾交合，水升火降，是以扶阴泻阳之方，而变为滋阴和阳之剂也。

吴仪洛 此汤本治少阴温热之证，以其阳邪暴虐，伤犯真阴，故二三日以上便见心烦不得卧，所以始病之际，即用芩、连大寒之药，兼芍药、阿胶、鸡子黄，以滋养阴血也。然伤寒六七日后，热传少阴，伤其阴血者，亦可取用之，与阳明腑实用承气汤法，虽虚实补泻悬殊，而祛热救阴之意则一耳。

304. 少阴病，得之一二日，口中和[1]，其背恶寒者，当灸之，附子汤主之。方四。

附子二枚，炮，去皮，破八片　茯苓三两　人参二两　白术四两　芍药三两

右五味，以水八升，煮取三升，去滓，温服一升，日三服。

【注释】

［1］口中和：口中和润，没有异常感觉。

【语译】

少阴病，患病已一二日，口中无不适感觉，病人背部恶寒的，应当用灸法，主用附子汤。

煎服法：上五味药，用水八升，煮到三升，去药渣，温服一升，一日服三次。

【选注】

成无己 少阴客热，则口燥舌干而渴。口中和者，不苦不燥，是无热也。背为阳，背恶寒者，阳气弱，阴气胜也。经曰：无热恶寒者，发于阴也。灸之，助阳消阴；与附子汤，温经散寒。

张隐庵 承上文二三日以上，而言二三日以上则为一二日，不但为始得之之意也。经云：心气通于舌，舌和则知五味矣。一二日而口中和，则不病君火之热，所以然者，少阴水阴之气能上济其君火也。其背恶寒者，乃太阳

阳虚不与君火相合，故当灸之，以益太阳之阳，更以附子汤主之。用熟附二枚者，一助太阳之真阳，一助少阴之生阳，人参、白术补中焦之谷精，芍药、茯苓资心主之神气，则少阴神机外盛，而太阳表阳内合矣。

305. 少阴病，身体痛，手足寒，骨节痛，脉沉者，附子汤主之。五。用前第四方。

【语译】

少阴病，身体疼痛，手足寒冷，骨关节亦痛，脉象沉的，主用附子汤。

【选注】

成无己 少阴肾水而主骨节，身体疼痛，肢冷，脉沉者，寒盛于阴也。身疼骨痛，若脉浮，手足热，则可发汗；此手足寒，脉沉，故当与附子汤温经。

张隐庵 上文言附子汤助太阳之阳，此言附子汤助君火之热，所以足上文之意也。少阴病身体疼者，君火之气不能周遍于一身；手足寒者，君火之气不能充达于四肢；骨节痛者，君火之神机不能游行以出入；脉沉者，君火之神机不能自下以达上。此少阴为病而君火内虚，神机不转，故亦以附子汤主之，所以足上文之意者如此。

钱潢 身体骨节痛，乃太阳寒伤营之表证也。然在太阳，则脉紧，而无手足寒之证，故有麻黄汤发汗之治。此以脉沉而手足寒，则知寒邪过盛，阳气不流，营阴滞涩，故身体骨节皆痛耳。且四肢为诸阳之本，阳虚不能充实于四肢，所以手足寒，此皆沉脉之见证也，故以附子汤主之，以温补其虚寒也。即此推之，太阳篇之发汗病不解，虚故也，以芍药甘草附子汤，及发汗后，身疼痛，脉沉迟者，桂枝加芍药生姜人参新加汤主之者，皆汗多亡阳，阴盛阳虚之证，即此义也。

柯韵伯 此与麻黄附子甘草汤，皆是治少阴证，而有出入之不同。经曰：少阴之阴，其入于经也，从阳部注于经；其出者，从阴内注于骨。发热脉沉，无里证者，从阳部注于经也；身体痛，骨节痛，脉沉者，从阴内注于骨也。从阳注经，是表热里寒，病从外来，故温而兼散；从阴注骨，是表寒里虚，病从内出，故温而兼补。

陈修园 少阴病，下焦生阳之气，不周于一身，故身体痛；生阳之气，不充于四肢，故手足寒；生阳之气，不行于骨节，故骨节痛；脉沉者，生阳之气陷而不举也。亦以附子汤主之。

306. 少阴病，下利便脓血者，桃花汤主之。方六。

赤石脂一斤，一半全用，一半筛末　干姜一两　粳米一升

右三味，以水七升，煮米令熟，去滓，温服七合，内赤石脂末方寸匕，日三服。若一服愈，余勿服。

【语译】

少阴病，腹泻而且便下脓血的，主用桃花汤。

煎服法：上三味药，用水七升，煮到米熟，去渣，温服，每次七合，加入赤石脂末大约方寸匕的量，一日服三次。如果服一次就痊愈，剩下的不要再服。

【选注】

成无己　阳病下利便脓血者，协热也；少阴病下利便脓血者，下焦不约而里寒也。与桃花汤，固下散寒。……涩可去脱，赤石脂之涩，以固肠胃；辛以散之，干姜之辛，以散里寒；粳米之甘以补正气。

张隐庵　合下三节言少阴水阴之气，不能上济其君火，热伤经脉下入募原，而为下利脓血之证也。桃花汤主之者，赤石脂气味甘温，主养心气，疗腹痛，治下利脓血。一半全用者，取其圆赤象心以养心气，心主血也；一半筛末者，取其散于经脉，而外达于孙络。配干姜、粳米以温养其中土。盖血脉本于中焦所化也。赤石脂色如桃花，故名桃花汤，或曰赤石脂即桃花石也。

汪昂　此证，成氏以为寒，而王肯堂、吴鹤皋皆以为热。窃谓便脓血者，固多属热，然岂无下焦虚寒，肠胃不固，而亦便脓血者乎？若以此为传经热邪，仲景当用寒剂，以彻其热，而反用石脂固涩之药，使热闭于内，而不得泄，岂非关门养盗，自贻伊戚也耶？观仲景之治协热利，如甘草泻心、生姜泻心、白头翁等汤，皆用芩、连、黄柏，而治下焦虚寒下利者，用赤石脂禹余粮汤，比类以观。斯可见矣，此证乃因虚以见寒，非大寒者，故不必用热药，唯用甘辛温之剂以镇固之耳。《本草》言石脂性温，能益气调中固下，未闻寒能损胃也。

307. 少阴病，二三日至四五日，腹痛，小便不利，下利不止，便脓血者，桃花汤主之。七。用前第六方。

【语译】

少阴病，从第二三日到第四五日，腹部疼痛，小便不通利，下利不止，大便带脓血的，主用桃花汤。

【选注】

成无己 二三日以至四五日，寒邪入里深也。腹痛者，里寒也；小便不利者，水谷不别也；下利不止便脓血者，肠胃虚弱下焦不固也。与桃花汤，固肠止利也。

张隐庵 少阴病得之二三日，不从微汗而解，则内伤经脉；至四五日入于太阴之脾络，故腹痛；脾不转输，故小便不利；经脉伤而下入募原，故下利不止便脓血。桃花汤主之。

308. 少阴病，下利便脓血者，可刺。

【语译】

少阴病，腹泻下利带脓血的，可用针刺法治疗。

【选注】

张隐庵 此承上文两节，言病在经脉而为下利，便脓血者可刺，以明便脓血之在经脉也。

钱潢 邪入少阴而下利，则下焦壅滞而不流行，气血腐化，而为脓血，故可刺之以泄其邪，通行其脉络，则其病可已。不曰刺何经穴者，盖刺少阴之井荥俞经合也。其所以不言者，以良工必知之熟矣，故不必赘也。

张璐 先下利日久，而后便脓血，则用桃花汤。若不先下利，而下利便脓血，则可刺经穴。若刺经穴不愈，则当从事白头翁汤。设更咽干心烦，不得眠，则又须黄连阿胶汤为合法也。

汪琥 《补亡论》常器之云，可刺幽门、交信。

丹波元简 按此条证，与少阴病八九日，一身手足尽热者，以热在膀胱，必便血也，正相同。乃是热迫血分，而便脓血者。

309. 少阴病，吐利，手足逆冷，烦躁欲死者，吴茱萸汤主之。方八。

吴茱萸一升　人参二两　生姜六两，切　大枣十二枚，擘

右四味，以水七升，煮取二升，去滓，温服七合，日三服。

【语译】

少阴病，呕吐下利，手足厥冷，烦躁得要死，主用吴茱萸汤。

煎服法：上四味药，用水七升，煮到二升，去药渣，温服七合，一日服三次。

【选注】

成无己　吐利手足厥冷，则阴寒气甚。烦躁欲死者，阳气内争。与吴茱萸汤助阳散寒。

张隐庵　此下五节论少阴神机逆于经脉而为病，首节言不能会合于中土，二节言不能通贯于三焦，三节言不能自内而外，四节言不能自下而上，五节言或从经脉而出，或从中土而出，所以总结上文之意也。少阴病吐利者，神机不能交会于中土，故上吐而下利；土气内虚不能充达于四肢，故手足逆冷；烦躁欲死者，少阴神机挟寒邪而逆于经脉，心脉不能下交于肾则烦，肾脉不能上通于心则躁，上下经脉之气不交故烦躁欲死。吴茱萸汤主之。吴茱萸具木火之性，能温中土而使神机内转；姜、枣、参秉辛甘之味，能补精汁而使经脉流通。神机转而吐利除，经脉通而烦躁宁矣。

张璐　此少阴兼厥阴之候也。

山田正珍引刘栋　下利清谷而手足厥冷，烦躁欲死者，四逆之主也。呕吐而下利，手足厥冷，烦躁欲死者，吴茱萸汤之主也。故吴茱萸汤以吐为主也，四逆汤以利为主也。是下利二证之别，不可不识也。

山田正珍　少阴病，以无热恶寒脉微细言之，吐利逆冷，烦躁欲死，已见里证也。盖少阴兼厥阴者，如不合病，则是并病已。阳明篇云：食谷欲呕者，吴茱萸汤主之。厥阴篇云：干呕吐涎沫头痛者，吴茱萸汤主之。此条以呕为主者谛矣，若原其因，则胃中虚寒，而饮水瘀蓄，阳气为是被闭，因乃厥逆者也。

310. 少阴病，下利，咽痛，胸满，心烦，猪肤汤主之。方九。

猪肤一斤

右一味，以水一斗，煮取五升，去滓，加白蜜一升，白粉五合，熬香，和令相得，温分六服。

【语译】

少阴病，下利，咽喉痛，胸满，心烦，主用猪肤汤。

煎服法：上一味药，用水一斗，煮到五升，去渣，加白蜜一升，白米粉五合，熬出香气，搅拌均匀，分六次温服。

【选注】

张隐庵 夫少阴神机内合三焦，少阴病下利，则下焦生气不升；咽痛，则上焦火气不降；胸满，则中焦枢转不利；心烦者，神机内逆于经脉也；神机内逆，不能合三焦而游行旋转，故以猪肤汤主之。猪乃水畜，能助水精而上滋其火热；肤遍周身，能从皮肤而通于腠理。蜂采四时之花以酿蜜；粉为中土之谷而四散；熬香者，稼穑作甘，其臭香；温分六服者，温暖经脉而分布上下四旁。土气充盛则三焦之气外行肌腠，而内通经脉矣。

喻嘉言 猪肤者，猪厚皮去肥白油者也。白粉，白米粮也。

钱潢 猪肤一味，方中向未注明……如吴绶谓焊猪时刮下黑肤也。

311. 少阴病，二三日，咽痛者，可与甘草汤；不差[1]，与桔梗汤。十。

甘草汤方

甘草二两

右一味，以水三升，煮取一升半，去滓，温服七合，日二服。

桔梗汤方

桔梗一两　甘草二两

右二味，以水三升，煮取一升，去滓，温分再服。

【注释】

[1] 差：病减退之意。

【语译】

少阴病，第二三日，出现咽喉痛的，可给予甘草汤；服之不愈的，给予桔梗汤。

煎服法：

甘草汤：上一味药，用水三升，煮到一升半，去药渣，温服七合，一日服二次。

桔梗汤：上二味药，用水三升，煮到一升，去药渣，分二次温服。

【选注】

成无己 阳邪传于少阴，邪热为咽痛，服甘草汤则差；若寒热相搏为咽痛者，服甘草汤，若不差，与桔梗汤，以和少阴之气。……桔梗辛温以散寒，甘草味甘平以除热，甘、梗相合，以调寒热。

张隐庵 愚按本论汤方，甘草俱炙，炙则助脾土而守中，惟此生用，生则和经脉而流通，学者不可以其近而忽之也。

312. 少阴病，咽中伤，生疮，不能语言，声不出者，苦酒汤主之。方十一。

半夏洗，破如枣核，十四枚　鸡子一枚，去黄，内上苦酒，着鸡子壳中

右二味，内半夏，著苦酒中，以鸡子壳置刀环中，安火上，令三沸，去滓，少少含咽之。不差，更作三剂。

【语译】

少阴病，咽喉有了伤口，产生疮疡，不能发声的，主用苦酒汤。

煎服法：上两味药，将半夏加入（鸡蛋壳内的）醋中，把鸡蛋壳放置在刀环上，架在火上烧，使醋沸腾三次，去药渣，少少含着慢慢咽下。如不愈，再制作三剂服用。

【选注】

张隐庵 少阴病，咽中伤，则甚于咽中痛矣。痛极咽伤，火热久炎，故生疮；不能语言者，少阴之生阳不升；声不出者，肺管之会厌不发。故以苦酒汤主之。苦酒，醯也，具春生之木味，主达生阳之气以上升；半夏生当夏半，能启一阴之气；鸡属酉金，卵白象天，主助肺天之气；刀乃金类，环者，还也，取金声之还转也；火上三沸者，金遇火而三伏，则金气盛矣。苦酒汤方主引水气上升，而上清其火热。水气上济于肺，则能言而声出；上交于心，则咽清而火降，以明少阴之气，当从下而达上也。

313. 少阴病，咽中痛，半夏散及汤主之。方十二。

半夏洗　桂枝去皮　甘草炙

右三味，等分，各别捣筛已，合治之，白饮和，服方寸匕，日三服。若不能散服者，以水一升，煎七沸，内散两方寸匕，更煮三沸，下火令小冷，少少咽之。半夏有毒，不当散服。

【语译】

少阴病，咽喉内疼痛，主用半夏散或半夏汤。

煎服法：上三味药，各等分量，分别捣散过筛，然后混合在一起，白开水送下，每次服方寸匕的量，一日服三次。如果不能服散剂，则用一升水，煎煮使其沸腾七次，加入药散两方寸匕，再煮使其沸腾三次，撤火使药稍冷，少少咽下。半夏有毒，按说不应作散剂服用。

【选注】

成无己　甘草汤主少阴客热咽痛，桔梗汤主少阴寒热相搏咽痛，半夏散及汤主少阴客寒咽痛也。……《内经》曰：寒淫所胜，平以辛热，佐以甘苦。半夏、桂枝之辛，以散经寒；甘草之甘，以缓正气。

钱潢　咽中痛，则阳邪较重，故以半夏之辛滑，以利咽喉，而开其黏饮，仍用桂枝，以解卫分之风邪，又以甘草和之。

314. 少阴病，下利，白通汤主之。方十三。

葱白四茎　干姜一两　附子一枚，生，去皮，破八片

右三味，以水三升，煮取一升，去滓，分温再服。

【语译】

少阴病，下利，主用白通汤。

煎服法：上三味药，用水三升，煮到一升，去药渣，分两次温服。

【选注】

成无己　少阴主水。少阴客寒，不能制水，故自利也。白通汤温里散寒。……《内经》曰：肾苦燥，急食辛以润之。葱白之辛，以通阳气；姜、附之辛，以散阴寒。

钱潢　下利已多，皆属寒在少阴，下焦清阳不升，胃中阳气不守之病，

而未有用白通汤者，此条但云下利，而用白通汤者，以上有“少阴病”三字，则知有脉微细，但欲寐，手足厥之少阴证，观下文下利脉微，方与白通汤，则知之矣。利不止而厥逆无脉，又加猪胆、人尿，则尤知非平常下利矣。盖白通汤即四逆汤，而以葱易甘草，甘草所以缓阴气之逆，和姜、附而调护中州，葱则辛滑行气，可以通行阳气，而解散寒邪，二者相较，一缓一速，故其治亦颇有缓急之殊也。

方有执 用葱白，而曰白通者，通其阳，则阴自消也。

315. 少阴病，下利脉微者，与白通汤。利不止，厥逆无脉，干呕烦者，白通加猪胆汁汤主之。服汤脉暴出者死，微续者生。白通加猪胆汤。方十四。白通汤用上方。

葱白四茎　干姜一两　附子一枚，生，去皮，破八片　人尿五合　猪胆汁一合

右五味，以水三升，煮取一升，去滓，内胆汁、人尿，和令相得，分温再服。若无胆，亦可用。

【语译】

少阴病，下利，脉象微的，给予白通汤治疗。下利不止，厥逆，脉搏切摸不到，干呕心烦的，主用白通加猪胆汁汤。服汤药后，脉搏突然明显出现的，预后主死；脉搏微微渐生的，预后主生。

煎服法：上五味药，用水三升，煮到一升，去药渣，加入胆汁、人尿，搅拌均匀，分两次温服。如果没有胆汁，也可以用此方。

【选注】

成无己 少阴病，下利，脉微，为寒极阴胜，与白通汤复阳散寒。服汤利不止，厥逆无脉，干呕烦者，寒气太甚，内为格拒，阳气逆乱也，与白通汤加猪胆汁汤以和之。《内经》曰：逆而从之，从而逆之。又曰：逆者正治，从者反治。此之谓也。服汤脉暴出者，正气因发泄而脱也，故死；脉微续者，阳气渐复也，故生。

张隐庵 上文言少阴下利与白通汤，此承上文而兼言脉微者，以脉始于肾，主于心，生于中土，以明上文下利乃肾精不升，心火不降，土气内虚之意。利不止，厥逆无脉者，言服汤不解，始焉下利；继则利不止，始焉脉微；

继则厥逆无脉，更兼干呕心烦者，乃阴阳水火并竭，不相交济，故以白通加猪胆汁汤。夫猪乃水畜，胆具精汁，可以滋少阴而济其烦呕；人尿乃入胃之饮，水精四布，五经并行，可以资中土而和其厥逆，中土相济则烦呕自除，故曰无胆汁亦可。服汤脉暴出死，微续生者，以脉之生原，从下而上，由阴而阳，暴出无根，故主死，微续有本，故主生。

316. 少阴病，二三日不已，至四五日，腹痛，小便不利，四肢沉重疼痛，自下利者，此为有水气，其人或咳，或小便利，或下利，或呕者，真武汤主之。方十五。

茯苓三两　芍药三两　白术二两　生姜三两，切　附子一枚，炮，去皮，破八片

右五味，以水八升，煮取三升，去滓，温服七合，日三服。若咳者，加五味子半升，细辛一两，干姜一两；若小便利者，去茯苓；若下利者，去芍药，加干姜二两；若呕者，去附子加生姜，足前为半斤。

【语译】

少阴病，得了二三日尚未痊愈，到第四五日，出现腹部疼痛，小便不通利，四肢沉重疼痛，并自行下利的，说明内有水气，病人可能出现不同表现，有的咳嗽，有的小便通利，有的腹泻下利，有的呕吐。主用真武汤。

煎服法：上五味药，用水八升，煮到三升，去药渣，温服七合，一日服三次。如果咳嗽，加五味子半升，细辛一两，干姜一两；如果小便通利，去茯苓；如果腹泻下利，去芍药，加干姜二两；如果呕吐，去附子，加重生姜分量，一共用到半斤。

【选注】

成无己　少阴病二三日，则邪气犹浅，至四五日邪气已深。肾主水，肾病不能制水，水饮停为水气。腹痛者，寒湿内甚也；四肢沉重疼痛，寒湿外甚也；小便不利，自下利者，湿胜而水谷不别也。《内经》曰：湿胜则濡泄。与真武汤，益阳气散寒湿。

张隐庵　少阴病二三日，在外不已，至四五日则内归于阴。太阴主腹，故腹痛；脾不转输，故小便不利；土属四旁而外邪未解，故四肢沉重疼痛；

土气虚微，故自下利；此为有水气者，肾为水脏，藉土气之输布。今神机内陷，土气不升，故以真武汤主之。白术、茯苓运脾土而制伏其水气，芍药资养心气，生姜宣通胃气，附子壮大火土，以温寒水，以助神机。其人或咳者，肺气虚于上也，加五味子、细辛助少阴初阳之气以上升，干姜温太阴脾土之气以上达，少阴气升则水天一气，太阴气达则地天交泰矣。或小便利者，水道泄于下也，故去渗泄之茯苓。或下利者，中土虚于内也，故去芍药之苦泄，加干姜以温暄。呕者，气逆而津竭也，故去附子之火热，加生姜以宣通。名曰真武汤者，以真武乃北方元武七宿，而为镇水之神也。

张璐 此方，本治少阴病水饮内结，所以首推术、附，兼茯苓、生姜之运脾渗水为务，此人所易明也。至用芍药之微旨，非圣人不能。盖此证，虽曰少阴本病，而实缘水饮内结，所以腹痛自利，四肢疼重，而小便反不利也。若极虚极寒，则小便必清白无禁矣，安有反不利之理哉？则知其人不但真阳不足，真阴亦已素亏，若不用芍药固护其阴，岂能胜附子之雄烈乎？即如附子汤、桂枝加附子汤、芍药甘草附子汤，皆芍药与附子并用，其温经护营之法，与保阴回阳不殊。后世用药，获仲景心法者几人哉！

钱潢 加减法，为后世俗医所增，察其文理纰谬，恶其紫之乱朱，故逐一指摘其误，使学者有所别识云。

317. 少阴病，下利清谷，里寒外热，手足厥逆，脉微欲绝，身反不恶寒，其人面色赤，或腹痛，或干呕，或咽痛，或利止脉不出者，通脉四逆汤主之。方十六。

甘草二两，炙　附子大者一枚，生用，去皮，破八片　干姜三两，强人可四两

右三味，以水三升，煮取一升二合，去滓，分温再服，其脉即出者愈。面色赤者，加葱九茎；腹中痛者，去葱，加芍药二两；呕者，加生姜二两；咽痛者，去芍药，加桔梗一两；利止脉不出者，去桔梗，加人参二两。病皆与方相应者，乃服之。

【语译】

少阴病，腹泻，完谷不化，病机属于里有真寒、外有假热，手足厥冷，脉象微弱似欲断绝，身体反而不恶寒，病人面色红赤，有的腹痛，有的干呕，

有的咽痛，有的腹泻停止而脉搏不出，这样的情况主用通脉四逆汤。

煎服法：上三味药，用水三升，煮到一升二合，去药渣，分两次温服，服后病人脉搏即能显出的为愈。病人面色红赤的加葱茎九根；腹中疼痛的去葱加芍药二两；呕吐的加生姜二两；咽痛的去芍药，加桔梗一两；下利停止脉搏仍不出的去桔梗，加人参二两。症状表现能与上述加减法相适应的，方可服用。

【选注】

成无己 下利清谷，手足厥逆，脉微欲绝，为里寒；身热，不恶寒，面色赤，为外热。此阴甚于内，格阳于外，不相通也，与通脉四逆汤，散阴通阳。

张隐庵 此言通脉四逆汤治下利清谷，脉微欲绝也。下利清谷，少阴阴寒之证也；里寒外热，内真寒而外假热也；手足厥冷，则阳气外虚；脉微欲绝，则生气内竭；夫内外俱虚，身当恶寒，今反不恶寒，乃真阴内脱，虚阳外浮，故以通脉四逆汤主之。夫四逆汤而曰通脉者，以倍加干姜，土气温和，又主通脉也，故曰其脉即出者愈，用生附启下焦之生阳，干姜、甘草温中焦之土气，中土温而阳气生，其脉即出矣。若其人面色赤，乃虚阳上浮，加葱九茎以通阳气之下交；或腹痛者，乃脾络不通，非阳气上浮，故去葱，芍药主通经脉，故加芍药；或干呕者，乃胃气内逆，故加宣达之生姜；或咽痛者，火气上承，故去经脉之芍药，加利肺之桔梗；或利止脉不出者，下焦阳气将复，中焦精血内虚，故去开通之桔梗，加补益之人参。夫桔梗乃神农下品之药，色白味辛，主治胸胁痛如刀刺，盖能开胸胁之痹闭，而宣通宗气、肺气者也，故凡有余气闭而胸痛、咽痛、惊悸、鼻塞者宜之，如三焦元气虚者，大忌。后人谓桔梗乃舟楫之药，载诸药而不沉，杜撰已甚，今人安苟简而袭臆说者，不特一桔梗为然也。

318. 少阴病，四逆，其人或咳，或悸，或小便不利，或腹中痛，或泄利下重者，四逆散主之。方十七。

甘草炙　枳实破，水渍，炙干　柴胡　芍药

右四味，各十分，捣筛，白饮和，服方寸匕，日三服。咳者，加五味子、干姜各五分，并主下利；悸者，加桂枝五分；小便不利者，加茯苓五分；腹中痛者，加附子一枚，炮令坼；泄利下重者，先以水五升，煮薤白三升，煮取三升，去滓，以散三方寸匕，内汤中，煮取一升半，分温再服。

【语译】

少阴病，四肢厥冷，病人有的咳嗽，有的心悸，有的小便不利，有的腹部疼痛，有的泄泻、里急后重，主用四逆散。

煎服法：上四味药，各用十分，捣成散末，过筛，白开水送下，每次服方寸匕的量，一日服三次。病人咳嗽的加五味子、干姜各五分，也可用于下利的；心悸的加桂枝五分；小便不利的加茯苓五分；腹中疼痛的加附子一枚，用火炮制到开裂；泄泻、里急后重的，先用五升水煮薤白三升，水耗到三升时，去药渣，将上述的散末三方寸匕加入药汤中，再煮到一升半，分两次温服。

【选注】

成无己 四逆者，四肢不温也。伤寒邪在三阳，则手足必热；传到太阴，手足自温；至少阴则邪热渐深，故四肢逆而不温也；及至厥阴，则手足厥冷，是又甚于逆。四逆散以散传阴之热也。

张隐庵 本篇凡论四逆皆主生阳不升，谷神内脱，此言少阴四逆不必尽属阳虚，亦有土气郁结胃气不舒而为四逆之证，所以结四逆之义也。故方中用柴胡、炙草和中而达外，枳实宣达胃土，芍药疏通经脉。用散者，取其四散于外内之意；咳者，加味子、干姜温敛肺气；并主下利者，干姜能温而味子能敛也；悸者，加桂枝以保心气；小便不利者，加茯苓以疏通；腹中痛者，加附子以温阴湿之土；泄利下重者，加薤白以启陷下之阳。

张锡驹 凡少阴病四逆，俱属阳气虚寒，然亦有阳气内郁，不得外达而四逆者，又宜四逆散主之。枳实，胃家之宣品，所以宣通胃络；芍药，疏泄经络之血脉；甘草，调中；柴胡，启达阳气于外行，阳气通而四肢温矣。

《医宗金鉴》 但四逆而无诸寒热证，是既无可温之寒，又无可下之热，惟宜疏畅其阳，故用四逆散主之。

柯韵伯 加味俱用五分，而附子一枚，薤白三升，何多寡不同若是？不能不疑于叔和编集之误耳。

丹波元简 《医学入门》，祝仲宁号橘泉，四明人，治周身百节痛，及胸腹胀满，目闭肢厥，爪甲青黑，医以伤寒治之，七日昏沉，弗效。公曰：

此得之怒火与痰相搏，与四逆散加芩、连，泻三焦火而愈。按此案本出《程篁墩文集·橘泉翁传》，但不着四逆散之名，云与柴胡、枳壳、芍药、芩、连，泻三焦火，明日而省，久之愈。

319. 少阴病，下利六七日，咳而呕渴，心烦不得眠者，猪苓汤主之。方十八。

猪苓去皮　茯苓　阿胶　泽泻　滑石各一两

右五味，以水四升，先煮四物，取二升，去滓，内阿胶烊尽，温服七合，日三服。

【语译】

少阴病，下利已六七日，咳而呕逆口渴，心烦不能入眠的，主用猪苓汤。

煎服法：上五味药，用水四升，先煮猪苓、茯苓、泽泻、滑石，使水耗至二升，去药渣，加入阿胶使之尽数烊化，温服七合，一日服三次。

【选注】

成无己　下利不渴者，里寒也。经曰：自利不渴者，属太阴，以其脏寒故也。此下利呕渴，知非里寒；心烦不得眠，知协热也。与猪苓汤渗泄小便，分别水谷。经曰：复不止，当利其小便。此之谓欤。

张隐庵　本篇论少阴下利，皆主土寒水泄，阳气虚微。此言少阴下利，至六七日则阴尽而阳复。咳者，肺主皮毛而里邪外出也；呕渴心烦者，少阴合心主之神而来复于阳也；不得眠者，因于烦也。凡此皆为阳热下利，故以猪苓汤主之，所以结下利之义也。合上两节乃造论之章法，学者不知其原，漫言四逆散治少阴四逆，猪苓汤治少阴下利，举一废百，不亦诬乎！

《医宗金鉴》　凡少阴下利清谷，咳呕不渴，属寒饮也。今少阴病，六七日，下利黏秽，咳而呕渴，烦不得眠，是少阴热饮为病也。饮热相搏，上攻则咳，中攻则呕，下攻则利，热耗津液，故渴，热扰于心，故烦不得眠。宜猪苓汤，利水滋燥，饮热之证，皆可愈矣。

汪琥　此方乃治阳明病热渴引饮、小便不利之剂，此条病亦借用之，何也？盖阳明病，发热渴欲饮水，小便不利者，乃水热相结而不行。兹者少阴病，下利，咳而呕渴，心烦不得眠者，亦水热抟结而不行也。病名虽异，而病源则同，故仲景同用猪苓汤主之，不过是清热利水，兼润燥滋阴之义。

丹波元简 按此条，视之黄连阿胶汤证，乃有咳呕渴，及小便不利，而大便下利之诸证，所以不同也。又按前条云，少阴病欲吐不吐，心烦但欲寐，五六日自利而渴者，属少阴也，虚故引水自救。若小便色白者，少阴病形悉具。小便白者，以下焦虚有寒，不能制水，故令色白也。可知此条下利呕渴心烦同证，而有不得眠及不白之异，乃是寒热分别处。

山田正珍 按前三百十八条云：少阴病，下利咽痛，胸满心烦者，猪肤汤主之。由是观之，此条猪苓汤，当作猪肤汤，盖传写之误也。若夫猪苓汤，主小便不利而渴者，若其小便自利而渴者，猪苓汤在所禁也。故阳明篇云：阳明病，汗出多而渴者，不可与猪苓汤，以汗多胃中燥，猪苓汤复利其小便故也。是也。况下利、咳呕、心烦不得眠，皆不为猪苓汤证乎？此亦少阴病权用之方也。再按，曰少阴病，曰下利，曰心烦，皆同猪肤汤证也。若夫少阴而咳，而呕，系真武汤所兼之证，故虽渴，非白虎、五苓之渴，虽烦不得眠，非栀子豉汤证也。

320. 少阴病，得之二三日，口燥咽干者，急下之，宜大承气汤。方十九。

枳实五枚，炙　厚朴半斤，去皮，炙　大黄四两，酒洗　芒硝三合

右四味，以水一斗，先煮二味，取五升，去滓，内大黄，更煮取二升，去滓，内芒硝，更上火，令一两沸，分温再服，一服得利，止后服。

【语译】

少阴病，得了二三日，出现口燥咽干的，须急速攻下，宜用大承气汤。

煎服法：上四味药，用水一斗，先煮枳实、厚朴，煮取五升药液，去药渣，加入大黄，再煮取二升药液，去药渣，加入芒硝，再置火上烧开一两沸，分两次温服。服一次得以泻下，即停止再服。

【选注】

成无己 伤寒传经五六日，邪传少阴，则口燥舌干而渴，为邪渐深也。今少阴病得之二三日，邪气未深入之时，便作口燥咽干者，是邪热已甚，肾水干也，急与大承气汤下之，以全肾也。

张隐庵 此下三节皆言急下，首节言君火上炎，次节言君相两火煽焰，

末节言火入地中，明而见伤，皆当急下之意。少阴病得之二三日，此少阴自得之邪，将去外而入内；口燥者，心窍开于舌，君火盛而口燥也；咽干者，心脉上挟咽，心血枯而咽干也。若不急下，将自焚矣，宜大承气汤上承君火之热而下泄以养阴，所谓急者，如人堕于水火之中，不容须臾缓也。

321. 少阴病，自利清水，色纯青，心下必痛，口干燥者，可下之，宜大承气汤。二十。用前第十九方，一法用大柴胡。

【语译】

少阴病，自行下利，泻下稀水，颜色纯青，胃脘必痛，口中干燥的，可以攻下，宜用大承气汤。

【选注】

成无己 少阴，肾水也。青，肝色也。自利色青，为肝邪乘肾。《难经》曰：从前来者为实邪。以肾蕴实邪，必心下痛，口干燥也，与大承气汤以下实邪。

张隐庵 上文言君火在上，不得阴血以相滋；此言君相二火相煽，不得阴液以相济也。少阴病自利清水者，君火在上而水津下泄也；色纯青者，君相二火相合于上而少阳木色下现也；阴液不上，两火如焚，则血液并竭，故心下必痛而口干燥；若不急下，火烈伤人，宜大承气汤，急以水济火也。

《名医类案》 孙兆治东华门窦太郎患伤寒，经十余日，口燥舌干而渴，心中疼，自利清水，众医皆相守，但调理耳，汗下皆所不敢，窦氏亲故相谓曰："伤寒邪气，害人性命甚速，安可以不次之疾，投不明之医乎？"召孙至曰："明日即已不可下，今日正当下。"遂投小承气汤，大便通，得睡，明日平复。众人皆曰："此证因何下之而愈？"孙曰："读书不精，徒有书尔。口燥舌干而渴，岂非少阴证耶？少阴证，固不可下，岂不闻少阴一证，自利清水，心下痛，下之而愈？仲景之书，明有此说也。"众皆钦服。

322. 少阴病，六七日，腹胀不大便者，急下之，宜大承气汤。二十一。用前第十九方。

【语译】

少阴病已六七日，腹内发胀，不大便的，须急速攻下，宜用大承气汤。

【选注】

成无己 此少阴入腑也。六七日，少阴之邪入腑之时，阳明内热壅甚，腹满不大便也，阳明病土胜，肾水则干，急与大承气汤下之，以救肾水。

张隐庵 此言火入地中，犹明夷自伤之义。夫少阴神机三日在外，三日在内，六七日气机又当来复于外，腹胀不大便乃日入地中，闭塞冒明，若不急下，则一息不运而神机化灭，故亦宜大承气汤急下也。

323. 少阴病，脉沉者，急温之，宜四逆汤。方二十二。

甘草二两，炙 干姜一两半 附子一枚，生用，去皮，破八片

右三味，以水三升，煮取一升二合，去滓，分温再服。强人可大附子一枚，干姜三两。

【语译】

少阴病，脉象沉的，须速用温法治疗，宜用四逆汤。

煎服法：上三味药，用水三升，煮到一升二合，去药渣，分两次温服。强壮的人可用大的附子一枚，干姜三两。

【选注】

成无己 既吐且利，小便复利，而大汗出，下利清谷，内寒外热，脉微欲绝者，不云急温，此少阴病脉沉而云急温者，彼虽寒甚，然而证已形见于外，治之则有成法；此初头脉沉，未有形证，不知邪气所之，将发何病，是急与四逆汤温之。

张隐庵 此承上文急下而并及于急温，意谓少阴水火主气，病火热在上而无水，阴相济者宜急下；病阴寒在下而无阳热之化者，当急温。缓则如焚如溺矣。夫病有缓急，方有大小，若以平和汤治急证者，与庸医杀人同律。夫元气发原于下，从中上而达于四肢，脉沉乃生气不能从下而中，故用下焦之附子，配中焦之炙草、干姜；若中焦为病而生原无恙者，止用理中圆而不必附子矣。后人有附子无干姜则不热，得甘草则性缓之说，此撰不经之语，而贻误后昆者也。如当急用附子，而先以桂试之者，亦误事非浅。

山田正珍 按本节不说病证，而独说脉者，盖承上三条而发之也。言少阴病，虽有如上三条所述者，若其脉沉者，不可下之，急温之可也。乃知上三条，虽名曰少阴，其脉不沉可知矣。再按，少阴病脉沉，乃脉微细而沉也。

“微细”二字，含蓄在“少阴病”三字中也。

324. 少阴病，饮食入口则吐，心中温温[1]欲吐，复不能吐，始得之，手足寒，脉弦迟者，此胸中实，不可下也，当吐之。若膈上有寒饮，干呕者，不可吐也，当温之，宜四逆汤。二十三。方依上法。

【注释】

[1] 温温：此处形容欲吐而又吐不出的症状或感觉。

【语译】

少阴病，饮食进口便吐，胃中恶心想吐，但又吐不出，刚得病时，手足寒冷，脉象弦迟的，这属于胸中有邪实，不可攻下，应当用吐法。如果膈上有寒饮之邪，并有干呕的，则不可用吐法，应当用温阳法，宜用四逆汤。

【选注】

成无己 伤寒表邪传里，至于少阴。少阴之脉，从肺出，络心注胸中。邪既留于胸中而不散者，饮食入口则吐，心中温温欲吐，阳受气于胸中，邪既留于胸中，则阳气不得宣发于外，是以始得之，手足寒，脉弦迟，此是胸中实，不可下，而当吐。其膈上有寒饮，亦使人心中温温而手足寒。吐则物出，呕则物不出，吐与呕别焉。胸中实，则吐而物出；若膈上有寒饮，则但干呕而不吐也。此不可吐，可与四逆汤以温其膈。

张隐庵 合下两节皆论少阴神机内外环转，上下无方，以终少阴标本、寒热、阴阳、水火之义。饮食入口则吐者，少阴神机内逆而水火不交也；心中温温欲吐，复不能吐者，病标阴寒水之气则欲吐，得上承火热之气则不吐；始得之者，原其始得病之时；手足寒，则少阴真阳之气不能从内而外；脉弦迟，则少阴真阴之气不能自下而上；此胸中实者，言真阳真阴之气不能外行上达，则邪实胸中；是虽邪实而少阴神机当自下而上，故不可下也，当吐之而神机上达矣。若膈上有寒饮干呕者，亦少阴真阳真阴之气不能外行上达，故膈寒而呕；是虽寒呕而少阴神机当从内而外，故不可吐也，当以四逆汤温之而神机外出矣。夫神机出入，环转无方，则少阴标本寒热，阴阳水火变幻之微，可从此而会悟矣。

山田正珍 “温温”即“愠愠”，古字通用也，当以“愠愠”为正字。

“膈上”当作“膈下”,《脉经》第七卷不可吐篇引此条云:若膈下有寒饮干呕者,不可吐,当温之。本论劳复篇云:胃上有寒,当以丸药温之,宜理中丸。太阳中篇小青龙汤条云:心下有水气,干呕。合考之,“上”字当作“下”字,复反也。“少阴病”三字,以始得之,无热恶寒言之。言少阴病,饮食入口,则心下愠愠,欲吐反不能吐,自始得之,手足寒,其脉弦迟者,此为邪气实于胸中。盖邪实于胸中则阳气为是所闭,而不能通达四末,是以令人手足厥寒。其脉弦迟如是者,当以瓜蒂散吐之,《素问》所谓其高者,因而越之是也。若下之,则于治为逆,故曰不可下也。

325. 少阴病,下利,脉微涩,呕而汗出,必数更衣,反少者,当温其上,灸之。《脉经》云,灸厥阴可五十壮。

【语译】

少阴病,下利,脉象微而涩,呕吐并汗出,必定便意频繁却又解不出多少大便,应当温暖其上部,用灸法。

【选注】

成无己 脉微为亡阳,涩为亡血。下利呕而汗出,亡阳亡血也。津液不足,里有虚寒,必数更衣,反少者,温其上,以助其阳也,灸之以消其阴。

张隐庵 此亦上文之意,言少阴神机彻上彻下,或内或外,不可略有阻滞也。少阴病下利,下焦之气虚寒也;脉微涩,中焦之精血内虚也;呕而汗出,上焦虚而水津外泄也;夫既下利,必数更衣;反少者,言利减而更衣反少也。夫下利少则其病在上,故当温其上以助上焦之气,然少阴神机从下而上,故更当灸之,以启下焦之气,由是而知少阴之气,上下内外不可略有阻滞也。

辨厥阴病脉证并治

326. 厥阴之为病，消渴，气上撞心，心中疼热，饥而不欲食，食则吐蛔，下之利不止。

【语译】

厥阴病的症状表现是口渴引饮而不解，逆气上冲撞心，心里灼热疼痛，知饥但不想进食，勉强进食则呕吐蛔虫，用攻下法则会引起泄泻不止。

【选注】

成无己 邪传厥阴，则热已深也。邪自太阳传至太阴，则腹满而嗌干，未成渴也；邪至少阴者，口燥舌干而渴，未成消也；至厥阴成消渴者，热甚能消水故也。饮水多而小便少者，谓之消渴。木生于火，肝气通心，厥阴客热，气上撞心，心中疼热。伤寒六七日，厥阴受病之时，为传经尽，则当入腑，胃虚客热，饥不欲食，蛔在胃中，无食则动，闻食臭而出，得食吐蛔，此热在厥阴经也。若便下之，虚其胃气，厥阴木邪相乘，必吐下不止。

张隐庵 厥阴者，阴之极也，夫两阴交尽，是为厥阴，阴极而阳生，故厥阴不从标本，从中见少阳之气化也。厥阴之为病，消渴者，经云：厥阴之上，风气主之。所谓本也，病于本气，故风消而渴也。气上撞心，下焦之气不和也；心中疼热，中焦之气不和也；饥而不欲食，上焦之气不和也。夫三焦者，少阳也。经云：本之下，中之见也。厥阴中见少阳，故三焦之病也。食则吐蛔，下之利不止者，乃厥阴标阴为病。经云：见之下，气之标也。厥阴以阴寒为标，蛔乃阴类，不得阳热之化则顿生而吐，下之则阴极而阳不生，故利不止。愚按：此节乃厥阴为病之总纲。

327. 厥阴中风，脉微浮为欲愈，不浮为未愈。

【语译】

厥阴中风证，脉象微浮是将要痊愈之兆，脉象不浮是未愈之征。

【选注】

成无己 经曰：阴病见阳脉而生，浮者阳也。厥阴中风，脉微浮，为邪气还表向汗之时，故云欲愈。

张隐庵 厥阴中风者，风伤厥阴之气也。脉微浮为欲愈者，风为阳邪，脉主阴血，得阴血之微浮而热病当愈，不得阴血之微浮而未愈也。

《医宗金鉴》 厥阴中风，该伤寒而言也。脉微，厥阴脉也；浮，表阳脉也。厥阴之病，既得阳浮之脉，是其邪已还于表，故为欲愈也。不浮则沉，沉，里阴脉也，是其邪仍在于里，故为未愈也。

张璐 按仲景三阴，皆有中风，然但言欲愈之脉，而未及于证治者，以风为阳邪，阴经之中，得风气流动，反为欲愈之机。

328. 厥阴病，欲解时，从丑至卯上。

【语译】

厥阴病将要解除的时间，是从凌晨一点到清晨七点。

【选注】

成无己 厥阴，木也，王于卯、丑、寅，向王，故为解时。

329. 厥阴病，渴欲饮水者，少少与之愈。

【语译】

厥阴病，病人口渴想饮水的，稍稍给予水即会向愈。

【选注】

成无己 邪至厥阴，为传经尽，欲汗之时，渴欲得水者，少少与之，胃气得润则愈。

330. 诸四逆厥者，不可下之。虚家亦然。

【语译】

有四肢厥逆的病人，不可用攻下法。对于体质虚的人也不可用攻下法。

【选注】

成无己 四逆者，四肢不温也。厥者，手足冷也。皆阳气少而阴气多，故不可下，虚家亦然。下之是为重虚，《金匮玉函》曰：虚者十补，勿一泻之。

331. 伤寒先厥，后发热而利者，必自止，见厥复利。

【语译】

伤寒，先有厥冷，然后发热又泄泻的，泄泻必会自动停止，如果又出现厥冷则会再次泄泻。

【选注】

成无己 阴气胜，则厥逆而利；阳气复，则发热，利必自止。见厥，则阴气还胜而复利也。

332. 伤寒始发热六日，厥反九日而利，凡厥利[1]者，当不能食，今反能食者，恐为除中[2]一云消中。食以索饼[3]，不发热者，知胃气尚在，必愈，恐暴热来出而复去也。后日脉之，其热续在者，期之旦日夜半愈。所以然者，本发热六日，厥反九日，复发热三日，并前六日，亦为九日，与厥相应，故期之旦日夜半愈。后三日脉之，而脉数，其热不罢者，此为热气有余，必发痈脓也。

【注释】

[1] 厥利：四肢逆冷并且下利。

[2] 除中：意即中气消亡，是胃气将绝之证，其表现为从不能食突然变得能食。

[3] 食以索饼：食，音饲（sì），拿东西给人吃。索饼，条状面食，类似今日的面条。

【语译】

伤寒，初起发热六日，四肢厥冷反有九日，而且泄泻，一般来说凡是厥冷而下利之证，应当不能食，现在反而能食，要当心成为“除中”之证。给病人吃面条（作为试验），如果不发热，可知其胃气尚存，病必能愈，但也要当心是虚阳突然出现，随后即会消失。后日再诊察病情，病人发热持续存在的，预计第二日半夜可愈。之所以这样期望，是因为开始发热六日、厥冷反而有九日，后来又发热三日，加上开始发热六日，也是九日，发热与厥冷对等，所以可以预料第二日夜半自愈。三日后再诊察，如其脉呈数象，发热不停止，那说明阳热有余，很可能会发痈疡而溃脓。

【选注】

成无己 经曰：数脉不时，则生恶疮。

钱潢 自“始发热”，至“夜半愈”，是上半截原文。“所以然者”至“必发痈脓”止，乃仲景自为注脚也。但“厥反九日而利”句下，疑脱“复发热三日利止”七字，不然，如何下文有“恐暴热来，出而复去”二句？且“所以然”句下云，发热六日，厥反九日，复发热三日，并前六日，亦为九日，是明明说出，其为脱落无疑矣。……姑且食以索饼，索饼者，疑即今之条子面，及馓子之类，取其易化也。

汪琥 即来复骤去者，此胃中真气得食，而尽泄于外，即名除中，而必死矣。

333. 伤寒脉迟六七日，而反与黄芩汤彻其热，脉迟为寒，今与黄芩汤，复除其热，腹中应冷，当不能食，今反能食，此名除中，必死。

【语译】

伤寒脉迟，已六七日，治疗时反而用黄芩汤清热，本来脉迟就是寒象，现在又用黄芩汤再除其阳，腹内理应虚冷而不能消谷进食，现在反而能食，这说明已成“除中”之证，预后必死。

【选注】

成无己 伤寒脉迟，六七日，为寒气已深，反与黄芩汤寒药，两寒相搏，腹中当冷，冷不消谷，则不能食；反能食者，除中也。四时皆以胃气为本，胃气已绝，故云必死。

张隐庵 或曰阳明居太少之中，故名除中。张氏曰，黄芩汤但指黄芩，不必拘泥本论之黄芩汤方也。

334. 伤寒先厥后发热，下利必自止，而反汗出，咽中痛者，其喉为痹[1]。发热无汗，而利必自止，若不止，必便脓血，便脓血者，其喉不痹。

【注释】

［1］其喉为痹：痹，此处为闭塞之意。其喉为痹，咽喉肿痛而闭塞欠通。

【语译】

伤寒，先厥冷后发热，泄利必能自行停止，如果反而有汗出、咽喉疼痛的表现，会生咽喉红肿阻痹之证。病人发热而无汗，下利必能自行停止，如果不能止，必大便脓血，便下脓血者咽喉不会红肿阻痹。

【选注】

成无己 伤寒先厥而利，阴寒气胜也，寒极变热后发热，下利必自止。而反汗出咽中痛，其喉为痹者，热气上行也。发热无汗而利必自止，利不止，必便脓血者，热气下行也。热气下而不上，其喉亦不痹也。

335. 伤寒一二日至四五日厥者，必发热。前热者后必厥，厥深者热亦深，厥微者热亦微。厥应下之，而反发汗者，必口伤烂赤。

【语译】

伤寒一二日至四五日，四肢厥冷者必然会发热。先前发热的随后必厥冷，厥冷深重的发热也深重，厥冷轻微的发热也轻微。（热深厥深之）厥证应当用下法，却反而用发汗法的，必然会导致口舌红肿溃烂。

【选注】

成无己 前厥后发热者，寒极生热也；前热后厥者，阳气内陷也；厥深热深，厥微热微，随阳气陷之深浅也。热之伏深，必须下去之，反发汗者，引热上行，必口伤烂赤。《内经》曰：火气内发，上为口糜。

336. 伤寒病，厥五日，热亦五日，设六日，当复厥，不厥者自愈。厥终不过五日，以热五日，故知自愈。

【语译】

伤寒病，厥冷五日，发热也五日，按理第六日应当又厥冷，假设不厥冷，就应自愈了。因为厥冷最终未超过五日，而发热也有五日，所以测知能自愈。

【选注】

成无己 阴胜则厥，阳胜则热。先厥五日为阴胜，至六日阳复胜，热亦五日，后复厥者，阴复胜；若不厥为阳全胜，故自愈。经曰：发热四日，厥反三日，复热四日，厥少热多，其病为愈。

337. 凡厥者，阴阳气不相顺接便为厥。厥者，手足逆冷者是也。

【语译】

所谓厥证，即阴阳之气的运行不能按顺序相互承接。厥就是手足厥冷。

338. 伤寒脉微而厥，至七八日肤冷，其人躁无暂安时者，此为脏厥[1]，非蛔厥也。蛔厥[2]者，其人当吐蛔，令病者静，而复时烦者，此为脏寒[3]，蛔上入其膈，故烦，须臾复止。得食而呕，又烦者，蛔闻食臭出，其人常自吐蛔。蛔厥者，乌梅丸主之，又主久利。方一。

乌梅三百枚　细辛六两　干姜十两　黄连十六两　当归四两　附子六两，炮，去皮　蜀椒四两，出汗　桂枝去皮，六两　人参六两　黄柏六两

右十味，异捣筛，合治之，以苦酒渍乌梅一宿，去核，蒸之五斗米下，饭熟捣成泥，和药令相得，内臼中，与蜜杵二千下，丸如梧桐子大。先食饮服十丸，日三服，稍加至二十丸，禁生冷滑物臭食等。

【注释】

[1] 脏厥：因内脏阳虚导致的厥证。其表现为四肢逆冷，烦躁不宁。

[2] 蛔厥：因蛔虫导致的厥证。其表现亦为四肢逆冷，烦躁不宁。

[3] 脏寒：内脏虚寒，此处指脾阴虚寒。

【语译】

伤寒，脉象微弱而厥冷，到第七八日肌肤亦冷，病人躁动没有一时安稳，这是脏厥，不是蛔厥。蛔厥的证候是病人应当有蛔虫吐出，如果病人虽能安静，但不时心烦，是因为内脏有寒，蛔虫向上入膈，所以烦，但很快就能停止。进食呕吐并又烦的原因，是蛔虫闻到食物气味而出来，病人常会自行吐蛔。蛔厥证，主用乌梅丸。乌梅丸又可用于久利之证。

煎服法：上十味药，分别捣末、过筛，混合均匀，用醋浸泡乌梅一夜，

去掉核，放置于五斗米之下蒸，待饭熟一同捣成泥状，以此泥调和药末使其均匀融合，放入臼中，加蜜，捣杵两千次，做成梧桐子大小的丸剂。饭前以水送下十粒，一日三次，慢慢增加到二十粒，禁食生、冷、滑腻及味臭的食物等。

【选注】

成无己 脏厥者死，阳气绝也。蛔厥，虽厥而烦，吐蛔已则静，不若脏厥而躁无暂安时也。病人脏寒胃虚，蛔动上膈，闻食臭出，因而吐蛔，与乌梅丸，温脏安虫。

339. 伤寒热少微厥，指一作稍头寒，嘿嘿不欲食，烦躁，数日小便利，色白者，此热除也，欲得食，其病为愈。若厥而呕，胸胁烦满者，其后必便血。

【语译】

伤寒，发热不高，厥冷也很轻微，只是手指头寒冷，沉默不想进食，烦躁，几日后，小便通利，颜色清白，这是热邪解除了，想进食，即为病愈。如果厥冷而且呕恶，胸胁烦热胀满，之后必会出现便血。

【选注】

成无己 指头寒者，是厥微热少也；默默不欲食烦躁者，邪热初传里也；数日之后，小便色白，里热去，欲得食，为胃气已和，其病为愈。厥阴之脉，挟胃贯膈，布胁肋。厥而呕，胸胁烦满者，传邪之热，甚于里也。厥阴肝主血，后数日热不去，又不得外泄，迫血下行，必致便血。

340. 病者手足厥冷，言我不结胸，小腹满，按之痛者，此冷结在膀胱关元[1]也。

【注释】

[1] 关元：任脉经穴，位于脐下三寸处，前正中线上。

【语译】

病人手足厥冷，自己说我胸部没有结胸证，小腹部胀满，按压小腹则疼痛的，这是寒邪结在了膀胱关元部位。

【选注】

成无已 手足厥不结胸者，无热也；小腹满，按之痛，下焦冷结也。

341. 伤寒发热四日，厥反三日，复热四日，厥少热多者，其病当愈；四日至七日，热不除者，必便脓血。

【语译】

伤寒，发热已四日，厥冷反而三日，接着又发热四日，这样厥冷少而发热多，病应当痊愈；发热已四日到七日，热仍不解除的，必定大便脓血。

342. 伤寒厥四日，热反三日，复厥五日，其病为进。寒多热少，阳气退，故为进也。

【语译】

伤寒，厥冷四日，发热反而只有三日，接着又厥冷了五日，这是病情在加重。因为寒多热少，说明阳气在减退，所以病情是在加重。

【选注】

成无已 伤寒阴胜者先厥，至四日邪传里，重阴必阳却，热三日，七日传经尽，当愈。若不愈而复厥者，传作再经，至四日则当复热；若不复热，至五日厥不除者，阴胜于阳，其病进也。

343. 伤寒六七日，脉微，手足厥冷，烦躁，灸厥阴，厥不还者，死。

【语译】

伤寒已六七日，脉象微弱，手足厥冷，烦躁，治疗应灸厥阴经穴位，灸后仍然厥冷不能恢复的，预后主死。

【选注】

成无已 伤寒六七日，则正气当复，邪气当罢，脉浮身热为欲解；若反脉微而厥，则阴胜阳也。烦躁者，阳虚而争也。灸厥阴，以复其阳；厥不还，则阳气已绝，不能复正而死。

张锡驹 厥阴，宜灸荥穴、会穴、关元、百会等处。荥者，行间穴也，在足大趾中缝间；会者，章门穴也，在季肋之端，乃厥阴少阳之会。

344. 伤寒发热，下利厥逆，躁不得卧者，死。

【语译】

伤寒发热，下利而四肢厥冷，躁扰不能安卧的，预后主死。

【选注】

成无己 伤寒发热，邪在表也；下利厥逆，阳气虚也；躁不得卧者，病胜脏也。故死。

张隐庵 此阳明土气内绝而为死证也。伤寒发热，乃阳气外浮；下利，则阴液下泄；厥逆者，土气内虚，厥冷而吐逆也；躁不得卧者，胃不和则睡不安，阴气下竭不交于阳明，故躁不得卧也，此为土气内绝，故死也。

喻嘉言 厥证但发热则不死，以发热则邪出于表，而里证自除，下利自止也；若反下利厥逆，烦躁有加，则其发热，又为阳气外散之候，阴阳两绝，亦主死也。

345. 伤寒发热，下利至甚，厥不止者，死。

【语译】

伤寒发热，下利极为严重，厥冷不止的，预后主死。

【选注】

成无己 《金匮要略》曰：六腑气绝于外者，手足寒；五脏气绝于内者，利下不禁。伤寒发热，为邪气独甚，下利至甚，厥不止，为腑脏气绝，故死。

346. 伤寒六七日不利，便发热而利，其人汗出不止者，死，有阴无阳故也。

【语译】

伤寒六七日都没有泄泻现象，但忽然发热并泄泻下利了，病人汗出不止的，预后主死，因为这样的病情属于阴盛而阳微欲脱。

【选注】

成无己 伤寒至七日，为邪正争之时，正胜则生，邪胜则死。始不下利，而暴忽发热，下利汗出不止者，邪气胜，正阳气脱也，故死。

魏荔彤 伤寒六七日不下利，此必见阳微之证于他端也，而人不反觉，遂延误其扶阳之方。其人忽而热发，利行汗出，且不止，则孤阳为盛阴所逼，自内而出亡于外，为汗为热，自上而随阴下泄为利，顷刻之间，阳不守其宅，阴自独于里，有阴无阳而死。倘早为图，维何致噬脐莫追乎？

347. 伤寒五六日，不结胸，腹濡[1]，脉虚复厥者，不可下。此亡血[2]，下之死。

【注释】

[1] 腹濡：腹部按之柔软。

[2] 亡血：此处指血分极虚。

【语译】

伤寒已五六日，没有结胸证，病人腹部柔软，脉象虚弱且又厥冷的，不可以攻下。这是出现了亡血的征象，如果攻下必定主死。

【选注】

成无己 伤寒五六日，邪气当作里实之时。若不结胸，而腹濡者，里无热也；脉虚者，亡血也；复厥者，阳气少也。不可下，下之为重虚，故死。《金匮玉函》曰：虚者重泻，真气乃绝。

山田正珍 “濡”字，程应旄改作“满”，是也。若腹濡脉虚而厥，皆无可下之理，而曰不可下，则为无谓。按《金鉴》改“结胸”作“大便”，方有执训“亡”为“无”，皆非矣。

348. 发热而厥，七日下利者，为难治。

【语译】

发热而厥冷，至第七日又增加泄泻下利的症状，即成难治之势。

【选注】

成无己 发热而厥，邪传里也，至七日传经尽，则正气胜邪，当汗出而解，反下利，则邪气胜里气虚，则为难治。

349. 伤寒脉促，手足厥逆，可灸之。促，一作纵。

【语译】

伤寒，出现了促脉，手足厥冷，可用灸法。

【选注】

成无己 脉促，则为阳虚不相续；厥逆，则为阳虚不相接。灸之，以助阳气。

陈修园 可于厥阴之井、荥、经、俞等穴灸之，以通其阳。盖以厥阴为阴之极，贵得生阳之气也，此言厥证之寒也。

山田正珍 灸可以挽回阳气，继以四逆辈可也。

350. 伤寒脉滑而厥者，里有热，白虎汤主之。方二。

知母六两　石膏一斤，碎，绵裹　甘草二两，炙　粳米六合

右四味，以水一斗，煮米熟汤成，去滓，温服一升，日三服。

【语译】

伤寒，脉象滑利而厥冷的，说明里有热，主用白虎汤。

煎服法：上四味药，用水一斗，煮到米熟即为汤成，去药渣，温服一升，一日服三次。

【选注】

成无己 滑为阳厥气内陷，是里热也，与白虎汤以散里热也。

钱潢 滑者，动数流利之象，无沉细微涩之形，故为阳脉。乃伤寒郁热之邪在里，阻绝阳气，不得畅达于四肢而厥，所谓厥深热亦深也。

351. 手足厥寒，脉细欲绝者，当归四逆汤主之。方三。

当归三两　桂枝三两，去皮　芍药三两　细辛三两　甘草二两，炙　通草二两　大枣二十五枚，擘。一法，十二枚

右七味，以水八升，煮取三升，去滓，温服一升，日三服。

【语译】

手足厥逆寒冷，脉象细如游丝，几乎要断绝的，主用当归四逆汤。

煎服法：上七味药，用水八升，煮到三升，去药渣，温服一升，一日服三次。

【选注】

成无己 手足厥寒者，阳气外虚，不温四末；脉细欲绝者，阴血内弱，脉行不利。与当归四逆汤，助阳生阴也。……《内经》曰：脉者，血之府也。诸血者，皆属心。通脉者，必先补心益血。苦先入心，当归之苦，以助心血；心苦缓，急食酸以收之，芍药之酸，以收心气；肝苦急，急食甘以缓之，大枣、甘草、通草之甘，以缓阴血。

352. 若其人内有久寒者，宜当归四逆加吴茱萸生姜汤。方四。

当归三两　芍药三两　甘草二两，炙　通草二两　桂枝三两，去皮　细辛三两　生姜半斤，切　吴茱萸二升　大枣二十五枚，擘

右九味，以水六升、清酒六升和，煮取五升，去滓，温分五服。一方，水、酒各四升。

【语译】

如果病人素有里寒，宜用当归四逆加吴茱萸生姜汤。

煎服法：上九味药，用六升水和六升清酒混合煮药，熬到五升，去药渣，分五次温服。

【选注】

成无己 茱萸辛温，以散久寒；生姜辛温，以行阳气。

353. 大汗出，热不去，内拘急[1]，四肢疼，又下利厥逆而恶寒者，四逆汤主之。方五。

甘草二两，炙　干姜一两半　附子一枚，生用，去皮，破八片

右三味，以水三升，煮取一升二合，去滓，分温再服。若强人可用大附子一枚，干姜三两。

【注释】

[1] 内拘急：此处指腹中拘挛抽掣。

【语译】

大汗出而热不退，腹中拘急痉挛，四肢疼痛，泄泻、四肢厥冷而恶寒的，主用四逆汤。

煎服法：上三味药，用水三升，煮到一升二合，去药渣，分两次温服。强壮的人可用大的附子一枚，干姜三两。

【选注】

成无己 大汗出，则热当去；热反不去者，亡阳也。内拘急下利者，寒甚于里。四肢疼，厥逆而恶寒者，寒甚于表。与四逆汤，复阳散寒。

丹波元简 按方氏云：内拘急，四肢疼者，亡津液而骨气不利也。乃以内拘急，为手足拘急，然“内”字不妥帖。

山田正珍 内者，腹内也。此证而脉微欲绝者，通脉四逆汤所主。

354. 大汗，若大下利，而厥冷者，四逆汤主之。六。用前第五方。

【语译】

大汗出或大泄泻并且伴有四肢厥冷的，主用四逆汤。

【选注】

成无己 大汗，若大下利，内外虽殊，其亡津液损阳气则一也。阳虚阴胜，故生厥逆，与四逆汤，固阳退阴。

355. 病人手足厥冷，脉乍紧者，邪结在胸中，心下满而烦，饥不能食者，病在胸中，当须吐之，宜瓜蒂散。方七。

瓜蒂　赤小豆

右二味，各等分，异捣筛，合内臼中，更治之。别以香豉一合，用热汤七合，煮作稀糜，去滓，取汁和散一钱匕，温顿服之。不吐者，少少加，得快吐乃止。诸亡血虚家，不可与瓜蒂散。

【语译】

病人手足厥冷，脉搏突然出现紧象的，是邪气结在胸内，胃脘胀满而烦，知饥不能进食的，是病在胸中，应当用吐法，宜用瓜蒂散。

煎服法：上两味药，各用相等分量，分别捣散，过筛，共同置于臼内，进一步混合均匀。另外用香豉一合，以热开水七合，煮成稀糜状，去掉渣滓，取汁调和上述药散一钱匕的量，趁温一次服尽。服后未得吐的，少少加大剂量，得快吐则停止不服。对于有出血证及体虚等各种情况的病人，不可给予瓜蒂散。

【选注】

成无己 手足厥冷者，邪气内陷也。脉紧牢者，为实；邪气入腑，则脉沉；今脉乍紧，知邪结在胸中为实，故心下满而烦。胃中无邪则喜饥，以病在胸中，虽饥而不能食。与瓜蒂散，以吐胸中之邪。

张隐庵 愚按：四逆汤乃启在下之生阳，生阳者，正气也，正气启而中外温和。瓜蒂散乃吐在上之结邪，结邪者，寒邪也，寒邪去而阴阳交会，启正以散邪，除邪而救正，此类是已。

356. 伤寒，厥而心下悸，宜先治水，当服茯苓甘草汤，却治其厥。不尔，水渍入胃[1]，必作利也。茯苓甘草汤。方八。

茯苓二两　甘草一两，炙　生姜三两，切　桂枝二两，去皮

右四味，以水四升，煮取二升，去滓，分温三服。

【注释】

［1］水渍入胃：水饮之邪侵渗入胃肠。

【语译】

伤寒，厥冷而心下悸动，治疗宜先祛水邪，应当用茯苓甘草汤，然后再治厥冷。不然，水邪浸渍肠胃，势必造成下利之证。

煎服法：上四味药，用水四升，煮到二升，去药渣，分三次温服。

【选注】

成无己 《金匮要略》曰：水停心下，甚者则悸。厥虽寒胜，然以心下悸，为水饮内甚，先与茯苓甘草汤，治其水，而后治其厥；若先治厥，则水

饮浸渍入胃，必作下利。

357. 伤寒六七日，大下后，寸脉沉而迟，手足厥逆，下部脉[1]不至，喉咽不利，唾脓血，泄利不止者，为难治，麻黄升麻汤主之。方九。

麻黄二两半，去节　升麻一两一分　当归一两一分　知母十八铢　黄芩十八铢　萎蕤十八铢，一作菖蒲　芍药六铢　天门冬六铢，去心　桂枝六铢，去皮　茯苓六铢　甘草六铢，炙　石膏六铢，碎，绵裹　白术六铢　干姜六铢

右十四味，以水一斗，先煮麻黄一两沸，去上沫，内诸药，煮取三升，去滓，分温三服，相去如炊三斗米顷，令尽，汗出愈。

【注释】

[1] 下部脉：此处指尺脉。

【语译】

伤寒已六七日，峻下治疗后，出现寸脉沉而迟，手足厥逆而冷，尺脉摸不到，咽喉吞咽不爽利，吐唾脓血，下利不止的，病为难治，主用麻黄升麻汤。

煎服法：上十四味药，用一斗水，先煮麻黄，水沸腾一两次后，撇去浮沫，加入其他药，药液煮耗到三升，去药渣，分三次温服，每次相隔大约煮三斗米饭的时间，直到服尽，得汗而愈。

【选注】

柯韵伯　此为下厥上竭，阴阳离决之候，生气将绝于内也。麻黄升麻汤，其方味数多，而分两轻，重汗散而畏温补，乃后世粗工之伎，必非仲景方也。此证此脉，急用参附以回阳，尚恐不救，以治阳实之品治亡阳之证，是操戈下石矣，敢望其汗出而愈哉？绝汗出而死，是为可必。

丹波元简　按此条，证方不对，注家皆以为阴阳错杂之证，回护调停，为之诠释。而柯氏断然为非仲景真方，可谓千古卓见矣。

358. 伤寒四五日，腹中痛，若转气下趣少腹者，此欲自利也。

【语译】

伤寒已四五日，腹内疼痛，如果有气转动并下趋小腹部，这是将自行下利之兆。

【选注】

成无己 伤寒四五日，邪气传里之时。腹中痛，转气下趣少腹者，里虚遇寒，寒气下行，欲作自利也。

359. 伤寒本自寒下，医复吐下之，寒格[1]更逆吐下，若食入口即吐，干姜黄芩黄连人参汤主之。方十。

干姜　黄芩　黄连　人参各三两

右四味，以水六升，煮取二升，去滓，分温再服。

【注释】

［1］寒格：被寒所格拒。

【语译】

伤寒，本来是因为虚寒而腹泻，医生又用吐下法，使寒邪更盛而格拒阳气于上，因此更加吐泻，若食物进口即吐，主用干姜黄芩黄连人参汤。

煎服法：上四味药，用水六升，煮到二升，去药渣，分两次温服。

【选注】

张隐庵 此言下利本自于寒，不可更逆以吐下也。自，从也，伤寒本自寒下者，言伤寒本从于寒而下利也；医复吐下之，则正气虚而寒气内格矣；更逆吐下，即医复吐下之之谓也；若食入口即吐，即寒格之谓也。按平脉篇曰：格则吐逆。干姜黄连黄芩人参汤主之者，厥阴风气在上，火热在中，标阴在下，故以芩、连清中上之风热，干姜温下利之阴寒，人参补中土而调和其上下。

山田正珍 “伤寒”至“逆吐下”十七字，阙误错乱，不可强解。王肯堂以“寒下”为“吐下”之误写矣。按《金匮》云：食已即吐者，用大黄甘草汤。由此考之，饮食有间而吐者，多因虚寒；其入口即时吐者，多因上焦有热，故用芩、连解热之品主之也。

360. 下利，有微热而渴，脉弱者，今自愈。

【语译】

下利，微发热而口渴，脉象弱的，说明即将自行痊愈。

【选注】

成无已 下利阴寒之疾，反大热者逆。有微热而渴，里气方温也。经曰诸弱发热，脉弱者，阳气得复也，今必自愈。

361. 下利，脉数，有微热汗出，今自愈；设复紧，为未解。一云，设脉浮复紧。

【语译】

下利而脉数，微发热汗出，马上即可自愈；假使脉又变为紧象，则病仍未解。

【选注】

张隐庵 此即上文之意，而申言脉紧为未解也。

山田正珍 上二条系后人之言，当删之。

362. 下利，手足厥冷，无脉者，灸之，不温，若脉不还，反微喘者，死。少阴负趺阳[1]者，为顺也。

【注释】

[1] 少阴负趺阳：此处少阴指太溪脉动，趺阳即冲阳脉动，少阴负趺阳，谓太溪脉弱于趺阳脉。

【语译】

下利，手足厥冷，脉搏摸不到者，用灸法治疗，如果不能使其回温，或者脉搏仍然摸不到，反而微微喘逆，预后主死；少阴经太溪脉小于阳明经趺阳脉的，为顺证。

【选注】

成无已 下利，手足厥逆无脉者，阴气独胜，阳气大虚也。灸之，阳气复，手足温而脉还，为欲愈；若手足不温，脉不还者，阳已绝也，反微喘者，阳气脱也。……少阴肾水，趺阳脾土。下利，为肾邪干脾，水不胜土，则为微邪，故为顺也。

363. 下利，寸脉反浮数，尺中自涩者，必清脓血。

【语译】

下利，反而出现寸口脉浮数，尺中脉独涩的，必会大便脓血。

【选注】

成无己 下利者，脉当沉而迟，反浮数者，里有热也。涩为无血，尺中自涩者，肠胃血散也，随利下，必便脓血。“清”与“圊”通，《脉经》曰：清者厕也。

364. 下利清谷，不可攻表，汗出必胀满。

【语译】

下利之物完谷不化，不可以用发表剂，如被发汗，必出现胀满症状。

【选注】

成无己 下利者，脾胃虚也。胃为津液之主，发汗亡津液，则胃气愈虚，必胀满。

山田正珍 下利清谷，里寒为甚，可与四逆汤温之。虽有表证，不可发汗，汗出则表里俱虚，而中气不能宣通，故令人胀满，亦四逆汤证也。

365. 下利，脉沉弦者，下重也；脉大者，为未止；脉微弱数者，为欲自止，虽发热，不死。

【语译】

下利，脉象沉弦的，会里急后重；脉象大的，会利下不止；脉象微弱而数的，是向愈之兆，即使还在发热，也不会有生命危险。

【选注】

成无己 沉为在里，弦为拘急，里气不足，是主下重；大则病进，此利未止；脉微弱数者，邪气微而阳气复，为欲自止，虽发热止由阳胜，非大逆也。

366. 下利，脉沉而迟，其人面少赤，身有微热，下利清谷者，必郁冒[1]汗出而解，病人必微厥。所以然者，其面戴阳[2]，下虚故也。

【注释】

[1] 郁冒：因虚热郁闭而致昏蒙。
[2] 戴阳：因虚阳上浮而出现面部潮红的假热之证。

【语译】

下利，脉象沉迟，病人面色稍红，身体微发热，泻下完谷不化的，必定会眩瞑昏冒，得汗出而解，病人必定伴有微微厥冷。之所以如此，是因为病人面红，为虚阳上冒头面，而下部必虚冷。

【选注】

成无己 下利清谷，脉沉而迟，里有寒也。面少赤，身有微热，表未解也。病人微厥，《针经》曰：下虚则厥。表邪欲解，临汗之时，以里先虚，必郁冒，然后汗出而解也。

367. 下利，脉数而渴者，今自愈。设不差，必清脓血，以有热故也。

【语译】

下利，脉数而口渴的，很快就会痊愈。如果不愈，必定大便脓血，因为内里有热。

【选注】

成无己 经曰：脉数不解，而下不止，必协热便脓血也。

368. 下利后脉绝，手足厥冷，晬时[1]脉还，手足温者，生；脉不还者，死。

【注释】

[1] 晬时：一昼夜的时间。

【语译】

下利后，脉搏不能摸到，手足厥冷，经过一昼夜的时间，脉搏恢复，手足转暖的，有救；脉搏不能恢复的，预后主死。

【选注】

成无己 下利后，脉绝，手足厥冷者，无阳也。晬时，周时也。周时厥愈，脉出，为阳气复则生；若手足不温，脉不还者，为阳气绝则死。

山田正珍 此条盖以通脉四逆汤服后言之。

369. 伤寒下利，日十余行，脉反实者，死。

【语译】

伤寒，一日下利十几次，脉反呈实象的，预后主死。

【选注】

成无己 下利者，里虚也。脉当微弱，反实者，病胜脏也，故死。《难经》曰：脉不应病，病不应脉，是为死病。

山田正珍 《素问·玉机真脏论》曰：泄而脉大，脱血而脉实，皆难治。

370. 下利清谷，里寒外热，汗出而厥者，通脉四逆汤主之。方十一。

甘草二两，炙　附子大者一枚，生，去皮，破八片　干姜三两，强人可四两

右三味，以水三升，煮取一升二合，去滓，分温再服，其脉即出者愈。

【语译】

下利之物完谷不化，说明里有真寒，外面反而出现假热之象，汗出而厥冷的，主用通脉四逆汤。

煎服法：上三味药，用水三升，煮到一升二合，去药渣，分两次温服，服后病人脉搏即能显出的为愈。

【选注】

成无己 下利清谷，为里寒；身热不解为外热。汗出阳气通行于外，则未当厥；其汗出而厥者，阳气大虚也，与通脉四逆汤，以固阳气。

山田正珍 此证，其脉微欲绝，盖寒邪太盛，阳气虚脱者也。宜与前三百二十五条参考。

371. 热利下重者，白头翁汤主之。方十二。

白头翁二两 黄柏三两 黄连三两 秦皮三两

右四味，以水七升，煮取二升，去滓，温服一升。不愈，更服一升。

【语译】

热性下利，肛门有重坠感的，主用白头翁汤。

煎服法：上四味药，用水七升，煮到二升，去药渣，温服一升。未愈，再服一升。

【选注】

成无己 利则津液少，热则伤气，气虚不利，致后重也。与白头翁汤，散热厚肠。……《内经》曰：肾欲坚，急食苦以坚之。利则下焦虚，是以纯苦之剂坚之。

张隐庵 此下利而涉于太阴也。热利者，乃协厥阴中见之阳热而下利也；下重者，邪实而地气不升也，故以白头翁汤主之。白头翁气味苦温，有风则静，无风独摇，其体能立，其用能行，性从下而上达者也；连苗、柏叶经冬不凋，皆得冬令寒水之气，能启水阴之气上滋火热，复能导火热以下行；秦皮气味苦寒，渍水和墨，其色青碧，亦得水阴之气而上行下泄者也。取白头翁之升，用二之偶，秦皮、连、柏之降，用三之奇，陷下之气上升，协热之邪下泄，则下利解而下重除矣。白头翁，根上有白茸，如白头老翁，山中人卖白头翁丸，服之寿考。又云：久服秦皮而头不白。夫发者血之余，二味主清凉、养血，热利下重乃气陷于血分，故皆用之。白头翁与柴胡同类，柴胡中捡根上有白茸者是，《本经》主治温疟，功用与柴胡相同，能启下焦之阳气，故此方启陷下之阳，清下利之热。

372. 下利腹胀满，身体疼痛者，先温其里，乃攻其表。温里宜四逆汤，攻表宜桂枝汤。十三。四逆汤用前第五方。

桂枝汤方

桂枝三两，去皮　芍药三两　甘草二两，炙　生姜三两，切　大枣十二枚，擘

右五味，以水七升，煮取三升，去滓，温服一升，须臾啜热稀粥一升，以助药力。

【语译】

下利，腹部胀满，身体疼痛的，治疗应当先予温里，再解表邪。温里宜用四逆汤，解表宜用桂枝汤。

煎服法：上五味药，用水七升，煮至三升，去药渣，温服一升，片刻后喝热稀粥一升，以助药力。

【选注】

成无己　下利腹满者，里有虚寒，先与四逆汤温里；身疼痛，为表未解，利止里和，与桂枝汤攻表。

山田正珍　下利腹胀满者，以里虚而气不能宣通也。前第九十三条云：伤寒医下之，续得下利清谷不止，身疼痛者，急当救里；后身疼痛，清便自调者，急当救表。救里宜四逆汤，救表宜桂枝汤。

373. 下利欲饮水者，以有热故也，白头翁汤主之。十四。用前第十二方。

【语译】

下利而想饮水的，是因为有热邪，主用白头翁汤。

【选注】

成无己　自利不渴，为脏寒，与四逆汤以温脏；下利饮水为有热，与白头翁汤以凉中。

山田正珍　“饮水”二字，指渴而言。“水”字泛言饮物，训为冷水，非也。说详于前第七十一条。按下利饮水多，是内有热邪所致，间亦有津液内竭而然者。或大汗后，或大下若大吐后，或痘疮灌脓后，往往有之，概为

热邪所致，非也。又因所饮之冷热，以辨其虚实，亦非也。

374. 下利谵语者，有燥屎也，宜小承气汤。方十五。

大黄四两，酒洗　枳实三枚，炙　厚朴二两，去皮，炙

右三味，以水四升，煮取一升二合，去滓，分二服。初一服谵语止，若更衣者，停后服；不尔，尽服之。

【语译】

下利而谵语，是因为有燥屎，宜用小承气汤。

煎服法：上三味药，用水四升，煮到一升二合，去药渣，分两次服。服第一次，谵语停止，如解大便，不要再服；否则全部服尽。

【选注】

《医宗金鉴》　其下利之物，又必稠黏臭秽，知热与宿食合而为之也，此可决其有燥屎也。

375. 下利后更烦，按之心下濡者，为虚烦也，宜栀子豉汤。方十六。

肥栀子十四个，擘　香豉四合，绵裹

右二味，以水四升，先煮栀子，取二升半，内豉，更煮取一升半，去滓，分再服。一服得吐，止后服。

【语译】

下利后更加心烦，触按胃脘是柔软的，这是属于虚烦，宜用栀子豉汤。

煎服法：上两味药，用四升水，先煮栀子，水耗至二升半时，加入豆豉，再煮到一升半，去药渣，分两次服。服一次得以呕吐的，停止后服。

376. 呕家有痈脓者，不可治呕，脓尽自愈。

【语译】

呕吐者如是因为内有痈疡化脓而呕吐，不可以止呕吐，脓排尽自然会痊愈。

【选注】

成无己 胃脘有痈，则呕而吐脓，不可治呕，得脓尽，呕即自愈。

《医宗金鉴》 心烦而呕者，内热之呕也；渴而饮水呕者，停水之呕也。今呕而有脓者，此必内有痈脓，故曰不可治，但俟呕脓尽自愈也。

377. 呕而脉弱，小便复利，身有微热，见厥者难治，四逆汤主之。十七。用前第五方。

【语译】

呕而脉象微弱，小便通利，身体微有发热，这种情况如果出现厥逆寒冷，较为难治，主用四逆汤。

【选注】

成无己 呕而脉弱，为邪气传里。呕则气上逆，而小便当不利；小便复利者，里虚也。身有微热见厥者，阴胜阳也，为难治。与四逆汤温里助阳。

山田正珍 既云难治，又处以四逆汤，论中断无此例，疑非仲景之言。

378. 干呕吐涎沫，头痛者，吴茱萸汤主之。方十八。

吴茱萸一升，汤洗七遍　人参三两　大枣十二枚，擘　生姜六两，切

右四味，以水七升，煮取二升，去滓，温服七合，日三服。

【语译】

干呕，吐的是泡沫涎水，而且头痛的，主用吴茱萸汤。

煎服法：上四味药，用水七升，煮到二升，去药渣，温服七合，一日服三次。

【选注】

成无己 干呕，吐涎沫者，里寒也；头痛者，寒气上攻也。与吴茱萸汤温里散寒。

山田正珍 此胃虚寒，而饮水淤蓄者，与少阴篇膈下有寒饮，干呕，与四逆汤，差后病篇大病差后喜唾，久不了了，胃上有寒，宜理中丸者，同胃寒有饮之证，故与吴茱萸汤，以温胃逐水也。又按，吐涎沫乃是吐痰，古无“痰”字，详见瓜蒂散下。再按此证也，今世所谓痰厥头痛者。《外台》第八

卷载痰厥头痛方八首。至于后世，则有元人李杲半夏白术天麻汤方，载在《兰室秘藏》。盖皆吴茱萸汤之支流余裔耳。

379. 呕而发热者，小柴胡汤主之。方十九。

柴胡八两　黄芩三两　人参三两　甘草三两，炙　生姜三两，切　半夏半升，洗　大枣十二枚，擘

右七味，以水一斗二升，煮取六升，去滓，更煎取三升，温服一升，日三服。

【语译】

呕而发热的，主用小柴胡汤。

煎服法：上七味药，用水一斗二升，煮到六升，去药渣，再煎到三升，温服一升，一日服三次。

【选注】

成无己　呕而发热者，柴胡证具。

380. 伤寒大吐大下之，极虚，复极汗者，其人外气怫郁[1]，复与之水，以发其汗，因得哕。所以然者，胃中寒冷故也。

【注释】

[1] 怫郁：热郁不舒。

【语译】

伤寒，被大吐、大下之后，极度虚弱，而却出现无汗，这是病人阳气怫郁在外，医生又给予饮水使其出汗，就会导致呃逆。之所以这样，是因为胃中寒冷。

381. 伤寒哕而腹满，视其前后，知何部不利，利之即愈。

【语译】

伤寒，病人呃逆而腹满，治疗前要诊察其大小便的情况，以便掌握是哪部分不通利，再加以治疗即可痊愈。

【选注】

成无已 哕而腹满，气上而不下也。视其前后部，有不利者即利之，以降其气。前部，小便也；后部者，大便也。

《类证活人书》 前部宜猪苓汤，后部宜调胃承气汤。

张璐 一为胃气虚寒，一为胃中实热，不可不辨。虚寒者温之，四逆、理中是也。实热者利之，承气、五苓是也。

辨霍乱病脉证并治

382. 问曰：病有霍乱者何？答曰：呕吐而利，此名霍乱[1]。

【注释】

[1] 霍乱：为病名，因内中气机突然紊乱而致，其病势急骤，上吐下泻。

【语译】

问：疾病中有叫作霍乱的，其证候表现如何？

答：呕吐而且下利，这种病就叫霍乱。

【选注】

成无己 三焦者，水谷之道路。邪在上焦，则吐而不利；邪在下焦，则利而不吐；邪在中焦，则既吐且利。以饮食不节，寒热不调，清浊相干，阴阳乖隔，遂成霍乱。轻者，止曰吐利；重者，挥霍撩乱，名曰霍乱。

张隐庵 夫以霍乱接于六篇之后者，霍乱为病，从内而外，以证伤寒从外而内也。霍乱者，挥霍撩乱，由邪实于胃，脾气内虚，转输不力，以致呕吐而利，一时并发，是名霍乱也。

山田正珍 按此一篇，本是《金匮》杂病篇之文，然《金匮》之所逸，故今详释其义矣。霍乱者，上吐下泻之病名。篇首呕吐而利，此名霍乱一条，盖系王叔和之解，虽非仲景氏言乎，实是古训也。原夫霍乱之为病，夏月暑时，食饮过度之所致，胃中扰乱，上吐下泻者是也。《汉书·严助传》云：夏月暑时，呕泄霍乱之疾相随属也。孙思邈《千金方》云：霍乱之病皆因饮食，非关鬼神。夫饱食豘脍，复食乳酪，海陆百品，无所不啖，眠卧冷席，多饮寒浆，胃中诸食，结而不消，阴阳二气，拥而反戾，阳气欲升，阴气欲降，阴阳乖隔，变成吐利。又曰：大凡霍乱，皆中食脍酪，及饱食杂物，过度不能自裁，夜卧失覆，不善将息所致，殒命者众。谚曰：百病从口生。盖不虚也。成无己《明理论》云：伤寒吐利者，邪气所致。霍乱吐利者，饮食所伤也。唐僧义净《南海寄归传》云：凡四大之有病者，咸从多食而起，或由劳力而发，夜食未浅，平旦便餐，或旦食不消，午时还食，因兹发动，遂成霍乱。可见霍乱乃是暑时伤食之所致也。虽然，冬月间亦有之，唯不若夏秋间最多耳。唯霍乱之为伤食，前人未明言及之，至香川太仲《行馀医言》，断然定为一病，考征明白，真可谓千古一人矣！虽然，其名曰霍乱，犹不得不依挥霍撩乱之说，是以世人动致疑于其间，惜哉！然则其所以名曰霍乱者，何也？“霍”与“臛”古字通用。《汉书》鲍宣传云：浆酒霍肉。可征矣。《说文》云：臛，肉羹也。大氐人之为食所伤，肉食居多，故特举臛以统一应食物也。凡人溺其所嗜欲，皆谓之乱。孔子曰：唯酒无量不及乱也。《左传》昭元年，医和诊晋侯之疾曰：是为近女室，淫溺惑乱之所生也。“乱”字义可以知矣。前辈诸解，纷纭不归一，皆坐不知其为伤食故尔。今集诸家异同，附于左方，以待有识者之订。《诸病源候论》云：霍乱，言其病挥霍之间，便致缭乱也。成无己曰：伤寒霍乱，何以名之？上吐而下利，挥霍而撩乱也。又曰：轻者止曰吐利；重者，挥霍撩乱，名曰霍乱。方有执曰：霍，吐也；乱，杂乱也。钱潢曰：“霍”字未详其义，大约是条忽间吐泻扰乱之义耳。成氏以挥霍撩乱解之，恐未必然。《伤寒发秘》曰：霍乱之名，千古以来，未有一人之得其旨者。按《左传》闵公元年晋献公作二军，公将上军，太子申生将下军，以灭耿灭霍。《国语》亦载，献公十六年，公作二军，公将上军，太子将下军，以伐霍。注云：霍，周文王之子，霍叔武之国也。由是考之，霍乱之霍，乃国名。所以谓之霍乱病者，盖以霍国之乱，军士多变此证，故时人遂呼为霍乱病已。昔者东晋建武中，南阳击虏，得天行斑疮，仍呼为虏疮（《外台》天行发斑病篇引《肘后》云：世人云以建武中，于南阳击虏所得，仍呼为虏疮）。后世又有广东疮之名。（俞弁《续医说》云：弘治末年，民间患恶疮，自广东人始，吴人不识，呼为广疮。又以其形似，谓之杨梅疮）我东方俗间，亦有肥前疮、大坂肿、江户疱疮等称。可见霍乱之称，果起于献公伐霍之役也。

383. 问曰：病发热，头痛，身疼，恶寒，吐利者，此属何病？答曰：此名霍乱。霍乱自吐下，又利止，复更发热也。

【语译】

问：症状表现为发热，头痛，身体疼痛，恶寒，上吐下泻，这属于什么病？

答：此病名为霍乱。霍乱病有自发性上吐下泻，并且又有在泄泻停止后再发热的情况。

【选注】

成无己 发热，头痛，身疼，恶寒者，本是伤寒，因邪入里，伤于脾胃，上吐下利，令为霍乱。利止里和，复更发热者，还是伤寒，必汗出而解。

张隐庵 上文但言呕吐而利是名霍乱，此言寒邪在表而兼吐利之霍乱也。

384. 伤寒，其脉微涩者，本是霍乱，今是伤寒，却四五日，至阴经上，转入阴必利，本呕下利者，不可治也。欲似大便，而反失气，仍不利者，此属阳明也，便必硬，十三日愈，所以然者，经尽故也。下利后当便硬，硬则能食者愈，今反不能食，到后经中，颇能食，复过一经能食，过之一日当愈，不愈者，不属阳明也。

【语译】

伤寒，脉象微涩，这是因为原先患霍乱，现在又患伤寒，过了四五日，病传到阴经，转入阴经必有下利，原有呕，又下利的，难以治愈。似乎要解大便，但反而只是矢气而不下利的，说明病转属阳明，大便必干硬，第十三日能痊愈，之所以如此，是传经尽了的缘故。下利之后大便应当硬，便硬而能进食者能痊愈，现在反而不能食，传到后一经时，又很能食，像这样传过一经就能食的，再过一日应当痊愈，如果不能愈，则说明病不属阳明。

【选注】

成无己 微为亡阳，涩为亡血。伤寒脉微涩，则本是霍乱，吐利亡阳、亡血，吐利止，伤寒之邪未已，还是伤寒，却四五日邪传阴经之时，里虚遇邪，必作自利。本呕者，邪甚于上，又利者，邪甚于下，先霍乱里气大虚，又伤寒之邪，再传为吐利，是重虚也，故为不治。若欲似大便，而反失气仍不利者，利为虚，不利为实，欲大便而反失气，里气热也，此属阳明，便必硬也。十三日愈者，伤寒六日，传遍三阴三阳，后六日再传经尽，则阴阳之气和，大邪之气去而愈也。

385. 恶寒脉微一作缓而复利，利止亡血也，四逆加人参汤主之。方一。

甘草二两，炙　附子一枚，生，去皮，破八片　干姜一两半　人参一两

右四味，以水三升，煮取一升二合，去滓，分温再服。

【语译】

病人恶寒，脉象微弱而又泄泻下利，后来下利停止，是耗亡津血所致，主用四逆加人参汤。

煎服法：上四味药，用水三升，煮到一升二合，去药渣，分两次温服。

【选注】

成无己　恶寒脉微而利者，阳虚阴胜也，利止则津液内竭，故云亡血。《金匮玉函》曰：水竭则无血，与四逆汤温经助阳，加人参生津液益血。

丹波元简　按《金鉴》曰：利止亡血，如何用大热补药？利止，当是利不止；亡血，当是亡阳。钱氏亦疑亡血之为亡阳，然徐大椿曰：按亡阴即为亡血，不必真脱血也。此说似是。

386. 霍乱，头痛发热，身疼痛，热多欲饮水者，五苓散主之；寒多不用水者，理中丸主之。二。

五苓散方

猪苓去皮　白术　茯苓各十八铢　桂枝半两，去皮　泽泻一两六铢

右五味，为散，更治之，白饮和，服方寸匕，日三服。多饮暖水，汗出愈。

理中丸方下有作汤加减法

人参　干姜　甘草炙　白术各三两

右四味，捣筛，蜜和为丸，如鸡子黄许大。以沸汤数合，和一丸，研碎，温服之，日三四，夜二服。腹中未热，益至三四丸，然不及汤。汤法：以四物依两数切，用水八升，煮取三升，去滓，温服一升，日三服。若脐上筑者，肾气动也，去术，加桂四两；吐多者，去术加生姜三两；下多者，还用术；悸者，加茯苓二两；渴欲得水者，加术，足前成四两半；腹中痛者，加人参，足前成四两半；寒者，加干姜，足前成四两半；腹满者，去术，加附子一枚。服汤后，如食顷，饮热粥一升许，微自温，勿发揭衣被。

【语译】

霍乱，头痛，发热，身体疼痛，证候偏热想饮水的主用五苓散，证候偏寒不想饮水的主用理中丸。

煎服法：

五苓散：上五味药，捣为散剂，用白开水调和饮服，一次服方寸匕的量，一日服三次。多喝暖水，使汗出则愈。

理中丸：上四味药，捣末过筛，以蜜调和成丸剂，大小如同鸡蛋黄。用滚开水几合，调和一粒，研碎，温服，白天服三至四次，夜间服两次。如果服后脘腹仍未觉温热，可增加到三至四粒，然而不及汤剂的效果。汤剂法：上面四味药，按分量切碎，用水八升，煮到三升，去药渣，温服一升，一日服三次。如果出现脐上部位筑筑而动的反应，是肾气妄动，去白术，加桂枝四两；吐得较厉害的，去白术，加生姜三两；泻下较厉害的，仍用白术；心下悸动的，加茯苓二两；口渴想饮水的，增加白术分量，加上已有的共四两半；腹中疼痛的，增加人参分量，加上原有的共四两半；有寒的，增加干姜分量，加上原有的共四两半；脘腹胀满的，去白术，加附子一枚。服汤药后，过大约一顿饭时间，再喝热粥一升左右，会出现微微温热的感觉，不要掀揭衣被。

【选注】

魏荔彤 伤寒者，外感病；霍乱者，内伤病也。伤寒之发热头痛，身疼恶寒，风寒在营卫；霍乱之头痛身疼恶寒，必兼吐下，风寒在胃腑也。风寒外邪，何以遽入于胃腑，则平日中气虚歉，暴感风寒，透表入里，为病于内，因其为风寒客邪，故发热头痛，身疼恶寒与伤寒同，因其暴感胃腑，故兼行吐利，与伤寒异，此二病分关之源头也。其所以吐利时不热，利止复热者，则亦因中气虚弱，当吐利行时，邪虽在胃，而气散热不能发，利止气收方发耳，亦异于伤寒之热发在表，无作息时也，既明霍乱致病之由，为病与伤寒之异，而治法方可就其人之寒热施之。热多者，胃虽虚自热，多虚热者，吐利行必大饮水，五苓散主之，导湿清热滋干，所必用也；寒多者，胃素虚且寒，多虚寒者，吐利行，必不用水，理中丸主之，温中燥湿补虚所必用也。

徐灵胎 按霍乱之证，皆由寒热之气不和，阴阳拒格，上下不通水火不济之所致。五苓所以分其清浊，理中所以壮其阳气，皆中焦之治法也。

方有执 理，治也，料理之谓。中，里也，里阴之谓。参、术之甘温里也，甘草甘平和中也，干姜辛热散寒也。

程应旄　阳之动，始于温，温气得而谷精运，谷气升而中气赡，故名曰理中，实以燮理之功，予中焦之阳也，盖谓阳虚，即中气失守，膻中无发宣之用，六腑无洒陈之功，犹如釜薪失焰，故下至清谷，上失滋味，五脏凌夺，诸证所由来也。参、术、炙草，所以守中州，干姜辛以温中，必假之以燃釜薪而腾阳气，是以谷入于阴，长气于阳，上输华盖，下摄州都，五脏六腑，皆受气矣，此理中之旨也。

钱潢　后加减方，文理背谬，量非仲景之法。

山田正珍　腹中未热以下，至汤法及加减方，皆王叔和所搀，可删矣。理中者，丸剂之名也，非汤剂之名，故药味分量虽同，于其作汤者名曰人参汤，见于《金匮要略》。至其加桂枝者，则谓之桂枝人参汤，况标理中丸方，而不标理中丸及汤法乎？又况言汤法以四物依两数切，而不言汤法以四物依两数㕮咀乎？后人不察，妄指人参汤以为理中汤，虽无害于大义，终非立方之本旨也。又至如其处理中丸证以人参汤，则以牛易马之类，驮重致远虽同也，迟疾利钝则殊异，不可不择矣。又按《晋书·齐献王传》云，齐献王攸居丧哀毁过礼，杖而后起，左右以稻米干饭杂理中丸进之，不知指此理中丸否？

387. 吐利止，而身痛不休者，当消息[1]和解其外，宜桂枝汤小和之。方三。

桂枝三两，去皮　芍药三两　生姜三两　甘草二两，炙　大枣十二枚，擘

右五味，以水七升，煮取三升，去滓，温服一升。

【注释】

［1］消息：斟酌权衡之意。

【语译】

呕吐下利都已停止，而身体疼痛不止的，应当考虑是否需要和解其表，宜用桂枝汤稍稍和解一下。

煎服法：上五味药，用水七升，煮到三升，去药渣，温服一升。

【选注】

成无己 吐利止，里和也；身痛不休，表未解也。与桂枝汤小和之。《外台》云：里和表病，汗之则愈。

388. 吐利汗出，发热恶寒，四肢拘急，手足厥冷者，四逆汤主之。方四。

甘草二两，炙 干姜一两半 附子一枚，生，去皮，破八片

右三味，以水三升，煮取一升二合，去滓，分温再服。强人可大附子一枚，干姜三两。

【语译】

呕吐下利汗出，发热恶寒，四肢拘急痉挛，手足厥冷的，主用四逆汤。

煎服法：上三味药，用水三升，煮到一升二合，去药渣，分两次温服。强壮的人可用大的附子一枚，干姜三两。

【选注】

成无己 上吐下利，里虚汗出，发热恶寒，表未解也；四肢拘急，手足厥冷，阳虚阴胜也。与四逆汤助阳退阴。

389. 既吐且利，小便复利，而大汗出，下利清谷，内寒外热，脉微欲绝者，四逆汤主之。五。用前第四方。

【语译】

上吐下泻，小便却通利，而又大汗出，所泻之物完谷不化，这是内真寒外假热，其脉象微弱欲绝的，主用四逆汤。

【选注】

成无己 吐利亡津液，则小便当少，小便复利而大汗出，津液不禁，阳气大虚也。脉微为亡阳，若无外热，但内寒，下利清谷，为纯阴；此以外热，为阳未绝，犹可与四逆汤救之。

山田正珍 此是虚寒盛于内，而阳气脱去也。“四逆”上脱“通脉”二字也。一说，云“复利”当作“不利”是也。

390. 吐已下断，汗出而厥，四肢拘急不解，脉微欲绝者，通脉四逆加猪胆汤主之。方六。

甘草二两，炙　干姜三两，强人可四两　附子大者一枚，生，去皮，破八片　猪胆汁半合

右四味，以水三升，煮取一升二合，去滓，内猪胆汁，分温再服，其脉即来。无猪胆，以羊胆代之。

【语译】

呕吐已止，下利也停止了，但汗出而厥冷，四肢拘挛而缓和不过来，其脉象微弱欲绝的，主用通脉四逆加猪胆汤。

煎服法：上四味药，用水三升，煮到一升二合，去药渣，加入猪胆汁，分两次温服，其脉即会复出。没有猪胆，即以羊胆代替。

【选注】

成无己　吐已下断，津液内竭则不当汗出，汗出者，不当厥，今汗出而厥，四肢拘急不解，脉微欲绝者，阳气大虚，阴气独胜也，若纯与阳药，恐阳为格拒，或呕或躁，不得复入也，与通脉四逆汤加猪胆汁，胆苦入心而通脉，胆寒补肝而和阴，引置汤药，不被格拒，《内经》曰微者逆之，甚者从之，此之谓也。

山田正珍　汗出而厥，四肢拘急，脉微欲绝者，寒邪内盛而阳气虚脱也，固无吐已下断之理。今无其理而止，乃阳气被闭而然也。故本方以固其脱，猪胆以开其闭也。四肢拘急不解，盖转筋之轻者。今人治伤食用熊胆，本于兹。

张隐庵　愚按：风雨寒暑之邪直入中焦，皆为霍乱。若吐利太过而生气内伤，手足厥冷，脉微欲绝，皆宜四逆汤主之，无分寒与暑也。盖正气受伤止救正而不论邪，后人补立藿香正气散以治吐利，此治微邪在胃，正气不伤，如此之证，弗药亦愈，即阴阳汤、黄土汤皆能疗之。若霍乱里虚，上古止立四逆、理中二方为急救正气之法，有谓藿香正气散治暑霍乱者，亦非也。愚每见暑月病霍乱，四肢逆冷，无脉而死，藿香正气不过宽胸解表之剂，恶能治之。况夏月元气发泄在外，中气大虚，外邪卒至，救正犹迟。夫邪正相持，有风雨寒暑之分，正受邪伤，止论正气之虚实，入脏即为不治之死证，非风暑为阳、而寒雨为阴也，此为霍乱之大纲，学者宜服膺而弗失。高子曰：霍

乱之证，至汗出而厥，四肢拘急，脉微欲绝，乃惟阴无阳，用四逆汤不必言矣。又加胆汁、人尿者，津液竭而阴血并虚，不当但助其阳，更当滋益其阴之意。每见夏月霍乱之证，四肢厥逆、脉微欲绝，投以理中、四逆，不能取效，反以明矾少许和凉水服之而即愈，亦即胆汁、人尿之意，先贤立法可谓周遍详明矣。

391. 吐利发汗，脉平[1]，小烦者，以新虚不胜谷气故也。

【注释】

［1］脉平：脉搏正常平和。

【语译】

呕吐下利，已发其汗，脉呈平愈之象，而尚有微烦的，是因为病刚愈而体尚虚，胃气尚未完全恢复，不能胜任消化职能的缘故。

【选注】

成无己 《内经》曰：食入于阴，长气于阳。新虚不胜谷气，是生小烦。

辨阴阳易差后劳复病脉证并治

392. 伤寒阴阳易之为病，其人身体重，少气，少腹里急，或引阴中拘挛[1]，热上冲胸，头重不欲举，眼中生花花，一作眵，膝胫拘急者，烧裈散主之。方一。

妇人中裈，近隐处，取烧作灰。

右一味，水服方寸匕，日三服。小便即利，阴头微肿，此为愈矣。妇人病，取男子裈烧服。

【注释】

[1] 阴中拘挛：下阴部内抽，拘急痉挛。

【语译】

伤寒后的阴阳易之证，其症状表现为身体沉重，短气，少腹内里拘挛，或牵引前阴拘挛，觉有热气上冲胸膈，头沉重不愿抬起，眼睛发花，膝部与小腿也拘挛的，主用烧裈散。

煎服法：上一味药，用水送下一方寸匕的量，一日服三次。小便立即通利，前阴阴头微微发肿，这就是痊愈之兆。妇女病，用男子内裤烧灰内服。

【选注】

成无己 大病新差，血气未复，余热未尽，强合阴阳，得病者名曰易。男子病新差未平复，而妇人与之交，得病，名曰阳易；妇人病新差未平复，男子与之交，得病，名曰阴易。以阴阳相感动，其余毒相染著，如换易也。其人病身体重，少气者，损动真气也；少腹里急，引阴中拘挛，膝胫拘急，阴气极也；热上冲胸，头重不欲举，眼中生花者，感动之毒，所易之气，熏蒸于上也。与烧裈散以道阴气。

393. 大病差后劳复[1]者，枳实栀子豉汤主之。方二。

枳实三枚，炙　栀子十四个，擘　豉一升，绵裹

右三味，以清浆水七升，空煮取四升，内枳实、栀子，煮取二

升，下豉，更煮五六沸，去滓，温分再服，覆令微似汗。若有宿食者，内大黄如博棋子五六枚，服之愈。

【注释】

［1］劳复：大病后，因劳倦而复发。

【语译】

大病愈后，因劳累复发的，主用枳实栀子豉汤。

煎服法：上三味药，用刚变酸的淘米泔水七升，不放药光煮水，耗到四升时，加入枳实、栀子，煮到二升，加豉，再煮五六沸，去药渣，分两次温服，并覆盖衣被使其人微微出汗。如宿有积食停滞，加入五六枚如博棋子那么大的大黄，服下则愈。

【选注】

成无己 病有劳复，有食复。伤寒新差，血气未平，余热未尽，早作劳动病者，名曰劳复。病热少愈而强食之，热有所藏，因其谷气留搏，两阳相合而病者，名曰食复。劳复，则热气浮越，与枳实栀子豉汤以解之；食复，则胃有宿积，加大黄以下之。……覆令微似汗出者，以其热聚于上，苦则吐之；热散于表者，苦则发之。《内经》曰：火淫所胜，以苦发之。此之谓也。

394. 伤寒差以后，更发热，小柴胡汤主之。脉浮者，以汗解之；脉沉实一作紧者，以下解之。方三。

柴胡八两　人参二两　黄芩二两　甘草二两，炙　生姜二两　半夏半升，洗　大枣十二枚，擘

右七味，以水一斗二升，煮取六升，去滓，再煎取三升，温服一升，日三服。

【语译】

伤寒病痊愈以后，又发热，主用小柴胡汤。脉象浮的，用发汗法解除；脉象沉实的，用下法解除。

煎服法：上七味药，用水一斗二升，煮到六升，去药渣，再煎耗到三升，温服一升，一日服三次。

【选注】

成无己 差后余热未尽，更发热者，与小柴胡汤以和解之。脉浮者，热在表也，故以汗解；脉沉者，热在里也，故以下解之。

395. 大病差后，从腰以下有水气者，牡蛎泽泻散主之。方四。

牡蛎熬 泽泻 蜀漆暖水洗去腥 葶苈子熬 商陆根熬 海藻洗去咸 瓜蒌根各等分

右七味，异捣，下筛为散，更于臼中治之，白饮和服方寸匕，日三服。小便利，止后服。

【语译】

大病愈后，从腰以下尚有水湿之邪的，主用牡蛎泽泻散。

煎服法：上七味药，分别捣散，过筛，再置于臼中混合捣匀，白开水调和，一次服方寸匕的量，一日服三次。小便通利后就不要再服。

【选注】

成无己 大病差后，脾胃气虚，不能制约肾水，水溢下焦，腰以下为肿也。《金匮要略》曰：腰以下肿，当利小便。与牡蛎泽泻散，利小便而散水也。

张隐庵 此言差后而上下不和也。太阳膀胱之津水从下而上，行于肤表，腰以下有水气，则津水不能上行而周遍，故以牡蛎泽泻散主之。牡蛎、泽泻能行水上，瓜蒌根、商陆根能启阴液，性皆从下而上，蜀漆乃常山之苗，从阴出阳，海藻能散水气于皮肤，葶苈能泻肺气而通表，气化水行其病当愈。

396. 大病差后，喜唾，久不了了，胸上有寒，当以丸药温之，宜理中丸。方五。

人参 白术 甘草炙 干姜各三两

右四味，捣筛，蜜和为丸，如鸡子黄许大，以沸汤数合，和一丸，研碎，温服之，日三服。

【语译】

大病愈后，总是吐唾沫，很长时间都不停止，这是胸膈以上有虚寒，应当用丸剂温阳，宜用理中丸。

煎服法：上四味药，捣散过筛，以蜜调和为丸，大小如鸡蛋黄，用滚开水数合，调和一丸，研碎温服，一日服三次。

【选注】

成无己 汗后，阳气不足，胃中虚寒，不内津液，故喜唾，不了了。与理中丸以温其胃。

397. 伤寒解后，虚羸[1]少气，气逆欲吐，竹叶石膏汤主之。方六。

竹叶二把　石膏一斤　半夏半升，洗　麦门冬一升，去心　人参二两　甘草二两，炙　粳米半升

右七味，以水一斗，煮取六升，去滓，内粳米，煮米熟汤成，去米，温服一升，日三服。

【注释】

[1] 虚羸：虚弱消瘦。

【语译】

伤寒病解之后，病人仍虚弱消瘦而少气无力，胃气上逆而想吐，主用竹叶石膏汤。

煎服法：上七味药，用水一斗，煮到六升，去药渣，加入粳米，煮到米熟即为汤成，去米，温服一升，一日服三次。

【选注】

成无己 伤寒解后，津液不足而虚羸，余热未尽，热则伤气，故少气，气逆欲吐，与竹叶石膏汤，调胃散热。

398. 病人脉已解，而日暮微烦，以病新差，人强与谷，脾胃气尚弱，不能消谷，故令微烦，损谷则愈。

【语译】

从病人的脉象看，病已解除，但日落时分却又微微烦热，这是因为疾病

刚愈，别人勉强病人多食，而病人脾胃之气尚且虚弱，还没有较强的消化能力，所以导致其微微烦热，减少饭量则愈。

【选注】

成无己 阳明王于申、酉、戌，宿食在胃，故日暮微烦，当小下之，以损宿谷。

张隐庵 此言差后，强食而为虚中之实证也。上文差后，皆为病解，至此则云脉已解者，言脉解而病始解，所以通结上文之意。日暮微烦者，心气虚而脉络不和也，又申明所以微烦者，以病新差，人强与谷，脾胃气尚弱，不能消谷，故令微烦。由是而知谷之不可强与，倘不当与而强与之，不必治以汤药，但当损谷则愈。

· 刘敏如女科承传医文集选 ·

痛经论

女科医典

传承新编

主编
刘敏如

执行副主编
黄玉环

编委
刘敏如 黄玉环
袁力 刘佳佳

中医古籍出版社
Publishing House of Ancient Chinese Medical Books

本丛书由成都中医药大学学术著作出版基金资助出版

图书在版编目（C I P）数据

痛经论 / 刘敏如主编． -- 北京 ： 中医古籍出版社，2025. 1

（女科医典传承新编 / 刘敏如主编）

ISBN 978-7-5152-2718-4

Ⅰ．①痛… Ⅱ．①刘… Ⅲ．①痛经－中医妇科学 Ⅳ．① R271. 11

中国国家版本馆 CIP 数据核字 (2023) 第 147577 号

女科医典传承新编

痛经论

刘敏如　主编

策划编辑　杜杰慧
责任编辑　刘　婷
文字编辑　张　威
封面设计　王　磊
出版发行　中医古籍出版社
社　　址　北京市东城区东直门内南小街16号（100700）
电　　话　010-64089446（总编室）010-64002949（发行部）
网　　址　www.zhongyiguji.com.cn
印　　刷　廊坊市鸿煊印刷有限公司
开　　本　710mm×1000mm　1/16
印　　张　14.25　彩插12面
字　　数　236千字
版　　次　2025年1月第1版　2025年1月第1次印刷
书　　号　ISBN 978-7-5152-2718-4
定　　价　98.00元